Borderline-Persönlichkeitsstörung

Leitfaden Kinder- und Jugendpsychotherapie
Band 31

Borderline-Persönlichkeitsstörung

Dr. Anne Kristin von Auer, Prof. Dr. Michael Kaess

Die Reihe wird herausgegeben von:

Prof. Dr. Manfred Döpfner, Prof. Dr. Dr. Martin Holtmann,
Prof. Dr. Paul Plener

Die Reihe wurde begründet von:

Manfred Döpfner, Gerd Lehmkuhl, Franz Petermann

Anne Kristin von Auer
Michael Kaess

Borderline-Persönlichkeits-störung

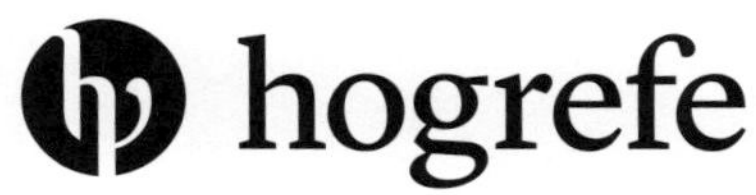

Dr. Anne Kristin von Auer, geb. 1971. 1990–1996 Studium der Psychologie in Düsseldorf und Trier. Ab 1996 Wissenschaftliche Mitarbeiterin am Forschungszentrum für Psychobiologie und Psychosomatik der Universität Trier. 1999 Promotion. 1996–2003 Ausbildung zur psychologischen Psychotherapeutin. 1999–2003 Psychologin in der kinder- und jugendpsychiatrischen Abteilung des Mutterhauses der Borromäerinnen in Trier. 2003–2012 Psychologin in der Vorwerker Fachklinik für Kinder- und Jugendpsychiatrie, -psychotherapie und -psychosomatik in Lübeck, ab 2008 leitende Psychologin. 2012–2018 tätig in eigener Praxis in Hamburg Rahlstedt. Seit 2019 leitende Psychologin in der Vorwerker Fachklinik für Kinder- und Jugendpsychiatrie, -psychotherapie und -psychosomatik in Lübeck. DBT-A-Therapeutin, -Trainerin und -Supervisorin.

Prof. Dr. med. Michel Kaess, geb. 1979. 1999–2007 Studium der Medizin in Heidelberg. 2008 Promotion. 2013 Facharzt für Kinder- und Jugendpsychiatrie und Psychotherapie (Verhaltenstherapie). 2015 Habilitation. 2007–2017 Assistenzarzt, Oberarzt und Geschäftsführender Oberarzt an der Klinik für Kinder- und Jugendpsychiatrie, Universitätsklinikum Heidelberg. 2017 Trainer für DBT-A. Seit 2017 Ordinarius und Direktor der Universitätsklinik für Kinder- und Jugendpsychiatrie und Psychotherapie in Bern (Universitäre Psychiatrische Dienste).

Bibliografische Information der Deutschen Nationalbibliothek
Die Deutsche Nationalbibliothek verzeichnet diese Publikation in der Deutschen Nationalbibliografie; detaillierte bibliografische Daten sind im Internet über http://dnb.dnb.de abrufbar.

Hogrefe Verlag GmbH & Co. KG
Merkelstraße 3
37085 Göttingen
Deutschland
Tel. +49 551 999 50 0
Fax +49 551 999 50 111
info@hogrefe.de
www.hogrefe.de

Satz: Sabine Rosenfeldt, Hogrefe Verlag GmbH & Co. KG, Göttingen
Druck: mediaprint solutions GmbH, Paderborn
Printed in Germany
Auf säurefreiem Papier gedruckt

1. Auflage 2023

(E-Book-ISBN [PDF] 978-3-8409-2775-1; E-Book-ISBN [EPUB] 978-3-8444-2775-2)
ISBN 978-3-8017-2775-8
https://doi.org/10.1026/02775-000

Einleitung: Grundlagen und Aufbau des Buches

Jugendliche mit einer Borderline-Persönlichkeitsstörung (BPS) haben es oft schwer, eine passende und hilfreiche Therapie zu finden. Zum einen gibt es noch zu wenig auf das Störungsbild spezialisierte Therapieangebote, zum anderen liegen aufseiten der Behandlerinnen und Behandler zum Teil weiterhin die Vorurteile vor, emotional-instabile Jugendliche seien nicht behandelbar und wahnsinnig anstrengend. Zugegeben, die Behandlung von Jugendlichen mit einer BPS und deren Eltern kann eine Herausforderung für das Behandlungsteam darstellen. Gleichzeitig wird es in der Behandlung selten langweilig, und Sie können als Therapeutin oder Therapeut viel über sich lernen. Wenn Sie das geeignete Werkzeug für die Behandlung besitzen, ist die Behandlung durchaus erfolgreich, macht Freude, und Jugendliche und Eltern zeigen sich für eine gelungene Behandlung äußerst dankbar. Mit diesem Band wollen wir dazu beitragen, Vorurteile abzubauen und dazu ermutigen, sich die Diagnostik sowie die Behandlung von Jugendlichen mit BPS zuzutrauen. Wir geben umfassende Informationen über den Stand der Forschung, Diagnostik und Therapie der BPS. Das Konzept der Dialektisch-Behaviorale Therapie für Adoleszente (DBT-A; Miller, Rathus & Linehan, 2007) liefert das entsprechende Werkzeug sowohl für den Umgang mit den Jugendlichen und ihren Eltern als auch mit den eigenen emotionalen Reaktionen. Daher wird dieses Therapieverfahren in diesem Band ausführlich und auch kleinschrittig dargestellt. Da die Vermittlung der Skills in der DBT-A an anderer Stelle ausführlich erläutert wird (von Auer & Bohus, 2017), liegt der Schwerpunkt in diesem Band auf den Rahmenbedingungen, die eine Skillsvermittlung überhaupt möglich machen. Dazu gehören die Grundhaltung den Familien gegenüber, Strategien zur Beziehungsgestaltung und Motivationsarbeit und vieles mehr. Wenn Sie fundiert nach der DBT-A arbeiten möchten, empfehlen wir den Besuch der Fortbildungsangebote des DBT-Dachverbandes (www.dachverband-dbt.de). Besonders an diesem Band ist die ausführliche Beschreibung der Elternarbeit. Der Ratgeber für Eltern oder andere Bezugspersonen ergänzt diesen Band in sinnvoller Weise (von Auer & Kaess, 2022).

Der Leitfaden unterteilt sich in insgesamt fünf Kapitel:

1 Im ersten Teil des Buches wird der Stand der Forschung hinsichtlich Symptomatik, Klassifikation, Diagnose der BPS im Jugendalter, Prävalenz, Verlauf, Komorbidität, Pathogenese und Therapie dargestellt.

2 Kapitel 2 stellt das Kernstück des Leitfadens dar. Hier werden ausführliche Leitlinien zur Diagnostik und Therapie dargestellt. Die Leitlinien zur Therapie beruhen auf der DBT-A und werden um Aspekte der Skillsarbeit mit Eltern und Aspekte des Mitgefühls und Selbstmitgefühls ergänzt.

3 Kapitel 3 stellt Verfahren zur Diagnostik ausführlich dar und gibt einen Überblick über weitere störungsspezifische Therapieansätze.

4 Das vierte Kapitel enthält für den Praxisalltag hilfreiche Materialien.

5 Im fünften Kapitel wird der Umgang mit der BPS im Jugendalter anhand eines Fallbeispiels illustriert.

Um ein flüssiges Lesen dieses Bandes zu ermöglichen und keine Geschlechtergruppe zu vernachlässigen, haben wir uns dazu entschlossen, im Text zwischen männlicher und weiblicher Form abzuwechseln – sowohl in Bezug auf die Behandlerinnen und Behandler als auch in Bezug auf die Patientinnen und Patienten. Wenn wir von Therapeutinnen oder Therapeuten sprechen, ist in der Regel das gesamte therapeutische Team gemeint. Wir hoffen, dass Ihnen das Lesen des Leitfadens wichtige Informationen liefert und dazu beiträgt, dass Sie mit Freude mit jugendlichen Borderline-Patientinnen und -Patienten und deren Eltern arbeiten.

Lübeck und Bern, Mai 2022

Anne Kristin von Auer
und *Michael Kaess*

Inhaltsverzeichnis

1 Stand der Forschung

1.1 Symptomatik und Klassifikation

Tiefgreifendes Muster von Instabilität in Affekten, Selbstbild und zwischenmenschlichen Beziehungen

Die Borderline-Persönlichkeitsstörung (BPS) zeichnet sich durch ein tiefgreifendes Muster von Instabilität der Affekte, des Selbstbildes und der zwischenmenschlichen Beziehungen aus. Hinzu kommt ein hohes Maß an Impulsivität, einhergehend mit selbstschädigenden Verhaltensweisen (Suizidalität, selbstverletzendes Verhalten, Substanzmittelmissbrauch) und häufig unkontrollierbarer Wut (APA/Falkai et al., 2018). Die Betroffenen pendeln in zwischenmenschlichen Beziehungen zwischen den Extremen der Idealisierung und Entwertung des Gegenübers. Häufig bemühen sie sich gleichzeitig verzweifelt, ein tatsächliches oder vermeintliches Verlassenwerden zu vermeiden. Viele Menschen mit BPS berichten einerseits über starke und häufig unerklärbare Gefühle des „Druckes“ und der „Anspannung“. Andererseits beschreiben sie ein „Gefühl der Leere“, welches häufig in engem Zusammenhang mit dem Phänomen der Dissoziation steht, welches bei Borderline-Patienten ebenfalls gehäuft beobachtet wird (Brunner, Parzer & Resch, 2001).

Tief verwurzelte, anhaltende Verhaltensmuster

Bei der Diagnosestellung der BPS sind immer auch die allgemeinen diagnostischen Kriterien zu Persönlichkeitsstörungen zu beachten. Nach der derzeit in Deutschland gültigen Klassifikation der World Health Organisation (WHO), der 10. Auflage der International Classification of Diseases (ICD-10), ist eine Persönlichkeitsstörung durch rigide und wenig angepasste Verhaltensweisen, die eine hohe zeitliche Stabilität aufweisen, situationsübergreifend auftreten und zu persönlichem Leid und/oder gestörter sozialer Funktionsfähigkeit führen, gekennzeichnet. Es handelt sich also um tief verwurzelte, anhaltende Verhaltensmuster mit starren Reaktionen auf unterschiedliche persönliche und soziale Lebenslagen. Betroffen sind das Wahrnehmen, Denken, Fühlen und die Beziehungen zu anderen. Hierdurch können die Persönlichkeitsstörungen von vielen anderen psychischen Störungsbildern unterschieden werden (Dilling & Freyberger, 2010).

Zur Untersuchung und Beschreibung der BPS haben sich inzwischen die neun Diagnosekriterien der amerikanischen Klassifikation für psychische Erkrankungen, der 5. Auflage des „Diagnostic and Statistical Manual of Mental Disorders“ (DSM-5, APA, 2013; APA/Falkai et al., 2018) durchgesetzt. Dies zeigt sich auch in der Übernahme dieser Kriterien zur Beschreibung der BPS-Symptomatik (Borderline-Muster) in der neuen ICD-11 (vgl. Kapitel 1.2). Zur Diagnose der BPS werden im DSM-5 das Erfüllen von fünf der in Tabelle 1 genannten neun Kriterien gefordert (APA/Falkai et al., 2018), die spezifische und zeitlich überdauernde Merkmale (sogenannte „traits“) der Störung darstellen. Nach ICD-10 stellt die BPS einen von zwei Subtypen der emotional-instabilen Persönlichkeitsstörung dar. Die emotional-instabile Persönlichkeitsstörung vom Borderline-Typ ist hier gekennzeichnet durch emotionale Instabilität und mangelnde Impulskontrolle (analog zum impulsiven Typ). Zusätzlich kennzeichnet diesen Typ eine Störung des Selbstbildes, der Ziele und der inneren Präferenzen, ein chronisches Gefühl von Leere, intensive aber unbeständige Beziehungen und eine Neigung zu selbstdestruktivem Verhalten und Suizidversuchen (Dilling & Freyberger, 2010).

Dominanz der akuten Symptome im Jugendalter

Die BPS im Jugendalter zeichnet sich durch eine Dominanz der sogenannten akuten Symptome (Kriterien 4 bis 6 und 9) aus. Bei jungen Menschen steht also meist die affektive und behaviorale Dysregulation im Zentrum der Symptomatik (Kaess et al., 2013a). Diese findet nahezu immer ihren Ausdruck in diversen riskanten und selbstschädigenden Verhaltensweisen, die in der Regel auch der Vorstellungsgrund der jungen Menschen im Gesundheitssystem sind.

Tabelle 1: Diagnostische Kriterien der BPS nach DSM-5 (APA/Falkai et al., 2018)[1]

1	Verzweifeltes Bemühen, tatsächliches oder vermutetes Verlassenwerden zu vermeiden. (*Beachte:* Hier werden keine suizidalen oder selbstverletzenden Handlungen berücksichtigt, die in Kriterium 5 enthalten sind.)
2	Ein Muster instabiler und intensiver zwischenmenschlicher Beziehungen, das durch einen Wechsel zwischen den Extremen der Idealisierung und Entwertung gekennzeichnet ist.
3	Identitätsstörung: ausgeprägte und andauernde Instabilität des Selbstbildes oder der Selbstwahrnehmung.
4	Impulsivität in mindestens zwei potenziell selbstschädigenden Bereichen (Geldausgaben, Sexualität, Substanzmissbrauch, rücksichtsloses Fahren, „Essanfälle“). (*Beachte:* Hier werden keine suizidalen oder selbstverletzenden Handlungen berücksichtigt, die in Kriterium 5 enthalten sind.)
5	Wiederholte suizidale Handlungen, Selbstmordandeutungen oder -drohungen oder Selbstverletzungsverhalten.
6	Affektive Instabilität infolge einer ausgeprägten Reaktivität der Stimmung (z. B. hochgradige episodische Dysphorie, Reizbarkeit oder Angst, wobei diese Verstimmungen gewöhnlich einige Stunden und nur selten mehr als einige Tage andauern).
7	Chronische Gefühle von Leere.
8	Unangemessene, heftige Wut oder Schwierigkeiten, die Wut zu kontrollieren (z. B. häufige Wutausbrüche, andauernde Wut, wiederholte körperliche Auseinandersetzungen).

1 Abdruck erfolgt mit Genehmigung aus der deutschen Ausgabe des Diagnostic and Statistical Manual of Mental Disorders, Fifth Edition © 2013, Dt. Ausgabe: © 2018, American Psychiatric Association.

Tabelle 1: Fortsetzung

9	Vorübergehende, durch Belastungen ausgelöste paranoide Vorstellungen oder schwere dissoziative Symptome.

Im DSM-5 wurde neben den herkömmlichen, kategorialen Diagnosen für verschiedene Persönlichkeitsstörungen auch erstmals ein neues, dimensionales Modell zur Diagnostik von Persönlichkeitspathologie auf einem Schweregradkontinuum eingebracht. Dieses könnte den nuancierten Übergängen von Normalität zu Dysfunktionalität im Rahmen von Persönlichkeitsstörungen eher gerecht werden. Dieses Modell existiert allerdings bisher nur in der sogenannten Sektion III, der Sektion für potenzielle diagnostische Kategorien, die zunächst noch weiterer Forschung bedürfen. Das alternative Modell für Persönlichkeitsstörungen beinhaltet sowohl eine Schweregradeinschätzung für das Funktionsniveau der Persönlichkeit als auch die Möglichkeit zur Kodierung problematischer Persönlichkeitsmerkmale.

Als diagnostische Kriterien dienen hierbei sowohl mittelgradige als auch stärkere Beeinträchtigungen im Funktionsniveau der Persönlichkeit, die sich in Schwierigkeiten in mindestens zwei der folgenden Bereiche manifestieren: Identität, Selbststeuerung, Empathie und Nähe.

Weiterhin muss mindestens ein problematisches Persönlichkeitsmerkmal aus den folgenden fünf Domänen (bipolare Begriffe) vorliegen:

- Negative Affektivität versus emotionale Stabilität,
- Verschlossenheit versus Extraversion,
- Antagonismus versus Verträglichkeit,
- Enthemmtheit versus Gewissenhaftigkeit,
- Psychotizismus versus Adäquatheit.

Dieses neue Modell wurde von der American Psychiatric Association zwar nicht als hauptsächliches Klassifikationsmodell ins DSM-5 übernommen, es hatte jedoch einen starken Einfluss auf die Entwicklung der neuen ICD-11. Diese wird in Zukunft einen ähnlichen dimensionalen Ansatz zur Klassifikation der Persönlichkeitsstörungen einführen und auf kategoriale Diagnosen einzelner Persönlichkeitsstörungsentitäten verzichten. Lediglich die BPS, zu der empirische Evidenzen und störungsspezifische Behandlungen vorliegen, wird auch nach ICD-11 weiter kategorial zu diagnostizieren sein.

Im Frühjahr 2018 ist der Erstentwurf der neuen ICD-11 von der World Health Organisation veröffentlicht worden und beinhaltet nun in der Tat einen revolutionären Vorschlag zur Klassifikation der Persönlichkeitsstörungen. Im Vorfeld besonders zu bemerken ist, dass es kein Alterskriterium zur Diagnostik von Persönlichkeitsstörungen mehr geben wird, sondern dass die bestehenden Persönlichkeitsmuster als „nicht entwicklungsgerecht“ eingestuft werden müssen. Zudem wird auf das bis dato für Persönlichkeitsstörungen zentrale Kriterium der Stabilität verzichtet und stattdessen von einer mindestens zweijährigen Dauer gesprochen.

Analog zum DSM-5-Modell werden hier die beiden Kernkomponenten der Persönlichkeitsstörung zur Schweregradbeurteilung einer gestörten Persönlichkeitsfunktion (leicht, mittel, schwer) herangezogen. Die beiden Kernkomponenten sind Beeinträchtigungen im „Selbst" (Identität und Selbststeuerung nach DSM-5) und Beeinträchtigungen in „interpersonellen Funktionen" (Empathie und Nähe nach DSM-5).

Gleichzeitig können zusätzlich bestimmte auffällige Persönlichkeitsmerkmale oder -muster kodiert werden:

- Negative Affektivität (die Tendenz, eine Vielzahl an unterschiedlichen negativen Emotionen zu erleben, die in Häufigkeit und Intensität nicht situationsangemessen sind),
- Distanz (die Tendenz, soziale und emotionale Distanz zu wahren),
- Dissozialität (die Tendenz, die Rechte und Gefühle anderer zu übergehen, einhergehend mit ausgeprägter Egozentrik und geringer Empathie),
- Disinhibition (die Tendenz, aufgrund von akuten internen oder externen Stimuli umgehend zu handeln, ohne mögliche negative Konsequenzen zu bedenken),
- Zwanghaftigkeit (die Tendenz, sich auf eigene rigide oder perfektionistische Standards zu fokussieren und das eigene Verhalten, das Verhalten anderer sowie Situationen dahingehend zu kontrollieren),
- Borderline-Muster (das Borderline-Muster entspricht den Kriterien der heutigen BPS).

1.2 Die Diagnose der BPS im Jugendalter

Diagnose sollte auch im Jugendalter gestellt werden

Heutzutage wird die BPS zunehmend als „Diagnose der Lebensspanne" bezeichnet (Tackett, Balsis, Oltmanns & Krueger, 2009). Die Diagnose einer BPS kann und sollte daher heute auch im Jugendalter gestellt werden (Kaess, Brunner & Chanen, 2014). Dieses Vorgehen war jedoch bis vor einigen Jahren wissenschaftlich hoch umstritten (Chanen & McCutcheon, 2008). Noch heute besteht in der klinischen Praxis eine große Zurückhaltung bei der Diagnosestellung dieser Störung, da sich bestimmte Vorbehalte und zum Teil längst widerlegte Grundannahmen hartnäckig halten (Kaess et al., 2014). Diese können in drei grundlegende (Fehl-)Annahmen eingeordnet werden, die inzwischen empirisch relativ klar widerlegt wurden.

Die Lebensphase der Adoleszenz, beginnend mit dem Eintritt in die Pubertät, geht allgemein mit einem erhöhten Maß an Stimmungsschwankungen und einer vermehrten Unsicherheit hinsichtlich der eigenen Identität einher (Brunner & Resch, 2008). Zusätzlich zeigen viele Jugendliche auch ein erhöhtes Maß an Impulsivität mit einer deutlichen Neigung zu riskanten und selbstschädigenden Verhaltensweisen (Kaess et al., 2014). Daher entsteht bis heute oftmals der Irrglaube, dass solche „angeblichen" Merkmale der BPS in der Adoleszenz „normativ" sind und sich auch wieder verwachsen.

Fehlannahme: Mangelnde Validität der BPS im Jugendalter

Bisherige Daten zur BPS im Jugendalter zeigen, dass diese deutlich mit einem hohen Maß an Risikoverhalten und Selbstschädigung einhergeht (Kaess et al., 2014), und zwar weit über das normative Maß im Rahmen der Adoleszenz hinaus. So ist die BPS nicht nur in hohem Maße mit nicht suizidalem selbstverletzendem Verhalten (Wilcox et al., 2012) und Suizidversuchen (Yen et al., 2013) im Jugendalter assoziiert, es besteht auch ein deutlich erhöhtes Risiko für Substanzmissbrauch (Kaess et al., 2013a) und sexuelles Risikoverhalten (Chanen, Jovev & Jackson, 2007). Im Vergleich zu einer gesunden und einer klinischen Kontrollgruppe zeigten Jugendliche mit BPS ein höheres Maß an komorbiden psychiatrischen Erkrankungen sowie ein schlechteres psychosoziales Funktionsniveau (Kaess et al., 2013a). Auch längsschnittlich fand man bei Jugendlichen mit Borderline-Persönlichkeitspathologie bis zu 20 Jahre später eine deutliche Assoziation mit verschiedensten psychischen Erkrankungen sowie einem schlechten Funktionsniveau und reduzierter Lebensqualität (Crawford et al., 2008; Winograd, Cohen & Chen, 2008).

Hinweise für eine Validität der BPS ergeben sich auch aus dem deutlichen Zusammenhang der Diagnose mit negativen Kindheitserlebnissen, rangierend von schwerer sexueller Gewalt bis zum schwierigen und feindseligen Familienklima. Im Vergleich mit einer klinischen Kontrollgruppe von kinder- und jugendpsychiatrischen Patientinnen zeigte sich bei denen mit BPS ein signifikant höheres Maß an sexueller Gewalt, aber auch elterlicher Vernachlässigung und Antipathie, sowie eines reduzierten familiären Funktionsniveaus (Infurna et al., 2016).

Fehlannahme: Mangelnde Stabilität der BPS im Jugendalter

Da sich die Persönlichkeit bei Kindern und Jugendlichen in der Entwicklung befindet, werden im Kindes- und Jugendalter eine mangelnde Stabilität der Persönlichkeit und somit auch eine mangelnde Stabilität von Persönlichkeitsstörungen postuliert.

Die Arbeitsgruppe um Jennifer Roberts untersuchte bei 205 Kindern aus der Normalbevölkerung die Stabilität von Persönlichkeitsmerkmalen während der Transition ins junge Erwachsenenalter (bis zu 20 Jahre später). Sie fand kohärente Persönlichkeitsmuster mit deutlicher Stabilität über die Zeit, sowie eine durchgehende Assoziation von bestimmten Persönlichkeitsmerkmalen mit erfolgreicher psychosozialer Adaptation (Shiner, Masten & Roberts, 2003). Dieselbe Arbeitsgruppe untersuchte in einer Metaanalyse von 92 Studien die Veränderung von Persönlichkeitsmerkmalen (u. a. emotionale Stabilität, Extraversion, Offenheit für Erfahrung, Verträglichkeit) über die gesamte Lebensspanne (Roberts, Walton & Viechtbauer, 2006): Die deutlichste Veränderung zeigte sich im jungen bis mittleren Erwachsenenalter (20 bis 40 Jahre) in Bereichen wie emotionale Stabilität und Extraversion, zwei Faktoren die oftmals mit der Borderline-Pathologie in Verbindung gebracht werden. Der Persönlichkeitsfaktor Verträglichkeit veränderte sich erst im höheren Alter maßgeblich. Die Befunde zeigen insgesamt eine hohe Veränderbarkeit von Persönlichkeitsmerkmalen über die Lebensspanne und weisen nicht auf eine ausgereifte Persönlichkeit im Erwachsenenalter hin.

Natürlich geht es bei den berichteten Befunden nicht um Persönlichkeitspathologie, sondern um Persönlichkeitseigenschaften im Allgemeinen. Eine Studie der Arbeitsgruppe um Professor Andrew Chanen zeigte, dass die Zweijahres-Stabilität der kategorialen und dimensionalen Persönlichkeitspathologie mit Befunden des Erwachsenenalters vergleichbar war (Chanen et al., 2004). Für die BPS lagen die Werte bezüglich der Stabilität im oberen Drittel unter den Persönlichkeitsstörungen.

Fehlannahme: Nicht-Therapierbarkeit

Die BPS galt lange Zeit als kaum oder nur äußerst schwer therapierbar, was inzwischen sehr klar widerlegt wurde. Im Fokus der Therapie steht die störungsspezifische Psychotherapie, für die es im Erwachsenenalter schon einen hohen Grad an Evidenz gibt (Stoffers-Winterling et al., 2012). Hierdurch ergibt sich die Perspektive der möglichen Frühintervention (Chanen & McCutcheon, 2013). Erste Ergebnisse von Interventionsstudien bei Jugendlichen sind vielversprechend (vgl. Kapitel 1.7).

Zusätzlich zu den ersten Wirksamkeitsnachweisen für die Behandlung der BPS geben auch Langzeituntersuchungen von Kohorten erwachsener Borderline-Patienten Anlass zur Hoffnung. In einer Langzeitnachverfolgung von ehemaligen erwachsenen Patienten mit BPS erfüllten 85 % der Studienteilnehmer nach zehn Jahren nicht mehr die Diagnosekriterien (Gunderson et al., 2011), und diese Prozentzahl stieg in einer weiteren Kohortenstudie nach 16 Jahren auf 99 % an (Zanarini, Frankenburg, Reich & Fitzmaurice, 2012). Leider geben diese Zahlen keinen Anlass zu übertriebener Euphorie, denn viele dieser Patienten litten weiterhin unter einer Vielzahl psychiatrischer Erkrankungen und zeigten zum Teil ein besorgniserregend niedriges Funktionsniveau und eine stark reduzierte Lebensqualität. Dennoch sprechen diese Befunde ganz klar für eine Veränderbarkeit der BPS.

Stigmatisierung durch professionelle Helfer

Leider ist die BPS mit einem hohen Maß an Stigma behaftet. Dieses Stigma existiert jedoch weniger in der Allgemeinbevölkerung, da die Diagnose der BPS hier oftmals gar nicht ausreichend bekannt ist. Das Stigma existiert bei den Patientinnen selbst (Rüsch et al., 2006), vor allem aber innerhalb der professionellen Helfersysteme (Aviram, Brodsky & Stanley, 2006). Es ist unsere eigene Berufsgruppe, die diesen Patientinnen eine Vielzahl schlechter Eigenschaften zuschreibt. Borderline-Patientinnen gelten allgemein als schwer zu therapieren, wenig veränderungsmotiviert und ungemein anstrengend. Zudem „spalten" sie therapeutische Teams, zeigen eine mangelnde Compliance und bereiten uns durch ihre chronische und intermittierende Eigengefährdung oftmals schlaflose Nächte. Es ist daher nicht verwunderlich, dass gerade die Wohlwollenden unter uns es gerne vermeiden möchten, ihren Patientinnen dieses Stigma zuzumuten.

Doch auch wenn wir die Diagnose nicht aufs Papier bringen und auch wenn wir die Diagnose den Patientinnen gegenüber nicht kommunizieren, so wird trotzdem eine große Anzahl der Diagnosen einer BPS im Stationszimmer oder mindestens in unseren Köpfen gestellt. Wer hat nicht schon einmal erlebt, dass besonders schwierige oder anstrengende Jugendliche ohne adäquate Diagnostik inoffiziell mit dem Label „Borderline" versehen wurden? In der Geschichte von Harry Potter wird die Angst vor Lord Voldemort dadurch betont, dass über ihn als „der, dessen Name nicht genannt werden darf" gesprochen wird. So ist auch die BPS eine „Störung, deren Name nicht genannt werden darf". Doch vermindert dies wirklich das Stigma, oder machen wir es damit vielleicht noch schlimmer?

1.3 Prävalenz und Verlauf

Eine epidemiologische Untersuchung, die das Jugendalter mit eingeschlossen hat, weist auf einen kumulativen Anstieg der Prävalenz von 1,4 % im Alter von 16 Jahren auf 3,2 % im Alter von 22 Jahren hin (Johnson, Cohen, Kasen, Skodol & Oldham, 2008). Untersuchungen zur Prävalenz der BPS im Erwachsenenalter nehmen eine Spannbreite von 0,7 % bis 2,7 % in der Allgemeinbevölkerung an (Coid, Yang, Tyrer, Roberts & Ullrich, 2006; Trull, Jahng, Tomko, Wood & Sher, 2010). Dabei zeigt sich eine geringfügige Dominanz des weiblichen Geschlechtes (Torgersen, Kringlen & Cramer, 2001), die in den klinischen Settings des Erwachsenen- wie auch des Jugendalters noch deutlich ausgeprägter wird (Chanen et al., 2008a; Kaess, Fischer-Waldschmidt, Resch & Koenig, 2017a). Untersuchungen zum Langzeitverlauf von Patienten mit einer BPS, die erstmalig im Jugendalter diagnostiziert wurden, liegen bislang nicht vor. Trotz hoher Remissionsrate von 85 % bei erwachsenen Patienten (Gunderson et al., 2011) bleibt ein substanzieller Anteil der Patienten psychiatrisch behandlungsbedürftig. Dabei weisen die meisten eine affektive Störung sowie weitere psychische Auffälligkeiten auf, ohne jedoch das Vollbild einer BPS zu erreichen. Auch wird auf einen Symptom- bzw. Syndromshift hingewiesen, vor allem in Richtung von affektiven und substanzbezogenen Störungen. Dieser Symptomshift vom direkten selbstverletzenden Verhalten hin zum Substanzmissbrauch konnte in Abhängigkeit der Borderline-Persönlichkeitspathologie auch bei einer jugendlichen Längsschnittuntersuchung gezeigt werden (Nakar et al., 2016). Zudem zeigen

Nachuntersuchungen bei Erwachsenen mit einer mittleren Katamnesedauer (6 Jahre) eine substanzielle Suizidrate von 4 % (Skodol et al., 2002).

1.4 Komorbidität und Differenzialdiagnostik

Hohe Komorbidität

Wie im Erwachsenenalter besteht eine große Heterogenität im Erscheinungsbild der BPS bei Jugendlichen, die durch das Vorliegen komorbider Störungen weiter verstärkt wird und eine Etablierung effektiver Therapiemaßnahmen erschwert. Studien konnten zeigen, dass nahezu 100 % der Jugendlichen, die die Diagnose einer BPS erfüllen, zusätzlich die Diagnosekriterien für mindestens eine weitere psychische Störung erfüllen. Im Vergleich mit einer Gruppe von jugendlichen Patientinnen mit anderen Persönlichkeitsstörungsdiagnosen zeigen Patientinnen mit einer BPS häufiger eine Vielzahl von komorbiden psychischen Störungen sowie zusätzliche Persönlichkeitsstörungsdiagnosen (Chanen et al., 2007; Kaess et al., 2013a). Nach einer weiteren Studie (Ha, Balderas, Zanarini, Oldham & Sharp, 2014) weisen jugendliche Patientinnen mit einer BPS durchschnittlich zwei bis drei weitere psychiatrische Diagnosen auf. Die häufigsten komorbid auftretenden Diagnosen sind depressive Störungen, Essstörungen, dissoziative und posttraumatische Störungen sowie Substanzmissbrauchsstörungen (Feenstra et al., 2012). Bereits im Kindesalter und damit oftmals vor Diagnose einer BPS zeigen sich oft klinische Manifestationen einer Aufmerksamkeitsdefizit-/Hyperaktivitätsstörung (ADHS; Ditrich, Philipsen & Matthies, 2021) oder einer Disruptive Mood Dysregulation Disorder (DMDD, Disruptive Affektregulationsstörung). Im Bereich der komorbiden Persönlichkeitsstörungen zeigt sich eine gehäufte Koinzidenz mit Persönlichkeitsstörungsdiagnosen primär aus dem Cluster B (mit „dramatischem, emotionalem und launenhaftem Verhalten") und Cluster C (mit „ängstlichem und vermeidendem Verhalten") (Kaess et al., 2013a).

Schwierige Differenzialdiagnostik

Aufgrund der starken Heterogenität der Symptomatik sowie der hohen Neigung zu Komorbidität ist die Differenzialdiagnostik der BPS eine Herausforderung und es bestehen zu einigen Störungsbildern immer wieder Abgrenzungsschwierigkeiten. Da Jugendliche mit BPS nicht selten auch in schwierigen Familienverhältnissen aufgewachsen sind oder von zahlreichen negativen oder sogar traumatischen Kindheitserlebnissen berichten, ist die Abklärung des Vorliegens einer posttraumatischen Belastungsstörung unumgänglich, da diese oft als komorbide Erkrankung auftritt (Yen et al., 2002).

Von der BPS differenzialdiagnostisch schwierig abzugrenzen ist die Bipolar-II-Störung, da beide Diagnosen ähnliche Symptome aufweisen (Kaess et al., 2014). Emotionale Labilität, Probleme, Wut zu kontrollieren, Impulsivität und Suizidalität sind Symptome, die bei beiden Störungsbildern vorkommen (Ruggero, Zimmermann, Chelminski & Young, 2010). Personen mit BPS zeigen jedoch mehr und häufiger negative Gefühle, wechseln ihre Gefühlzustände schneller und unkontrollierter und häufig als Reaktion auf zwischenmenschliche Ereignisse. Bipolar-II-Störungen hingegen beginnen meist plötzlich im späten Jugendalter bzw. frühen Erwachsenenalter und remittieren nicht mit zunehmendem Alter. Ihre Gefühlszustände sind oft von Erregtheit gekennzeichnet und in der Regel von zwischenmenschlichen Ereignissen unabhängig (Bayes, Parker & Fletcher, 2014; Renaud, Corbalan & Beaulieu, 2012). Sie haben im Gegensatz zur BPS klassischerweise einen episodischen Charakter.

Die oben beschriebenen dissoziativen Symptome (z.B., sich nicht real zu fühlen), paranoiden Symptome (z.B., verfolgt zu werden durch unbekannte Gestalten) und halluzinatorischen Symptome der BPS (visuell und akustisch, z.B. in Form von Stimmen, Geräuschen oder Schatten) machen oft eine differenzialdiagnostische Abklärung mit Blick auf psychotische Störungen erforderlich. Diese Abklärung ist besonders wichtig, da die beiden Störungsbilder verschiedene Behandlungspfade notwendig machen. Treten die genannten Symptome eindeutig nicht im Rahmen einer psychotischen Störung auf, kann man den Patienten mit BPS eine unnötige, zeit- und kostenintensive und leider meistens zwecklose medikamentöse Behandlung ersparen. Dammann und Walter (2003) zeigen in ihrer Arbeit eine hilfreiche Zusammenfassung von Symptomen zur differenzialdiagnostischen Abklärung. So beschreiben sie, dass Borderline-Patienten in der Regel keine formalen Denkstörungen, schwerwiegende Ich-Störungen wie Verwischung der Ich-Grenzen oder eine klare Aufhebung der inneren und äußeren Realität zeigen. Allerdings hat die empirische Forschung der letzten Jahre diese klinischen Abgrenzungsmöglichkeiten zunehmend infrage gestellt, da sich in mehreren Studien keine oder nur sehr geringfügige phänomenologische Unterschiede zwischen psychotischen Symptomen bei Patienten mit BPS und Patienten mit Schizophrenie finden ließen (Cavelti, Thompson, Chanen & Kaess, 2021).

1.5 Pathogenese

1.5.1 Neurobiologie

Während neurobiologische Aspekte bei der BPS im Erwachsenenalter vermehrt Gegenstand wissenschaftlicher Untersuchungen in den letzten zwei Jahrzehnten waren, stehen grundlagenwissenschaftliche Untersuchungen bei Jugendlichen mit einer BPS erst am Anfang. Die wenigen vorliegenden Studien (Goodman, Mascitelli & Triebwasser, 2013) beziehen sich insbesondere auf neuropsychologische und bildgebende Untersuchungen. Grundsätzlich erscheinen Untersuchungen am Beginn der Manifestation der BPS besonders wertvoll. Zu diesem Zeitpunkt können biologische Befunde eher als für die Entwicklung der Störung relevant interpretiert werden. Später ist ein stärkerer Einfluss von Behandlungs- und Chronifizierungseffekten auf die Störungsentwicklung anzunehmen (Brunner et al., 2010).

Genetik Den genetischen Faktoren in der Genese der BPS wird bisher nur ein moderater Einfluss zugeschrieben (Kaess et al., 2014). Es gibt jedoch Hinweise auf einen Zusammenhang mit dem Temperament. Die klinisch auffällige Koinzidenz von ausgeprägten externalen Symptomen und internalisierten Symptomen ist bei Jugendlichen mit einer BPS charakteristisch und könnte Ausdruck der unterliegenden Temperamentskonstellation und weiterer assoziierter biologischer Faktoren sein (Kaess et al., 2013b). Das Vorliegen dieser Temperamentsmerkmale im Zusammenhang mit der Entwicklung von BPS-Symptomen sowie deren Interaktion mit sehr frühen negativen Bindungserfahrungen wurden kürzlich sogar in einer prospektiven Geburtskohorte nachgewiesen (Fleck et al., 2021). Grundlage der unterschiedlichen Temperamentsausprägungen stellt nach Cloninger, Przybeck, Svrakic und Wetzel (1994) die unterschiedliche Balance bzw. Prädominanz einzelner Neurotransmittersysteme dar (Serotonin, Dopamin, Noradrenalin). So könnte beispielweise eine veränderte Synthese einer dieser biogenen Amine zur Ausgestaltung von Temperamentsfaktoren beitragen. Diese wiederum könnten die Basis für eine spezifische Reagibilität auf Belastung und Ausformung einer Psychopathologie darstellen. Untersuchungen zu Kandidatengenen aus dem serotonergen und dopaminergen System haben bisher jedoch keine überzeugenden und empirisch hinreichend abgesicherten Ergebnisse erbracht (Chanen & Kaess, 2012). Eine Studie bei Jugendlichen postulierte einen Einfluss eines spezifischen Genpolymorphismus (kurzes Allel des 5-HTTLPR) als Risikofaktor für die Entwicklung einer BPS (Hankin et al., 2011). Eine kürzlich publizierte Studie konnte zwar ebenfalls keine konkreten Gene für die Entwicklung einer BPS identifizieren, BPS-Symptome im frühen Jugendalter zeigten aber einen deutlichen prognostischen Wert hinsichtlich Psychopathologie und Funktionsniveau im Erwachsenenalter, der sich hauptsächlich auf eine gemeinsame genetische Basis von BPS und anderen Formen der Psychopathologie zurückführen ließ (Wertz et al., 2020). Insgesamt scheint es sich bei der BPS ähnlich zu verhalten wie bei den meisten psychischen Erkrankungen: Es gibt eine zugrunde liegende genetische Vulnerabilität, die nicht spezifisch für die BPS ist, und selbst diese ist sehr polygen vererbt, sodass einzelne Gene kaum diese Vulnerabilität erklären können. Der genetische Anteil erklärt die Entstehung der BPS also nicht ausreichen und muss in Kombination mit Umweltfaktoren gesehen werden.

Bildgebung Funktionelle Bildgebungsstudien konnten Hinweise auf veränderte cerebrale Mechanismen der Emotionsverarbeitung in zahlreichen Untersuchungen (Krause-Utz, Winter, Niedtfeld & Schmahl, 2014) replizieren.

Neben der Hyperaktivität des limbischen Systems wurde eine gleichzeitige Deaktivierung präfrontaler Strukturen gefunden. Dies unterstützt das Modell der frontolimbischen Dysfunktion bei Patientinnen mit einer BPS. Das Modell betont eine verringerte kognitive Kontrollfähigkeit (Top-down-Regulation ist reduziert) bei gleichzeitig ausgeprägter limbischer Aktivierung (Bottom-up ist erhöht). Die Folge ist eine emotionale Dysregulation.

In einer bildgebenden Studie der Heidelberger Arbeitsgruppe (Brunner et al., 2010) bei Jugendlichen mit einer BPS fand sich eine Reduktion des Volumens im orbitofrontalen Cortex auf beiden Hirnhemisphären sowie im dorsolateralen präfrontalen Cortex linkshemisphärisch. Außerdem wurde eine signifikante Reduktion des beidseitigen Hippocampusvolumens und der rechtsseitigen Amygdala gefunden. Die Unterschiede bestanden jedoch nur im Vergleich mit einer gesunden Kontrollgruppe und nicht gegenüber einer klinischen Vergleichsgruppe, sodass eine Spezifität der Befunde nicht vorliegt (Brunner et al., 2010). Die veränderte Hirnmorphologie scheint ein potenzieller Vulnerabilitätsfaktor für die Genese psychiatrischer Störungen zu sein. Eine kürzlich erschienene Arbeit zur funktionellen Infrarotspektroskopie bei Jugendlichen mit selbstverletzendem Verhalten konnte einen Zusammenhang von BPS-Symptomen mit niedriger frontaler Oxygenierung aufzeigen (Koenig et al., 2021).

Außerdem liegen derzeit wenige mikrostrukturelle Studien vor, die mithilfe der diffusionsgewichteten Bildgebung die Integrität der weißen Hirnsubstanz untersucht haben (Maier-Hein et al., 2013; New et al., 2013). Dabei wurden krankheitsspezifische Veränderungen in Nervenfaserverbindungen, die sowohl mit der Emotionsregulierung wie auch Emotionserkennung in Verbindung gebracht werden, gefunden. Die Autoren schlossen hieraus, dass bereits bei Jugendlichen mit einer BPS umfassende Netzwerkstrukturen der Emotionsverarbeitung gestört sein könnten.

Endokrinologie und autonomes Nervensystem

Die klinisch so auffällig erhöhte Stressreagibilität von Jugendlichen mit einer BPS, die eng verbunden mit den aggressiven und autoaggressiven Verhaltensweisen erscheint, war Ausgangspunkt für die Untersuchung der Hypothalamus-Hypophysen-Nebennierenrinden-Achse (HHNA). Sowohl bei erwachsenen Patienten (Drews, Fertuck, Koenig, Kaess & Arntz, 2019; Nater et al., 2010) als auch in einer Gruppe von jugendlichen Patienten mit repetitivem selbstverletzendem Verhalten (43 % der Gruppe hatte die Diagnose einer BPS; Kaess et al., 2012) konnte eine verringerte Kortisolreaktion auf einen experimentell induzierten Stressor erhoben werden. Für Erwachsene mit einer BPS konnte zusätzlich eine chronische Aktivierung der HHNA über den Tag hinweg gezeigt werden (Drews et al., 2019). Dies geht in der Regel mit einer Erhöhung der sogenannten Kortisolaufwachreaktion einher (Rausch et al., 2015), ein Befund, der ebenfalls bei Jugendlichen mit selbstverletzendem Verhalten repliziert werden konnte (Reichl et al., 2016). Das wahrscheinlichste biologische Modell deutet derzeit darauf hin, dass eine chronische Überaktivierung der HHNA in der Kindheit (aufgrund chronischer Stressoren, wie z. B. Erlebnissen von Vernachlässigung oder sexueller Gewalt) in einer langfristig gestörten Regulation mit chronischer Überaktivierung, aber fehlenden Möglichkeiten zur Reagibilität mündet (Kaess, Whittle, O'Brien-Simpson, Allen & Simmons, 2018).

Untersuchungen, die die Reaktivität des autonomen Nervensystems bei erwachsenen Individuen mit BPS untersucht haben, deuten auf eine Reduktion der Ruheaktivität des Nervus Vagus (Hauptnerv des parasympathischen Nervensystems) hin (Koenig, Kemp, Feeling, Thayer & Kaess, 2016a). Etwas weniger eindeutig sind hier jedoch die Befunde zur Reaktivität des autonomen Nervensystems auf Stress: Während eine Studie von Herpertz et al. (2001) keine Hinweise auf ein Hyperarousal, eine erhöhte affektive Reagibilität oder eine verstärkte Startle-Reaktion fand, zeigte die Studie von Ebner-Priemer et al. (2005) sogar einen gegenteiligen Effekt, wobei eine Subgruppe von Patienten mit vermehrt dissoziativen Erlebensmustern eine deutlich verringerte Startle-Reaktion aufwies. Eine Studie bei Jugendlichen mit einer BPS zeigte deutliche Unterschiede in der autonomen Habituation im Sinne einer reduzierten Habituation bei BPS im Vergleich mit gesunden und klinischen Kontrollprobanden. Auch diese Unterschiede korrelierten mit der Schwere an dissoziativen Symptomen (Koenig, Brunner, Parzer, Resch & Kaess, 2018).

Schmerzwahrnehmung

Das Ausmaß selbstschädigender Verhaltensweisen bei Patienten mit einer Borderline-Störung hatte zur Fragestellung geführt, ob eine gestörte Schmerzwahrnehmung bei der Auslösung oder Aufrechterhaltung dieser Symptomatik mitverantwortlich sein könnte. Eine erhöhte Schmerzschwelle konnte sowohl bei erwachsenen (Ludäscher et al., 2007) als auch bei jugendlichen Patienten (Ludäscher et al., 2014) mit einer BPS gefunden werden. Dieses Phänomen konnte inzwischen bei einer Vielzahl von Patientengruppen mit repetitivem selbstverletzendem Verhalten bestätigt werden (Koenig, Thayer & Kaess, 2016b). Gleichzeitig fanden sich bei Untersuchungen an erwachsenen Patienten Hinweise darauf, dass die Schmerzschwelle bei subjektiv berichteter erhöhter Stressbelastung noch weiter ansteigt (Ludäscher et al., 2007). Jedoch zeigte sich eine deutliche Tendenz zur Normalisierung der Schmerzschwelle bei erwachsenen Patienten, die ihr selbstverletzendes Verhalten beendet hatten, im Vergleich zu Patienten mit anhaltenden selbstverletzenden Verhaltensweisen (Ludäscher et al., 2009). Auf neurochemischer Ebene wurden Fehlregulationen im endogenen Opioid-System (EOS) diskutiert (Bandelow, Schmahl, Falkai & Wedekind, 2010). Ähnliche Untersuchungen bei Jugendlichen mit einer BPS stehen noch aus. Im Rahmen der Opioid-Defizit-Hypothese wurde postuliert, dass ein basales Defizit des EOS eine mögliche Ursache selbstverletzender Handlungen sein könnte, um durch die Gewebsschädigung eine Freisetzung von endogenen Opioiden zu erreichen. Hier konnte eine kürzlich veröffentlichte Studie bei Jugendlichen mit repetitivem selbstverletzendem Verhalten tatsächlich signifikant reduzierte basale Beta-Endorphin-Werte im Blut nachweisen (van der Venne et al., 2021). Eine funktionelle bildgebende Studie an erwachsenen Patienten mit einer BPS ergab im Vergleich zu einer gesunden Kontrollgruppe Hinweise auf eine Dysfunktion der affektiv-motivationalen Komponente der Schmerzwahrnehmung bei intakter Sensorik und Diskrimination. Im Detail bedeutet das, dass die Lokalisation von schmerzhaften Reizen bezüglich der Intensität und Qualität ohne Gruppenunterschiede blieb, sich jedoch eine Deaktivierung des anterioren cingulären Cortex (ACC) und der Amygdala bei gleichzeitiger Aktivierung im dorsolateralen präfrontalen Cortex (DLPFC) fand (Schmahl et al., 2006).

1.5.2 Umwelteinflüsse

Negative Kindheitsereignisse, Erkrankung der Eltern, Mobbingerfahrungen

In der Genese der BPS wird das Auftreten multipler traumatischer Erfahrungen in Form von Vernachlässigung, körperlicher und sexueller Gewalt während der kindlichen Entwicklung als charakteristisch angesehen (Porter et al., 2020; Widom, Czaja & Paris, 2009). Prospektive populationsbasierte Studien weisen auf eine Häufung von Vernachlässigung und Misshandlung in der Vorgeschichte von jungen Erwachsenen mit einer BPS hin. Auch das vermehrte Auftreten von Persönlichkeitsstörungen (antisoziale Persönlichkeitsstörungen, BPS) und Suchterkrankungen bei den elterlichen Bezugspersonen kann belegt werden (Johnson, Cohen, Brown, Smailes & Bernstein, 1999). Weiter wurden maladaptives elterliches Erziehungsverhalten und ein niedriger sozioökonomischer Status als bedeutsame Risikofaktoren für die Entwicklung einer BPS identifiziert (Carlson, Egeland & Sroufe, 2009; Crawford et al., 2005; Winsper, Zanarini & Wolke, 2012). In einer klinischen Stichprobe von Jugendlichen mit BPS konnte gezeigt werden, dass junge Patientinnen mit BPS auch im Vergleich zu anderen stationären kinder- und jugendpsychiatrischen Patientinnen eine deutlich höhere Belastung mit negativen Kindheitserlebnissen sowie eine deutlich negativere Eltern-Kind-Bindung und ein niedrigeres familiäres Funktionsniveau aufweisen (Infurna et al., 2016).

Während die Bedeutung familiären Erziehungsverhaltens in der Genese der BPS (Belsky et al., 2012) in den letzten Jahren zu einer erhöhten wissenschaftlichen Aufmerksamkeit geführt hat, ist die Bedeutung der Peergroup bisher nur unzureichend untersucht. So weisen zwei Publikationen (Fisher et al., 2012; Lereya et al., 2013) auf den möglichen Einfluss von Beziehungsschwierigkeiten und Mobbingerfahrungen in der Peergroup auf die Genese einer BPS-Symptomatik hin. Unterstützt werden diese Befunde durch eine prospektive Studie (Wolke, Schreier, Zanarini & Winsper, 2012), die Mobbingerfahrungen in der Kindheit mit einer Borderline-Symptomatik in der frühen Adoleszenz assoziiert sah.

1.5.3 Umwelt – Genetik

Biopsychosoziales Modell

Vor dem Hintergrund der genetischen Befunde (Belsky & Beaver, 2011; Bornovalova, Hicks, Iacono & McGue, 2013) wird ein Störungsmodell unterstützt, nach dem Individuen mit einem „sensitiven" Genotyp in einem belastenden Umfeld einem erhöhten Risiko zur Entwicklung einer BPS ausgesetzt sind (Kaess et al., 2014). Dieses Modell stimmt mit dem bereits seit 30 Jahren von Linehan postulierten „biopsychosozialen Modell" in der Genese der BPS überein (Linehan, 1993). Linehan spricht von einer genetisch bedingten erhöhten emotionalen Vulnerabilität, die in Kombination mit invalidierenden Umwelterfahrungen zu einer emotionalen Dysregulation beiträgt. Mit invalidierenden Erfahrungen ist gemeint, dass subjektive Erfahrungen des Kindes vom Umfeld als nicht stimmig angesehen, pathologisiert oder bagatellisiert werden. Dieses Umfeld kann das Elternhaus aber auch die Peergroup betreffen. Emotionale Vernachlässigung oder körperliche und sexuelle Gewalt können als Extremfälle von Invalidierung verstanden werden. Die Minnesota Twin Study (Belsky et al., 2012) konnte zeigen, dass genetische Faktoren einen deutlichen Einfluss auf die Entwicklung von Borderline-Symptomen vom 14. bis zum 18. Lebensjahr ausübten; jedoch im fortgeschrittenen Lebensalter (24 Jahre) der Einfluss der geteilten Umweltfaktoren (sozioökonomischer Status, die Eltern-Kind-Beziehung und Peergroup-Beziehungen) unbedeutend wurde. Der Befund weist darauf hin, dass Jugendliche mit fortschreitendem Alter eine aktivere Rolle in der Auswahl ihrer Umwelt und Beziehungen einnehmen und damit diese individuell spezifischen Faktoren im Zusammenspiel mit ihrer genetischen Prädisposition einen Einfluss auf ihr Verhalten ausüben (Newnham & Janca, 2014). Eine genetische Studie bei Patienten mit einer Borderline-Störung im Erwachsenenalter ergab Hinweise auf eine bedeutsame Gene-Umwelt-Interaktion, sodass Individuen mit einem „sensitiven Genotyp" ein größeres Risiko besitzen, unter belastenden Umweltbedingungen eine BPS zu entwickeln (Kendler et al., 2008).

Aufgrund fehlender Longitudinalstudien bleibt es weiterhin offen, ob die neurobiologischen Befunde Ursachen, Konsequenzen oder ein Epiphänomen der Erkrankung darstellen (Chanen & Kaess, 2012). Untersuchungsansätze, die die Kombination von Veränderung in verschiedenen neurobiologischen Systemen in den wissenschaftlichen Fokus nehmen, erscheinen daher vielversprechend. Derzeit ist davon auszugehen, dass die erhobenen biologischen Faktoren eher mit einer spezifischen Leitsymptomatik der Störung (Impulsivität oder affektiven Instabilität) assoziiert sind und damit nicht den Anspruch auf eine Spezifität für die BPS als psychiatrische Entität erheben können. Zusammenfassend erscheint eine Kombination aus frühen negativen Kindheitserfahrungen (invalidierende Umweltbedingungen) und biologischen Prädispositionen (emotionale Vulnerabilität) eine Basis für die charakteristischen Störungen in der Regulierung von Affekt, Impulsen und Verhalten zu begründen.

1.6 Frühbehandlung

Die Initiativen zur Früherkennung und Frühintervention bei psychischen Erkrankungen orientiert sich stark an den Erfahrungen und der Empirie aus der modernen Krebsbehandlung. In den vergangenen Jahrzehnten sind für viele Krebserkrankungen sowohl die Heilungs- als auch die Überlebensraten dramatisch gestiegen (Allemani et al., 2014). Neben verbesserten Therapien stellt die Früherkennung und -intervention einen der wesentlichen Faktoren dieser Entwicklung dar. Dieses Prinzip hat sich derart bewährt, dass es inzwischen auch in den meisten anderen medizinischen Bereichen Anwendung findet.

Das Problem von schwerwiegenden Langzeitfolgen und irreversiblen Schädigungen besteht auch bei psychischen Erkrankungen. Es ist lange bekannt, dass eine Vielzahl der psychischen Volkskrankheiten, wie z.B. die Depression, eine Neigung zur Chronifizierung haben und in vielen Fällen eine langfristig stark eingeschränkte Funktionsfähigkeit und verminderte Lebensqualität auftritt. Gerade der Phase der Adoleszenz kommt in diesem Zusammenhang eine besondere Bedeutung zu: Zum einen scheint diese Phase mit einer erhöhten Vulnerabilität für die Entstehung psychischer Erkrankungen einherzugehen (die Hälfte aller psychischen Erkrankungen findet ihren Anfang im Pubertätszeitraum; Kessler et al., 2005). Zum anderen ist die Adoleszenz durch eine Vielzahl an Entwicklungsaufgaben gekennzeichnet, die in der Transition zum Erwachsenwerden zu bewältigen sind. Dazu gehört die Entwicklung von Identität, Selbstwert, Autonomie, Emotionsregulation und die Auseinandersetzung mit Intimität und Sexualität (Kaess & Resch, 2015). Somit wird schnell deutlich, dass eine schwere psychische Erkrankung besonders im Jugendalter das Erreichen wesentlicher Entwicklungsziele gefährdet und negative Auswirkungen auf den weiteren Lebensverlauf haben kann.

Primäre und sekundäre Prävention

Die Frühbehandlung der BPS richtet sich (1) an Personen mit Vorläufer- oder subklinischen Symptomen (sogenannte Risikogruppe BPS) und (2) an Personen, die erstmals das Vollbild der Störung zeigen. Beim ersten Fall handelt es sich um primäre Prävention mit dem Ziel, subklinische und klinische Risikosymptome möglichst früh zu erkennen und zu behandeln, schon vorhandene oder sich abzeichnende psychosoziale Beeinträchtigungen zu reduzieren und die Entwicklung des Vollbilds der psychischen Störung zu verzögern oder zu verhindern. Es wird auch von indizierter Prävention gesprochen, da sich dieser Präventionsansatz an Personen richtet, die aufgrund erster Symptome und Beeinträchtigungen Leidensdruck aufweisen und von sich aus Hilfe aufsuchen. Beim zweiten Fall handelt es sich um sekundäre Prävention mit dem Ziel, die Dauer der unbehandelten Störung zu reduzieren, eine möglichst rasche Remission der Symptome zu erreichen und sekundäre Behinderungen zu verhindern (Brown & McGrath, 2011).

Bei der BPS handelt es sich um eine psychische Erkrankung, die mit schwersten Langzeitfolgen einhergehen kann. Anhand einer Langzeitstudie an betroffenen Erwachsenen konnte nachgewiesen werden, dass die langfristigen Funktionseinschränkungen in dieser Patientengruppe schwerer sind als bei den meisten anderen psychischen Erkrankungen (Gunderson et al., 2011; Zanarini, Frankenburg, Reich & Fitzmaurice, 2010). Dazu gehören neben einer Vielzahl von psychischen komorbiden Erkrankungen auch psychosoziale Probleme (z.B. Arbeitslosigkeit, fehlende Partnerschaft, fehlendes soziales Netz) sowie körperliche Erkrankungen. Auch suizidieren sich ca. 10% aller Patienten mit BPS im Laufe ihres Lebens und das zumeist erst im längeren Verlauf der Erkrankung (Pompili, Girardi, Ruberto & Tatarelli, 2005; Paris & Zweig-Frank, 2001). Da die BPS sich in der Regel im Jugendalter manifestiert und in dieser Phase meist die ersten Kontakte zum Gesundheitssystem auftreten, kommt dem Jugendalter für die Frühintervention der BPS eine immense Bedeutung zu.

Im Idealfall sollte eine Frühintervention in einer raschen Abnahme der Symptomatik sowie in einer Remission der Erkrankung enden. Dies ist natürlich bei der BPS nicht in kurzer Zeit zu erreichen, da die Symptomatik oftmals einen nicht klar definierbaren Beginn und daher auch kein klar definierbares Ende hat. Auch wenn eine schnelle Remission, wie es sie etwa bei psychotischen Ersterkrankungen gibt, bei dieser Patientengruppe nicht leicht zu erreichen sein wird, so zeigen Therapiestudien bei Erwachsenen wie Jugendlichen, dass eine deutliche Verringerung der Symptomatik und somit auch Verkürzung der Erkrankungsdauer erreicht werden kann (Gunderson et al., 2011; Zanarini et al., 2012). Diese Verkürzung wiederum beinhaltet das Potenzial zur Verringerung sekundärer Folgeschäden der BPS, von denen hier einige thematisiert werden sollen.

Reduktion von kumulativen traumatischen Erlebnissen

Patientinnen mit BPS sind häufig frühkindlich traumatisiert (Zanarini et al., 1997; Afifi et al., 2011), dies gilt insbesondere auch für die Population der jugendlich Erkrankten (Infurna et al., 2016). Unglücklicherweise haben diese Patientinnen jedoch auch ein besonderes Risiko, im weiteren Verlauf ihres Lebens immer wieder retraumatisiert zu werden. Diese Retraumatisierungen können wiederum mit einer erschwerten und verzögerten Symptomremission assoziiert sein. Eine frühe Behandlung von Borderline-Störungen kann die Anzahl und Schwere der über die Lebensspanne akquirierten Traumen deutlich senken und somit die Prognose erheblich verbessern.

Reduktion iatrogener Schädigung

Im Rahmen der Behandlung von Patienten mit BPS kommt es leider allzu häufig zu iatrogenen Schädigungen dieser Patientengruppe, z.B. durch langwierige Hospitalisierung oder unnötige Polypharmakotherapie (Chanen & McCutcheon, 2013). Beides steht oftmals in engem Zusammenhang mit unzureichender Diagnosestellung der BPS. Diese wird fälschlicherweise als schwere affektive Störung oder gar psychotische Störung eingeordnet (Kaess et al., 2014). Oftmals sind diese Probleme aber Ausdruck einer starken Hilflosigkeit des professionellen Helfersystems, die durch ausreichende Qualifizierung und störungsspezifische Therapiekonzepte deutlich reduziert werden kann.

Reduktion von rezidivierenden komorbiden Störungen

Persönlichkeitsstörungen stellen oftmals den Nährboden für eine Reihe von schweren psychischen Störungen dar. Bereits im Jugendalter zeigen Patientinnen mit einer BPS ein deutlich erhöhtes Maß an psychiatrischer Komorbidität, auch im Vergleich zu anderen kinder- und jugendpsychiatrischen Patientinnen (Chanen et al., 2007; Kaess et al., 2013a, 2017a). Ergebnisse großer populationsbasierter und klinischer Studien bei Erwachsenen legen nahe, dass die BPS die Auftretenswahrscheinlichkeit von depressiven Störungen erhöht und bei depressiven Störungen zu einer schwereren Symptomatik sowie einer verzögerten Remission beiträgt (Gunderson et al., 2008; Skodol et al., 2011).

Frühzeitige Veränderung von BPS-assoziierten soziodemografischen Faktoren

Die BPS ist bereits im Jugendalter mit eingeschränkter Lebensqualität und erniedrigtem psychosozialen Funktionsniveau assoziiert (Chanen et al., 2007; Kaess et al., 2013a, 2017a). Wie oben beschrieben zeigen Erwachsene mit BPS zwar häufig deutliche Verbesserungen ihrer BPS-Symptomatik, jedoch kaum Anstiege des psychosozialen Funktionsniveaus. Der wahrscheinliche Grund ist, dass wesentliche Entwicklungsschritte (Ausbildung, Aufbau eines sozialen Netzes, Partnerfindung, etc.) in der Phase der Adoleszenz aufgrund der BPS nicht umgesetzt werden konnten und später im Leben schwer nachzuholen sind. Ziel einer Frühintervention muss es daher sein, das Funktionsniveau von Jugendlichen mit BPS frühzeitig wieder anzuheben und sicherzustellen, dass eine schulische bzw. berufliche sowie eine soziale Integration der Patienten gelingen kann.

1.7 Empirische Befunde zur Behandlung der BPS

Eine spezialisierte Frühbehandlung kann zu klinisch bedeutsamen Veränderungen bei Jugendlichen mit BPS (Frühintervention im engen Sinne) oder Symptomen einer BPS (indizierte Prävention) führen (Chanen, 2015). Derzeit existieren vor allem zwei Formen der störungsspezifischen Psychotherapie einer BPS, die auch für das Jugendalter erste Wirksamkeitsnachweise erbracht haben und im deutschen Sprachraum auch erlernt und eingesetzt werden: die Dialektisch-Behaviorale Therapie für Adoleszente (DBT-A) und die Mentalisierungsbasierte Therapie für Adoleszente (MBT-A).

DBT-A

Die Dialektisch-Behaviorale Therapie (DBT) wurde ursprünglich als störungsspezifisches Behandlungskonzept für chronisch suizidale erwachsene Patientinnen mit BPS entwickelt (Linehan, 1996a, 1996b). Die S2-Leitlinien in Psychiatrie und Psychotherapie (Deutsche Gesellschaft für Psychiatrie, Psychotherapie und Nervenheilkunde [DGPPN], 2009) kommen zu dem Schluss, dass die DBT gegenwärtig den besten Evidenzgrad zur Behandlung der BPS im Erwachsenenalter aufweist. Die Dialektisch-Behaviorale Therapie für Adoleszente (DBT-A; Miller et al., 2007; Rathus & Miller, 2015; von Auer & Bohus, 2017) wurde speziell für die Arbeit mit emotional-instabilen Jugendlichen und deren Familien konzipiert. Die DBT-A ist wissenschaftlich noch nicht so gut evaluiert wie die DBT, es liegen jedoch einige Studien vor, die die Wirksamkeit der DBT-A nachweisen. In zwei randomisiert-kontrollierten Studien (RCT) konnte gezeigt werden, dass die ambulante DBT-A im Vergleich zu einer intensiven psychiatrischen Behandlung (Mehlum et al., 2014, 2016, 2019) und einer nicht DBT-A-spezifischen Einzel- und Gruppentherapie (McCauley et al., 2018) zu einer signifikant stärkeren Reduktion von suizidalen Handlungen und NSSV führte und die Jugendlichen regelmäßiger an der Therapie teilnahmen und seltener die Therapie abbrachen. Follow-up-Studien nach einem Jahr zeigten, dass die Verbesserungen konstant blieben, auch wenn die beiden Kontrollgruppen sich in dieser Zeit bezüglich ihrer Symptomatik verbesserten und die Unterschiede nicht mehr signifikant waren. Hieraus ergeben sich Hinweise, dass die DBT-A zu einer schnellerer Symptomremission führt als eine Standardbehandlung. Symptome der BPS wurden leider nicht berichtet. Die bisher einzige Studie unter Nutzung von klinischen Interviews zur BPS von Bürger et al. (2019) legt ebenfalls nahe, dass sich durch die DBT-A alle Merkmale der BPS reduzieren lassen. Dies muss jedoch noch in RCT-Studien bestätigt werden.

Zur stationären Behandlung mit der DBT-A liegen bisher keine RCT-Studien vor. Prä-post-Untersuchungen zeigen jedoch klare Effekte der stationären DBT-A. So werden eine signifikante Reduktion von NSSV und depressiven Symptomen sowie eine Verbesserung des psychosozialen Funktionsniveaus (James, Taylor, Winmill & Alfoadari, 2008) eine signifikante Reduktion der BPS-Symptomatik, der allgemeinen psychiatrischen Symptomatik, eine Reduktion von depressiver Symptomatik bei den Jugendlichen und ihren Eltern, eine Verbesserung des psychosozialen Funktionsniveaus (Woodberry & Popenoe, 2008) und eine Reduktion der BPS-Symptomatik und des NSSV (von Auer et al., 2015) berichtet. Eine retrospektive Studie vergleicht 425 Jugendliche, die vor einer DBT-A-Implementierung auf einer Station behandelt wurden, mit 376 Jugendlichen, die nach DBT-A-Implementierung auf derselben Station behandelt wurden. Für die mit DBT-A behandelten Jugendlichen zeigte sich eine signifikant niedrigere Anzahl an Suizidversuchen und Selbstverletzungen. Zusätzlich wurden signifikant weniger Hospitalisierungstage, Fixierungen und Überwachungsstunden bezogen auf selbstverletzendes Verhalten für die mit DBT-A behandelte Gruppe gefunden (Tebbett-Mock, Saito, McGee, Woloszyn & Venuti, 2020).

MBT-A Die Wirksamkeit der MBT-A wurde bereits ebenfalls in zwei randomisiert-kontrollierten Studien untersucht. Analog zur DBT-A konnte die erste Studie klare Vorteile der MBT-A hinsichtlich der Reduktion von selbstverletzenden und suizidalen Verhaltensweisen bei Jugendlichen aufzeigen (Rossouw & Fonagy, 2012), spezifische Aussagen zur Symptomatik der BPS ließen sich durch die Studie jedoch nicht ableiten. Die zweite Studie testete die MBT-A lediglich als Gruppenintervention und konnte leider keine Vorteile gegenüber der Standardbehandlung aufweisen (Beck et al., 2020). Zusammenfassend gibt es auch für die MBT-A als individuelle Psychotherapie erste Hinweise auf die Wirksamkeit bei akuten Symptomen der BPS.

Kurzzeitprogramm: Cutting Down

Eine in Heidelberg evaluierte und in London entwickelte Kurzzeittherapie (Taylor et al., 2011) für die Behandlung von selbstverletzendem Verhalten ist das Programm „Cutting Down". Die Kurzzeittherapie lehnt sich eng an den Methoden der kognitiven Verhaltenstherapie sowie der DBT-A an und dauert im Schnitt nur zehn Sitzungen. Eine erste randomisiert-kontrollierte Studie (Vergleich mit Standardpsychotherapie in deutlich höherer Dosis) zeigte, dass die Kurzzeittherapie schnellere Reduktionen der Selbstverletzung zum Therapieende herbeiführen konnte, zur Nacherhebung jedoch keine signifikanten Unterschiede mehr zur Kontrollgruppe bestanden. Interessanterweise war die Wirksamkeit der Kurzzeittherapie bei den Jugendlichen mit BPS im Vergleich zu den selbstverletzenden Jugendlichen ohne BPS sogar relativ hoch (Kaess et al., 2020a). Die Autoren schlossen aus dieser Studie, dass sich das Programm „Cutting Down" aufgrund der Niederschwelligkeit, des geringen Trainingsaufwandes und der reduzierten Kosten gut für eine breite Dissemination eignen würde und damit einen ersten Schritt im Sinne eines „Stepped-Care"-Ansatzes zur Frühbehandlung der BPS darstellen könnte.

CAT

Die in Australien für Frühbehandlung angewendete Kognitiv-Analytische Therapie (CAT) wurde als erste Form der Psychotherapie zu diesem Zweck in einer randomisiert-kontrollierten Studie untersucht mit (Chanen et al., 2008b). Auch hier zeigte sich, dass Jugendlichen mit CAT zwar schnellere Fortschritte machten, jedoch langfristig keine signifikanten Vorteile hatten. Zudem wird die CAT derzeit in Deutschland nicht eingesetzt. Das eigens für die Behandlung der BPS bei Jugendlichen entwickelte Emotion Regulation Training (ERT) konnte in einer randomisiert-kontrollierten Studie keine Vorteile im Vergleich mit einer Standardbehandlung zeigen (Schuppert et al., 2012).

Psychosoziales Funktionsniveau

Trotz empirischer Hinweise, dass Borderline-Symptome im Jugendalter langanhaltende Beeinträchtigungen des psychosozialen Funktionsniveaus zur Folge haben können (Winograd et al., 2008), wurde dieser Parameter in randomisiert-kontrollierten Studien bisher kaum als Outcome-Maß mitberücksichtigt. Diejenigen Studien, die dies taten, fanden keine Überlegenheit spezialisierter Psychotherapie gegenüber der Standardbehandlung (Chanen et al., 2008b; Mehlum et al., 2016, 2019). Nur bei Woodberry und Popenoe (2008) wurde nach DBT-A-Behandlung ein verbessertes psychosoziales Funktionsniveau gefunden, auch diese Studie ist jedoch nicht randomisiert-kontrolliert. Eine derzeit im deutschsprachigen Raum laufende Studie untersucht als erste differenzielle Therapieeffekte von Adolescent Identity Treatment (AIT), der Jugendversion der übertragungsfokussierten Psychotherapie, im Vergleich zur DBT-A (Zimmermann et al., 2018). Hierbei wird das psychosoziale Funktionsniveau zur Nachuntersuchung als primärer Endpunkt gemessen.

Ein auf der Cochrane-Plattform veröffentlichter Bericht stuft die vorliegenden Daten zu spezifischer medikamentöser Behandlung bei BPS auch bei Erwachsenen als ungenügend ein (Stoffers et al., 2010). Eine weitere Übersichtsarbeit, die etwas weniger strenge methodische Kriterien zugrunde legte, kam für das Erwachsenenalter zu dem Schluss, dass folgende drei wesentliche Symptomdomänen der BPS durch unterschiedliche Psychopharmaka positiv beeinflusst werden können (Vita et al., 2011): Affektive Dysregulation (Antidepressiva, Mood-Stabilizer, atypische Antipsychotika), Impulsivität (Mood-Stabilizer, atypische Antipsychotika) und kognitiv-perzeptuelle Symptome (atypische Antipsychotika). Eine Neuauflage der methodisch hochwertigen Cochrane-Übersicht ist derzeit in Arbeit (Stoffers-Winterling et al., 2018). Auch hier wird sich aber für das Kindes- und Jugendalter keine ausreichende Evidenz für pharmakologische Empfehlungen ergeben.

Zusammenfassend können die Resultate der ersten randomisiert-kontrollierten Studien zur Psychotherapie der BPS im Jugendalter vorsichtig als Beleg für die Wirksamkeit spezialisierter Frühintervention im Sinne der kurzfristigen Reduktion Borderline-assoziierter Probleme wie selbstschädigende Verhaltensweisen interpretiert werden. Evidenz für eine spezifische Wirksamkeit der pharmakologischen Behandlung gibt es derzeit nicht. Weitere Bemühungen sind notwendig, um die langfristige Stabilität der Effekte sowie die Wirksamkeit in Bezug auf die psychosoziale Funktionsfähigkeit zu verbessern. Trotz Anerkennung des hohen Stellenwerts der Früherkennung und -behandlung der BPS für die Volksgesundheit (Chanen, Sharp & Hoffman, 2017), ist diese in der Praxis (noch) nicht „state of the art“ (Kaess, Herpertz, Plener & Schmahl, 2020b).

2 Leitlinien

2.1 Leitlinien zur Diagnostik und Verlaufskontrolle

In der klinischen Praxis herrscht bei der Vergabe der Diagnose einer BPS nach wie vor bei vielen Kollegen Zurückhaltung. Dabei ist die Diagnose einer Persönlichkeitsstörung nach dem ICD-10 sogar vor der Pubertät möglich. Dazu muss die Mindestanzahl der geforderten Kriterien der betreffenden Persönlichkeitsstörung erfüllt sein und bestimmte Verhaltensmuster bereits zu diesem Zeitpunkt als überdauernd bezeichnet werden können. Auch sollte immer bedacht werden, dass sowohl ICD als auch DSM ausdrücklich darauf hinweisen, dass für die Diagnose einer Persönlichkeitsstörung der Ursprung dieser Störung immer in der Kindheit und Jugend liegen muss. Ist dies nicht der Fall, kann die Diagnose nicht gestellt werden. Dennoch herrscht bei vielen Klinikerinnen die Angst vor einer Stigmatisierung der Patientinnen durch die Diagnose einer Borderline-Störung oder einer anderen Persönlichkeitsstörung. Dieser Gedanke ist nachvollziehbar, oftmals kommt es in unserem Gesundheitssystem jedoch als Folge der Nichtstellung einer Diagnose zu keiner zielgerichteten Behandlung der Kernsymptome und maximal zu einer nicht störungsspezifischen Behandlung der Betroffenen. So ist also die richtige Diagnosestellung notwendig, um eine adäquate Hilfestellung für die Patientinnen zu gewährleisten. Nur so können die Patienten mit gezielten Techniken und Therapieverfahren, die beim Störungsbild der BPS erfolgreich sind, behandelt werden, damit einer langfristigen Chronifizierung oder Verschlechterung der Symptomatik entgegengewirkt wird (vgl. Kaess et al., 2014). Die folgenden Leitlinien sollen klare Handlungsanleitungen zum diagnostischen Vorgehen bei der BPS im Jugendalter geben, vom ersten Verdacht bis zur Verlaufskontrolle. Tabelle 2 fasst die Leitlinien zusammen und gibt einen Überblick über das strukturierte Vorgehen.

Tabelle 2: Übersicht über das Vorgehen in der Diagnostik der BPS

L1	Frühwarnzeichen erkennen
L2	Screening auf Merkmale einer BPS
L3	Klärung der Diagnose und Differenzialdiagnose
L4	Diagnostik eines erhöhten Risikos für die Entwicklung einer BPS
L5	Exploration von selbstschädigendem und riskantem Verhalten
L6	Diagnostik komorbider Erkrankungen

Tabelle 2: Fortsetzung

L7	Exploration der Suizidalität
L8	Exploration von störungsassoziierten Faktoren
L9	Rückmeldung der Diagnose und Psychoedukation
L10	Verlaufskontrolle

2.1.1 Frühwarnzeichen erkennen

L1 Leitlinie 1: Frühwarnzeichen erkennen

- *Anamnese und psychopathologischer Befund.* In der Erhebung von Anamnese und psychopathologischem Befund lassen sich oftmals Anzeichen für das mögliche Vorliegen einer BPS finden.
- *Warnzeichen.* Warnzeichen für eine BPS sind:
  - repetitive Selbstverletzung oder Suizidversuche,
  - wiederholte impulsive, riskante Verhaltensweisen,
  - häufige aggressive Impulsdurchbrüche,
  - eine Mischung aus internalisierender und externalisierender Psychopathologie, oft einhergehend mit ausgeprägter Komorbidität,
  - schwerwiegende Beziehungsprobleme und Streitigkeiten,
  - besonders niedriges Selbstwertgefühl und Identitätsprobleme.
- *Spezifische Diagnostik.* Beim Vorliegen solcher Warnzeichen sollte eine spezifische Diagnostik vorgenommen werden.

Die Diagnostik einer BPS gehört bis heute noch nicht zum Standard der kinder- und jugendpsychiatrischen oder -psychotherapeutischen Ausbildung. Zudem ist auch bei ausreichendem Ausbildungsstand eine in der Regel zeitlich aufwändige Diagnostik der BPS nicht bei allen Patienten notwendig. Wie bei vielen anderen Störungsbildern auch, kann sich der Verdacht auf eine BPS zunächst anhand spezifischer Warnzeichen, die sich in der Anamnese oder in der Erhebung des psychopathologischen Befundes zeigen, ergeben.

Die gängigsten und prominentesten Warnzeichen für die BPS stellen die oftmals sehr akut auftretenden riskanten, selbstschädigen und impulsiven Verhaltensweisen betroffener Jugendlicher dar (Kaess et al., 2014; Kaess, Ghinea, Fischer-Waldschmidt & Resch, 2017b). Diese werden häufig von Menschen im Umfeld der Betroffenen wahrgenommen (z.B. Eltern, Freunde, Lehrkräfte). Das Erkennen dieser Anzeichen ist wenig von internen Reflexionsprozessen abhängig, die im Jugendalter und bei von BPS

Betroffenen teilweise eingeschränkt sind. Aus diesem Grund nutzen störungsspezifische Angebote im deutschsprachigen Raum, wie z. B. die Ambulanz für Risikoverhalten und Selbstschädigung (AtR!Sk) in Heidelberg, diese Verhaltensweisen auch als Eintrittskriterien für eine störungsspezifische Abklärung der BPS (Kaess et al., 2017b). Wichtig hierbei ist allerdings, dass diese Warnzeichen zwar relativ sensitiv zu sein scheinen, die Spezifität allerdings sehr niedrig ist. Das bedeutet, dass viele der Jugendlichen, die dieses Verhalten zeigen, nach eingehender Diagnostik dann doch keine Diagnose oder auch keine entsprechende Risikokonstellation erfüllen.

Etwas spezifischer, aber dafür leichter zu übersehen, sind die Warnzeichen zur Psychopathologie sowie zu den Beziehungen und zur Identität. Diese Anzeichen betreffen im Prinzip die drei Kernbereiche der BPS, nämlich die Instabilität der Emotionen, der Beziehungen und des Selbst. Bei Erfüllen dieser Merkmale ist die Diagnose einer BPS wahrscheinlicher, sie können aber leicht übersehen werden.

2.1.2 Screening auf Merkmale einer BPS

L2 **Leitlinie 2: Screening auf Merkmale einer BPS**

- *Screening vor intensiver Diagnostik durchführen.* Screenings auf Merkmale der BPS können einer intensiven Diagnostik der BPS vorgeschaltet werden. Sie sollen helfen, die intensive, klinische Diagnostik der BPS nur bei Patienten durchzuführen, die mit hoher Wahrscheinlichkeit auch eine BPS haben.
- *Einsatz von Selbstberichtfragebögen.* Solche Screenings werden in der Regel durch Selbstberichtfragebögen umgesetzt; das Ergebnis wird anhand von Schwellenwerten interpretiert.
- *Screening ist kein Ersatz für klinische Diagnostik.* CAVE: Ein Screeningfragebogen ist kein Ersatz für eine klinische Diagnostik und soll nicht zur Diagnosestellung eingesetzt werden.
- *Two-Stage-Verfahren.* Bei einem positiven Screeningbefund soll daher immer eine intensive, klinische Diagnostik durchgeführt werden (sogenanntes Two-Stage-Verfahren).
- *Falsch negative Ergebnisse berücksichtigen.* CAVE: Bei einem negativen Screeningbefund besteht immer die Möglichkeit eines „falsch negativen“ Ergebnisses, da die Sensitivität aller vorhandenen Instrumente nicht ausreichend hoch ist. Bei überraschend niedrigen Ergebnissen im Screening, die sich nicht mit dem ersten klinischen Eindruck oder der Erstanamnese decken, sollte ebenfalls eine weiterführende klinische Diagnostik vorgenommen werden.
- *Hinweise durch spezielle Fragen.* Spezielle Fragen zu klinischen Leitsymptomen bei BPS können weitere Hinweise geben.

Screenings auf Merkmale der BPS

Die Diagnostik der BPS sollte im Jugendalter, wie auch bei erwachsenen Patientinnen, anhand strukturierter klinischer Interviews mit zusätzlichen fremdanamnestischen Befunden von möglichst mehreren Personen aus dem Umfeld der Patientin unabhängig voneinander erfolgen. Ein solches Vorgehen setzt allerdings in der Regel eine besondere Schulung sowie ausreichend Erfahrung im Bereich der Persönlichkeitsstörungen voraus. Gleichzeitig ist eine solche „Gold-Standard"-Diagnostik der BPS sehr zeitintensiv, sodass in der klinischen Praxis vielfach der verständliche Wunsch besteht, den Verdacht auf das Vorliegen einer BPS mit relativ einfachen und ökonomischen Verfahren zu erhärten. Die Möglichkeit eines Screenings auf Merkmale einer BPS wird in der Praxis häufig angewendet und ist auch seit Jahrzehnten Gegenstand der Forschung zur BPS, inzwischen auch spezifisch für das Jugendalter (Chanen et al., 2008a; Crick, Murray-Close, Woods, 2005; Henze et al., 2013). Diese Screenings werden meist durch Selbstberichtfragebögen umgesetzt. Das Ergebnis bildet die Entscheidungsgrundlage dafür, ob eine weitere intensive Diagnostik der BPS durchgeführt wird. Ein Screening ersetzt *nie* die eigentliche Diagnostik. Die Diagnose einer BPS lässt sich nicht mit Selbstberichtfragebögen stellen.

Ein ideales Screeningverfahren sollte möglichst sensitiv sein. Es sollte alle jungen Menschen, die tatsächlich an einer BPS leiden, auch als solche identifizieren. Gleichzeitig sollte es aber auch möglichst spezifisch sein. Es sollte möglichst wenig junge Menschen, die in Wirklichkeit nicht an dieser Störung leiden, als mögliche Patientinnen mit BPS klassifizieren. Das Problem der aktuellen Screeningverfahren zur BPS ist, dass die Werte zu Sensitivität und Spezifität eher in moderaten Bereichen liegen. Man muss sich also darüber im Klaren sein, dass man beim Screening nach Merkmalen einer BPS sowohl betroffene Jugendliche übersehen als auch nicht von BPS betroffene Jugendliche fälschlicherweise als Patientinnen mit BPS identifizieren kann. Sehr problematisch ist die erste Variante, da hierbei eine von BPS betroffene Person unerkannt bleibt („falsch negatives Screening"). Hierbei versagt die Früherkennung der BPS, ggf. werden wesentliche weitere diagnostische und vor allem therapeutische Maßnahmen nicht korrekt eingeleitet. Das zweite Problem der „falsch positiv" klassifizierten Personen lässt sich dadurch abschwächen, dass bei einem Vorgehen *lege artis* im zweiten Schritt eine intensive Diagnostik folgt, die bei einem falsch positiven Screeningbefund dann letztlich zu keiner Diagnose führt und somit lediglich einen erhöhten Aufwand bedeutet.

Unter Berücksichtigung der oben getroffenen Abwägungen wird bei Anwendung von Screeningverfahren empfohlen, diese mit eher sensitiven Schwellenwerten zur Vermeidung „falsch negativer" Befunde zu nutzen. Zusätzlich sollte bei negativen Screeningbefunden immer der eigene klinische Eindruck sowie ggf. Rückmeldungen des Umfeldes in die Einschätzung einbezogen werden.

Hilfreiche Materialien

Eine Reihe von Screeninginstrumenten, die im Jugendalter eingesetzt werden können, werden unter „Verfahren zur Diagnostik" (vgl. Kapitel 3.1) vorgestellt.

2.1.3 Klärung der Diagnose und Differenzialdiagnose

L3 Leitlinie 3: Klärung der Diagnose und Differenzialdiagnose

- Die Diagnose der BPS wird immer im *klinischen Interview* gestellt. Gemeint ist hiermit eine eingehende klinische Befunderhebung im Gespräch mit Patienten und ggf. Bezugspersonen. Die Nutzung eines (semi)strukturierten Interviewleitfadens kann besonders bei fehlender Routine in der BPS-Diagnostik hilfreich sein.
- Zusätzliche *fremdanamnestische Angaben* sollen einbezogen werden.
- Die Nutzung von *semistrukturierten Interviews* wird für die Diagnostik empfohlen.
- Auf das Vorliegen einer gewissen *Stabilität der Merkmale* der BPS ist auch bei Jugendlichen zu achten.
- Differenzialdiagnostisch können andere Erkrankungen Symptome einer BPS hervorrufen, viele psychische Störungen kommen aber auch komorbid zur BPS vor.
- Die Merkmale einer BPS im Jugendalter müssen *vor dem Hintergrund der normativen Besonderheiten* dieser Entwicklungsphase *interpretiert werden*. Dies ist besonders für die Kernmerkmale der Identitätsstörung sowie der instabilen zwischenmenschlichen Beziehungen wichtig, denn die Erwartungen an diese Persönlichkeitsfunktionen müssen in besonderer Weise altersspezifisch angepasst werden.

Diagnose immer im klinischen Interview stellen

Die Diagnose der BPS wird im klinischen Interview gestellt. Zudem sollten, wenn möglich, zusätzliche Informationsquellen zur Anamnese und über die Symptome der BPS hinzugezogen werden (z. B. Sorgeberechtigte befragen). Für das klinische Interview sind semistrukturierte Interviewleitfäden zu empfehlen, besonders wenn in der Diagnostik der BPS noch wenig Erfahrung besteht. Die bisher im deutschsprachigen Raum verfügbaren Interviews zur Diagnostik der BPS sind primär für das Erwachsenenalter konzipiert. Sie wurden bisher auch ab dem Alter von 12 Jahren wissenschaftlich überprüft und können daher angewendet werden (Fischer & Kaess, 2016).

Jugendliche und junge Erwachsene weisen häufig mehr Borderline-Symptome auf als Erwachsene in späteren Lebensphasen. Zusätzlich stehen bei jungen Menschen die sogenannten akuten Symptome der BPS (z. B. Selbstverletzung, Suizidversuche, impulsive Selbstschädigungen, Wutausbrüche) oft im Vordergrund (Kaess et al., 2014; Sansone & Wiederman, 2014). Da aber gerade diese „akuten" Symptome bei jungen Menschen auch außerhalb einer BPS vorkommen können, ist hier besondere Vorsicht geboten. Ein relativ gutes Abgrenzungsmerkmal scheint die zeitliche Dauer dieser Verhaltensweisen zu sein. Besonders bei der Selbstverletzung konnte bereits mehrfach gezeigt werden, dass die andauernde Selbstverletzung einen guten Prädiktor für die BPS darstellt, während transiente Episoden von selbstverletzendem Verhalten eher nicht mit der Entwicklung einer BPS assoziiert sind (Ghinea et al., 2019; Groschwitz et al., 2015). Mit hoher

Stabilität der Symptome sollte gegeben sein

Wahrscheinlichkeit gilt dies auch für andere riskante und selbstschädigende Verhaltensweisen und andere akute Symptome der BPS. Daher ist für die Diagnosestellung der BPS zu beachten, dass eine gewisse Stabilität der Merkmale vorliegen muss. Als Faustregel für das Jugendalter sollte gelten, dass ein bestimmtes Merkmal über mindestens ein Jahr besteht.

Zusätzlich sollten die Merkmale außerhalb von akuten Episoden anderer psychischer Erkrankungen vorhanden sein (z. B. nicht nur im Rahmen einer depressiven Episode). Häufig hängt dieses Kriterium aber deutlich mit der oben diskutierten Stabilität der Merkmale zusammen. Eine Reihe von psychischen Erkrankungen, aber auch kurzzeitige psychische Krisen, die per se noch keinen ausgeprägten Krankheitswert haben, können Merkmale einer BPS hervorrufen (vor allem die „akuten" Symptome). Besonders hervorzuheben sind hier die affektiven Störungen, die im Jugendalter oftmals mit selbstschädigendem und riskantem Verhalten, aber auch emotionaler Instabilität und ausgeprägter Wut einhergehen können.

Bei der Betrachtung der BPS im Zusammenhang mit anderen psychischen Erkrankungen sollte zwischen Differenzialdiagnosen und komorbiden Diagnosen unterschieden werden. Differenzialdiagnosen sind Diagnosen anderer psychischer Erkrankungen, die (wie oben beschrieben) eine der BPS ähnliche Symptomatik hervorrufen können, obwohl keine BPS vorliegt. Für viele Jugendliche geht die Diagnose einer BPS jedoch auch mit vielfältigen anderen Diagnosen einher. Die Forschung hat gezeigt, dass sich die Diagnose einer BPS im Vergleich mit anderen Diagnosen durch eine besonders ausgeprägte Komorbidität auszeichnet (Kaess et al., 2017a). Das Vorliegen anderer Diagnosen neben der BPS ist daher kein Grund, der gegen die Diagnosestellung der BPS spricht, eher im Gegenteil.

Differenzialdiagnostische Abgrenzungen

Es gibt allerdings einige differenzialdiagnostische Abgrenzungen, die bei der Diagnostik der BPS oftmals zu treffen sind:

- Besonders schwierig ist die Abgrenzung zwischen der BPS und affektiven Störungen. Depressive Zustandsbilder sind im Zusammenhang mit der BPS fast immer zu finden, allerdings können BPS-ähnliche Zustandsbilder auch im Rahmen einer akuten depressiven Episode auftreten. Allgemein gilt, dass bei der BPS eher die affektive Instabilität im Vordergrund steht, während bei der Depression ein eher stabil niedriger Affekt zu erwarten ist. In der klinischen Praxis stellt sich dies allerdings nicht immer so dichotom dar, vor allem wenn als Differenzialdiagnose eine bipolare Störung infrage kommt. Hier helfen bei der Abgrenzung dennoch die oft sehr raschen und kontextabhängigen Stimmungswechsel bei der BPS im Gegensatz zu den meist etwas andauernder auftretenden Stimmungslagen über den Zeitraum von Tagen bis Wochen bei der bipolaren Störung. Generell ist ein weiteres Abgrenzungsmerkmal zwischen BPS und affektiven Störungen der eher episodenhafte Charakter der affektiven Störung, bei denen zumindest ein relativ klarer Beginn der Erkrankungen ausgemacht werden kann. Dies ist bei der BPS in der Regel nicht der Fall. Die Symptome entwickeln sich oft bereits seit der Kindheit und exazerbieren selbst im Jugendalter nicht selten bereits über Jahre.

- Eine weitere differenzialdiagnostische Herausforderung ist die Abgrenzung der BPS von den psychotischen Störungen. Eine relativ große Subgruppe der Patienten mit BPS leidet unter dem Kriterium 9 („vorübergehende, durch Belastungen ausgelöste) paranoide Vorstellungen oder schwere dissoziative Symptome“). In der Theorie erfolgt hier die Abgrenzung zur Psychose durch die kurze Dauer dieser Symptome sowie deren Kopplung an ausgeprägtes Stresserleben. Eine zunehmend gute empirische Datenlage aber stellt diese Unterscheidungsmerkmale klar infrage: Phänomenologisch lässt sich zwischen psychotischen Symptomen bei BPS und bei psychotischen Störungen kaum ein Unterschied finden (Cavelti et al., 2021), da bei beiden Störungsbildern deutliche Symptomschwankungen und Abhängigkeiten zur aktuellen Stress- und Affektlage klar gegeben sind.
- Aufgrund des gemeinsamen Kernsymptoms der Impulsivität ist eine wichtige Differenzialdiagnose der BPS auch die ADHS oder die DMDD. Auch bei diesen Störungsbildern geht die Störung der Impulskontrolle oftmals mit einer emotionalen Dysregulation einher. Die Abgrenzung zur ADHS erfolgt einerseits durch das Fehlen von Konzentrationsschwäche und Hypermotorik bei der BPS, andererseits aber auch durch das Fehlen von Identitätsstörung und schwerer interpersoneller Instabilität bei der ADHS. Die Abgrenzung zwischen BPS und DMDD ist bislang schlecht untersucht, zumal die beiden Störungsbilder bis heute eher für unterschiedliche Altersgruppen vorgesehen sind.
- Die BPS gehört zum sogenannten Cluster B der Persönlichkeitsstörungen, das heißt, sie zeigt eine gewisse Verwandtschaft mit der narzisstischen, der histrionischen und der antisozialen Persönlichkeitsstörung (im Jugendalter noch Störung des Sozialverhaltens). Diese Störungen müssen immer differenzialdiagnostisch in Betracht gezogen werden, sie können allerdings auch komorbid vorliegen.

Hilfreiche Materialien

Eine Reihe von diagnostischen Interviews, die im Jugendalter eingesetzt werden können, werden unter „Verfahren zur Diagnostik“ (vgl. Kapitel 3.1) vorgestellt.

Merkmale einer BPS im Jugendalter

Wie oben bereits beschrieben, können die Merkmale einer BPS reliabel und valide ab dem Alter von 12 Jahren bestimmt werden, auch unter Nutzung der gängigen diagnostischen Interviewleitfäden. Es ist jedoch zu beachten, dass bei den Leitfragen zu einigen Symptomen durch die Interviewer gewisse Adaptionen notwendig sind. Im Folgenden sollen die einzelnen Merkmale der BPS sowie mögliche Spezifikationen für das Jugendalter näher erläutert werden.

Verlustängste

1. *Verzweifeltes Bemühen, tatsächliches oder vermutetes Verlassenwerden zu vermeiden.* Häufig berichten die Patientinnen, dass sie, wenn sie von einer nahestehenden Person getrennt sind, plötzlich unter massiver Angst leiden, diese zu verlieren, auch wenn es dafür objektiv keinen Anhaltspunkt gibt. Oft bezieht sich diese Angst auf feste Partnerinnen, beste Freundinnen, Therapeutinnen, Eltern oder andere wichtige Bezugspersonen. Dabei gerät die Situation meist nur bei der Patientin selbst außer Kontrolle. Sie empfindet, „niemanden verdient zu haben". Dies kann unter anderem zu unzähligen Anrufen bzw. SMS oder Nachrichten via Messenger Dienste führen. Wenn ein Anruf nicht angenommen wurde, können lange Fahrten aufgenommen werden, um die Person persönlich zu treffen. Auch ein zeitlich begrenztes Alleinsein (z.B. ein Elternteil geht zur Arbeit, ein Einkauf, ein Schulbesuch) kann subjektiv als Isolation, verbunden mit einem tiefen Gefühl von Einsamkeit, empfunden werden. Die Patientinnen versuchen, wichtige Personen an sich zu binden und erleben dann oft aus dem Gefühl der Nähe heraus Angst, Schuld und Scham (Schmahl & Bohus, 2009). Häufig haben diese Patientinnen in ihrer Vergangenheit tatsächlich wichtige Bezugspersonen verloren, z.B. durch die Trennung der Eltern oder Familien, Umzüge, Aufenthalte in Einrichtungen oder wechselnde Partnerschaften. In Extremsituationen werden die Bemühungen, eine andere Person nicht zu verlieren, verstärkt. Über suizidale Drohungen oder andere selbstschädigende Verhaltensweisen wird der Druck, zu bleiben, auf die andere Person erhöht. Um in diesen Situationen die Kontrolle zu behalten, kann die Beziehung von Patientinnenseite aus beendet werden. Es können auch indirekt Verhaltensweisen gezeigt werden, die zum Ende der Beziehung führen. Auch das Nicht-Eingehen von Beziehungen kann dem Schutz vor dem Verlassenwerden dienen.

Instabile intensive Beziehungen

2. *Muster instabiler und intensiver zwischenmenschlicher Beziehungen, das durch einen Wechsel zwischen den Extremen der Idealisierung und Entwertung gekennzeichnet ist.* Oft berichten Jugendliche mit einer BPS von sehr intensiven Beziehungen zu Eltern, Freunden oder Partnern. Gerade bei Paarbeziehungen handelt es sich häufig um sehr kurz währende, stürmische und hoch leidenschaftliche Beziehungen, in denen Beschimpfungen, Vorwürfe und Bereuen auf ein „Schweben auf Wolke 7" folgen. Zwischen Idealisierung und extremer Abwertung einer Person können nur wenige Tage liegen. Einige Jugendliche berichten, dass sie sich schnell auf sexuelle Handlungen mit unbekannten Personen einlassen. Dies scheint mit dem Gefühl des Nicht-Alleinsein-Könnens erklärbar. Durch Sex wird jedoch auch nach Nähe und Selbstbestätigung gesucht. In vielen Beziehungen von Jugendlichen mit einer BPS existiert eine Abhängigkeit zwischen den Partnern. Jugendliche mit BPS begeben sich teilweise in Beziehungen, in denen sie psychische oder sexuelle Gewalt erfahren. Dadurch erleben die Betroffenen Retraumatisierungen, die wiederum das negative Selbstbild aufrechthalten. Das Muster von Ide-

alisierung und Abwertung zeigt sich oft auch in der therapeutischen Beziehung. Die Abwertungen der Therapeuten kann in Zusammenhang mit der starken Verlustangst stehen. Sobald der Patient fürchtet, der Therapeut könnte ihn ablehnen, wertet er selbst den Therapeuten ab, um sich zu schützen.

Dieses Kriterium der BPS lässt sich bei Erwachsenen oft etwas einfacher explorieren. Sie berichten über ein höheres Maß an wechselnden Beziehungen, z. B. in Bezug auf Partner oder Therapeuten. Bei Jugendlichen mit BPS sind Probleme im Aufbau und der Aufrechterhaltung von Beziehungen typisch, verstärkt durch die im Jugendalter generell typischen Phänomene der Unentschlossenheit und Unsicherheit (Dulz & Kernberg, 2011). Bei Jugendlichen ist zu beachten, dass instabile Beziehungsmuster sich nicht ausschließlich auf die Eltern-Kind-Beziehung beschränken, sondern mindestens eine andere Beziehung nach ähnlichen Mustern verläuft oder verlaufen ist.

3. *Identitätsstörung: Ausgeprägte und andauernde Instabilität des Selbstbildes oder der Selbstwahrnehmung.* Viele Jugendliche mit einer BPS haben keine Idee davon, wer sie sind. Fragt man sie nach einer Beschreibung ihrer selbst, bleiben sie ratlos. Sie sind sich oft ihrer sexuellen Orientierung unsicher, können sich nicht vorstellen, wie ihre private oder berufliche Zukunft aussehen soll und ihre Interessenfelder wechseln schnell. So erleben viele Jugendliche mit einer BPS ständige Veränderungen ihrer Vorlieben, ihres Aussehens, der moralischen und politischen (eher selten religiösen) Ansichten und des Wunsches, welche Menschen sie in ihrem Leben begleiten sollen. Talente oder andere Eigenschaften von sich nehmen sie nicht als konstant wahr. Sie berichten selbst, dass die Einschätzung der eigenen Person stark von der aktuellen Stimmung abhängt. Der Vergleich mit anderen Personen, besonders mit Gleichaltrigen, und ein Feedback ist für diese Jugendlichen noch wichtiger als für gesunde Jugendliche. Um Anerkennung und Zuneigung, die die Betroffenen sich nicht selbst zusprechen können, zu erhalten, streben sie nach Perfektion und zeigen einen hohen Einsatz, lassen sich aber gleichzeitig auch relativ rasch entmutigen. Im Jugendalter zeigen sich bei Patientinnen mit BPS meist ausgeprägte Unsicherheiten über die eigene Identität oftmals kombiniert mit einem ausgeprägt niedrigen Selbstwert. Im Erwachsenenalter zeigt sich dies eher in der Unfähigkeit, sich Ziele zu setzen oder zu erreichen (Himelick & Walsh, 2002). Letzteres kommt auch bei Jugendlichen mit BPS vor, ist allerdings teilweise schwierig von jugendtypischem Verhalten abzugrenzen. Insgesamt berichten Erwachsene mit BPS das Kriterium der Identitätsstörung häufiger als Jugendliche. Dies liegt wahrscheinlich daran, dass eine gewisse Orientierungslosigkeit von Jugendlichen und auch Experten noch als „normativ" angenommen wird. **Identitätsstörung**

4. *Impulsivität in mindestens zwei potenziell selbstschädigenden Bereichen (z. B. Geldausgeben, Sexualität, Substanzmissbrauch, rücksichtsloses Fahren, „Ess-* **Impulsivität**

anfälle"). Viele Jugendliche mit einer BPS berichten von impulsivem Verhalten, welches in einigen Bereichen des Lebens selbstschädigend sein kann. Häufig berichten sie von Essanfällen, Promiskuität, dem Ausprobieren und regelmäßigen Konsumieren diverser Drogen oder dem „Powershoppen" (unkontrolliertes Geldausgeben). Auch von Hochrisikoverhalten wird berichtet. Hierzu gehört z. B. auf hohe Gebäude klettern, über die Autobahn laufen, schnelles Fahren, Fahren ohne Führerschein oder unter Alkohol-/Drogeneinfluss und Diebstahl. Risikoverhalten zeigt sich oft im Zusammenhang mit dem Versuch, negative Gefühle zu beenden oder zu betäuben oder sich selbst wieder zu spüren. Im Gegensatz zu gesunden Jugendlichen, die oft nur einzelne dieser impulsiven Verhaltensweisen über einen kurzen Zeitraum zeigen und deren Funktionsniveau dabei erhalten bleibt, weisen Jugendliche mit einer BPS meist ein höheres Maß und eine höhere Intensität an riskanten Verhaltensweisen auf. Sie tun dies über einen längeren Zeitraum, was oft zu einer spürbaren Verschlechterung ihres Funktionsniveaus führt. Jugendliche mit BPS berichten sehr viel häufiger als Erwachsene von impulsiven, risikoreichen Verhaltensweisen.

Suizidalität und NSSV

5. *Wiederholte suizidale Handlungen, Selbstmordandeutungen oder -drohungen oder Selbstverletzungsverhalten.* Die meisten Jugendlichen mit BPS berichten dieses Kriterium. Oft berichten sie, dass sie schon häufiger gedroht haben, sich etwas anzutun. Viele haben chronische Suizidgedanken und auch schon mehrfach versucht, sich das Leben zu nehmen. Am häufigsten erzählen sie von nicht suizidalem selbstverletzendem Verhalten (NSSV), bei dem sich durch Schnitte mit Rasierklingen, Cuttern oder Skalpellen Verletzungen an den Armen, Beinen, Hüften oder am Bauch zugefügt werden, die häufig auch medizinische Behandlungen nötig machen. Des Weiteren berichten viele Jugendliche, sich regelmäßig selbst zu schlagen, den Kopf gegen die Wand zu stoßen, sich blutig zu kratzen, sich zu verbrennen oder sich mit Deospray zu vereisen, um nur die häufigsten Arten der Selbstverletzung zu nennen. Die Selbstverletzung erfolgt meist, um heftige negative Gefühle, innere Anspannung, dissoziative Zustände und eine innere Leere zu beenden. Nachdem die kurzfristige Entlastung und Erleichterung durch die Selbstverletzung abgeklungen sind, erleben viele Jugendliche starke Schuld- und Schamgefühle. Teilweise fühlen sie im Anschluss an die Selbstverletzung eine noch schlimmere innere Leere. NSSV und Suizidalität sind im Jugendalter die am häufigsten berichteten Symptome der BPS, im Erwachsenenalter geht das NSSV eher zurück (Sansone & Wiederman, 2014; Whitlock, Eckenrode & Silverman, 2006).

Affektive Instabilität

6. *Affektive Instabilität infolge einer ausgeprägten Reaktivität der Stimmung (z. B. hochgradige episodische Dysphorie, Reizbarkeit oder Angst, wobei diese Verstimmungen gewöhnlich einige Stunden und nur selten mehr als einige Tage andauern).* Viele Jugendliche beschreiben sich selbst als eher pessimistisch, wenn man sie nach ihrer normalen Stimmung fragt. Gleich-

zeitig nehmen sie sich als launisch wahr und werden so auch von ihrem Umfeld erlebt. Die Stimmungswechsel kommen oft sehr schnell und sowohl für die Jugendlichen selbst als auch für Dritte unerwartet. Oft kann ein für einen Außenstehenden als Kleinigkeit wahrgenommenes Ereignis zu intensiven Gefühlen bei den Jugendlichen führen. Dabei handelt es sich um Gefühle von Angst, Scham, Ablehnung, Einsamkeit, Hass, Trauer, Schuld oder andere ähnliche negative Gefühle. Vielen Patienten können ihre Gefühle nur schwer zuordnen. Sie werden oft als allgemeine Anspannung erlebt. In den meisten Fällen entstehen solche Stimmungswechsel in nur wenigen Minuten, die krisenhaften Phasen mit sehr starken, negativen Emotionen liegen dann eher im Bereich von Stunden und nur selten sind sie von längerer Dauer (im Sinne von Tagen oder Wochen). Die affektive Instabilität ist eines der häufigsten Symptome der BPS bei Jugendlichen und Erwachsenen.

7. *Chronische Gefühle von Leere.* Patienten mit einer BPS berichten oft, unter einem ständigen Gefühl der inneren Leere zu leiden und sich viel zu langweilen. Diese Leere breitet sich meist im ganzen Körper aus und wird mit starker Anspannung verbunden. Eine Möglichkeit, diese abzubauen, kann selbstschädigendes Verhalten sein. Das Gefühl der inneren Leere lässt sich nur schwer in Worte fassen. Klonsky (2008) fand heraus, dass es am besten durch Gefühle der Hoffnungslosigkeit, Einsamkeit und Isolation umschrieben werden kann. Innere Leere scheint ein Zustand zu sein, der aus einer subjektiv empfundenen Abwesenheit von sowohl eigenen Gefühlen sowie eigener Identität entsteht. Daher besteht bei diesem Symptom eine gewisse Nähe zur Dissoziation sowie zur Identitätsstörung. Es ist jedoch eines der am wenigsten untersuchten Symptome der BPS. Bis heute ist unklar, ob es sich hier um eine tatsächliche Abwesenheit von Emotionen und Identität handelt oder um einen fehlenden Zugang hierzu. Da das Symptom der inneren Leere zwar persistent, jedoch aber oft sehr fluktuierend ist, scheint es eher wahrscheinlich, dass Patienten temporär von ihrem inneren Erleben abgeschnitten sind. Das Kriterium der inneren Leere scheint häufiger in Erwachsenenpopulationen zu finden zu sein, dazu fehlen aber gute empirische Untersuchungsbefunde.

Chronische innere Leere

8. *Unangemessene, heftige Wut oder Schwierigkeiten, die Wut zu kontrollieren (z. B. häufige Wutausbrüche, andauernde Wut, wiederholte körperliche Auseinandersetzungen).* Oft berichten die Jugendlichen oder enge Bezugspersonen davon, dass die Jugendlichen schnell „ausrasten". Schon Kleinigkeiten können dafür sorgen, dass sie explosionsartig „in die Luft gehen" und sich nicht mehr kontrollieren können. Das Ausmaß der Wut lässt sich oft nicht durch das Ereignis, auf das sich die Wut vordergründig bezieht, erklären. Ein Wutanfall kann mit dem Erheben der Stimme beginnen und über eine sarkastische Sprache bis hin zu schweren Beschimpfungen reichen. Manchmal kommen auch Zerstörungen von Gegenständen und körperliche Angriffe auf andere vor.

Starke Wut

Dissoziative Symptome

9. *Vorübergehende, durch Belastungen ausgelöste ausgelöste paranoide Vorstellungen oder schwere dissoziative Symptome.* Oft berichten Jugendliche, die unter schwerem emotionalem Stress stehen, auch von psychotisch anmutenden Symptomen, die als Kontrollverlust der Realität wahrgenommen werden. Dabei fühlen sich die Jugendlichen in ihrem eigenen Körper fremd und haben andere Körperwahrnehmungsstörungen oder Halluzinationen. Sie hören Stimmen oder Geräusche oder sehen Gestalten. Einige beschreiben, sie fühlten sich, als würden sie neben sich stehen und sich selbst beobachten, als würden sie nicht mehr bei sich sein, so als ob Körper und Hirn getrennt wären, als würden sie alles aus der Ferne hören, sich wie in Watte fühlen oder als hätten sie einen Tunnelblick.

2.1.4 Diagnostik eines erhöhten Risikos für die Entwicklung einer BPS

L4 Leitlinie 4: Diagnostik eines erhöhten Risikos für die Entwicklung einer BPS

- *„Risikogruppe für eine BPS".* Jugendliche, die bereits einige Merkmale, jedoch nicht das Vollbild einer BPS zeigen, können als „Risikogruppe für eine BPS" angesehen werden. In der Regel wird der Schwellenwert hier beim Erfüllen von mindestens drei Kriterien angelegt. Eine weitere Möglichkeit ist, dass Jugendliche ein „erhöhtes Risiko" zeigen, wenn sie zwar ausreichend Symptome einer BPS zeigen, jedoch nicht über einen ausreichend langen Zeitraum (z. B. einige Symptome seit weniger als einem Jahr).
- *Leidensdruck.* Diese Patientinnen zeigen meist bereits einen deutlichen Leidensdruck.
- *Indizierte Prävention.* Patientinnen dieser „Risikogruppe für eine BPS" gelten als geeignete Kandidatinnen für eine indizierte Prävention, die bereits störungsspezifische Ansätze nutzen sollte. Eine indizierte Prävention ist daher bei entsprechendem Hilfebedarf angezeigt.

Bei der Frühintervention der BPS lassen sich zwei Ansätze unterscheiden (Seiffert, Cavelti & Kaess, 2020): Die sekundäre Prävention richtet sich an Personen, die erstmals das Vollbild der BPS zeigen. Das Ziel dieses Ansatzes ist die Reduktion der Dauer der unbehandelten Störung, eine möglichst zügige Reduktion der Symptome sowie die Verhinderung sekundärer Behinderungen. Dieser Ansatz ist inzwischen klar als „state of the art" zu bezeichnen und bedingt selbstverständlich eine adäquate und möglichst frühzeitige Diagnosestellung der BPS.

Von besonderem Interesse ist im Jugendalter jedoch zusätzlich die Möglichkeit der primären Prävention. Diese richtet sich an Personen mit Vorläufer- und subklinischen Symptomen und hat zum Ziel, diese möglichst frühzeitig zu behandeln und die Entwicklung des Vollbilds der BPS und psychosoziale Beeinträchtigungen zu verzögern, zu reduzieren oder zu verhindern. Daten aus spezialisierten Früherkennungssettings für BPS zeigen klar, dass Jugendliche bereits ab drei Kriterien einer BPS (sogenannte subsyndromale BPS) eine stark erhöhte psychopathologische Belastung sowie eine ausgeprägt erniedrigte Lebensqualität haben (Kaess et al., 2017a). Diese Patientinnen weisen also bereits einen klinischen Leidensdruck sowie einen Behandlungsbedarf auf und sind damit sehr geeignet für das Konzept der „indizierten Prävention“. Im Folgenden werden diese Patientinnen als Patientinnen „mit erhöhtem Risiko einer BPS“ bezeichnet.

Das Konzept der verschiedenen Krankheitsstadien etabliert sich auch im Bereich der Psychiatrie zunehmend und wurde kürzlich auch erstmals für die BPS angepasst. Klinische Stadien-Modelle bieten einen Rahmen, um die aktuellen Symptome und Beeinträchtigungen einer Patientin einem Krankheitsstadium vor dem Hintergrund der voranschreitenden Krankheitsentwicklung zuzuordnen und eine daran angepasste Intervention auszuwählen. Die Bestimmung des Krankheitsstadiums dient der Therapieplanung und Prognose.

Stadien-Modell

Im neuesten Stadien-Modell der BPS (vgl. Tabelle 3) werden die Stadien aufgrund von drei Aspekten definiert: (a) Ausmaß, Dauer und Schweregrad der BPS-Symptome als Maß für die Einschränkung der Persönlichkeitsfunktionen, (b) das Vorhandensein und der Schweregrad komorbider psychischer Störungen als Maß der Auswirkung dieser Einschränkung auf diverse Bereiche der Psychopathologie, und (c) das Ausmaß der Beeinträchtigungen der sozialen und beruflichen Funktionsfähigkeit als Maß für die Auswirkungen dieser Einschränkung auf diverse Lebensbereiche sowie das Erfüllen von altersentsprechenden Entwicklungsaufgaben. Die frühen Stadien dieses Modells sind durch unspezifische und spätere Stadien durch konkretere Symptome der BPS gekennzeichnet. Das Stadium 1 des Modells entspricht in etwa dem oben genannten „Risikostadium“.

Tabelle 3: Stadien-Modell (adaptiert von Hutsebaut, Videler, Verheul & van Alphen, 2019)

Stadium	Kennzeichen
0	• Probleme der Selbstregulation und der Regulation interpersoneller Funktionen. Diese können sich auf das schulische und soziale Funktionsniveau auswirken. • Unspezifische komorbide psychische Symptome möglich, keine Diagnose.
1	• Subklinische BPS: affektive und impulsive Symptome (z. B. Selbstverletzung, Stimmungsschwankungen). • Die Symptome sind in ihrer Dauer, Anzahl und Schwere limitiert. • Beginnende Probleme in verschiedenen Lebensbereichen (z. B. in der Schule, Peergroup, zu Hause), drohender Entwicklungsstillstand. • Symptome komorbider Störungen vorhanden, z. B. depressive oder Angstsymptome.

Tabelle 3: Fortsetzung

Stadium	Kennzeichen
2	• Erste Episode einer BPS mit signifikanten Problemen in vier Hauptbereichen inkl. Affektregulation, Impulsivität, Identität und interpersonelle Funktionen. Moderate bis schwere Auswirkungen auf schulisches und soziales Funktionsniveau, Entwicklungsstillstand. • Komorbide Störung vorhanden, Schweregrad oft nicht ausgeprägt.
3	• Chronisches Vorhandensein einer BPS (mehr als zwei Jahre) oder wiederkehrende Episoden von (partieller) Remission und Rückfällen; interpersonelle Dysfunktion, Einsamkeit und Leere. • Schwere und chronische Beeinträchtigung im sozialen und professionellen Funktionsniveau, keine oder limitierte Erholung. • Oft chronische und schwere komorbide Störungen, oft assoziiert mit gesundheitlichen Problemen.
4	• Chronische BPS mit schweren Problemen in allen Bereichen. • Praktisch keine Teilnahme am sozialen oder professionellen Leben. • Symptome und Funktionseinschränkungen möglicherweise irreversibel. • Mehrere komorbide Störungen, möglicherweise psychotische Störungen, häufig gesundheitliche Probleme.

Grundsätzlich lassen sich bereits im Jugendalter alle Stadien der BPS finden, wobei die frühen Stadien häufiger vorkommen und sich damit in der Adoleszenz die besondere Gelegenheit zur Prävention (Stadium 0) und Frühintervention (Stadium 1 und 2) eröffnet. Besonders in den Stadien 1 und 2 sollten bereits BPS-spezifische therapeutische Maßnahmen ergriffen werden.

2.1.5 Exploration von selbstschädigendem und riskantem Verhalten

L5 Leitlinie 5: Exploration von selbstschädigendem und riskantem Verhalten

- *Selbstschädigendes und riskantes Verhalten ermitteln.* Die Exploration von riskanten und selbstschädigenden Verhaltensweisen ist wichtiger Bestandteil einer Diagnostik bei der BPS.
- *Kriterien für die Risikobeurteilung.* Dauer, Frequenz, Schweregrad und (potenzielle) Gefährdung sind wichtige Bestandteile der Risikobeurteilung.
- *Körperliche Untersuchung und somatische Abklärung.* Neben der Exploration können körperliche Untersuchungen und weiterführende somatische Abklärungen notwendig sein.
- *Risikobeurteilung.* Die Risikobeurteilung der Verhaltensweisen hat einen wesentlichen Einfluss auf die Wahl des Therapiesettings und der Therapieziele (siehe auch Zielhierarchie nach DBT-A in Kapitel 2.3.4).

Selbstschädigende und riskante Verhaltensweisen stehen bei Jugendlichen mit BPS besonders zu Beginn einer Behandlung meist im Vordergrund. Dies liegt zum einen daran, dass diese Verhaltensweisen oftmals diejenigen Merkmale der BPS sind, die dem Umfeld als Erstes auffallen, hier oft Probleme verursachen und dann auch zu Erstvorstellungen in Notfallambulanzen oder Kliniken führen. Zum anderen können selbstschädigende und riskante Verhaltensweisen – abhängig vom jeweiligen Ausprägungsgrad – ein beträchtliches Risiko für die Patienten darstellen und werden daher von Patienten, Angehörigen und therapeutischem Personal normalerweise zu Beginn in den Fokus genommen.

Selbstschädigende Handlungen

Suizidale Handlungen werden in Kapitel 2.1.7 gesondert thematisiert. Im Folgenden werden hier diejenigen selbstschädigenden und riskanten Verhaltensweisen besprochen, die nicht in suizidaler Absicht ausgeführt werden. Hierzu gehören:

- regelmäßiges nicht suizidales selbstverletzendes Verhalten (NSSV),
- Koma-Trinken (oftmals in Kombination mit anderen Formen des Alkoholmissbrauchs),
- Drogenkonsum,
- exzessive Medien- und Internetnutzung,
- sexuelles Risikoverhalten (z. B. häufiger ungeschützter Geschlechtsverkehr),
- Schulschwänzen,
- impulsives Hochrisikoverhalten,
- delinquentes und aggressives Verhalten.

Eine eingehende Exploration der oben genannten riskanten und selbstschädigenden Verhaltensweisen sollte Bestandteil jeder Diagnostik der BPS sein. Hierbei sollten Frequenz, Dauer, Schweregrad und Funktionalität der Verhaltensweisen ausführlich beleuchtet werden. Dann erfolgt eine Risikobewertung der Verhaltensweisen, da diese Implikationen für die weitere Diagnostik sowie die kurz- und langfristige Behandlung hat.

Relativ geringes Risiko

Beispiel: Selbstschädigendes Verhalten mit relativ geringem Risiko

Ein Jugendlicher berichtet über NSSV. Die Selbstverletzung habe vor ca. zwei Monaten begonnen *[Dauer]*, nachdem es zur Trennung von der ersten Freundin gekommen war. Der Patient verletze sich derzeit ca. ein- bis zweimal pro Woche *[Frequenz]*, in der Regel oberflächlich am linken Unterarm *[Schweregrad]*. Einmal habe er auch aus Versehen etwas tiefer geschnitten, sodass die Wunde in einer chirurgischen Ambulanz geklebt wurde *[Gefährdung]*. Dies habe ihm Sorgen gemacht, deshalb stelle er sich nun beim Kinder- und Jugendpsychiater vor. Umbringen wolle er sich mit dem Ritzen nicht. Er haben auch schon mal an Suizid gedacht, würde das aber nicht wirklich tun *[Gefährdung]*. In der körperlichen Untersuchung zeigen sich parallel geführte, oberflächliche Schnittwunden, allesamt gut verheilt. Der restliche Körper ist narbenfrei *[Schweregrad]*.

Bewertung: Der Patient zeigt seit kurzem regelmäßiges NSSV mit eher gering ausgeprägtem Schweregrad und ohne suizidale Intention. Die Risikobewertung würde hier insgesamt als „relativ geringes Risiko" ausfallen.

Hohes Risiko

Beispiel: Selbstschädigendes Verhalten mit hohem Risiko

Eine Jugendliche berichtet, dass sie mehrmals in der Woche ca. eine Flasche hochprozentigen Alkohol trinke *[Frequenz, Schweregrad]*. Sie tue das meist, wenn sie mit ihren Freunden unterwegs sei, manchmal aber auch allein zu Hause *[Schweregrad]*. Dieses „Alkoholproblem" habe sie bereits seit mehr als einem Jahr *[Dauer]*, es sei aber in letzter Zeit schlimmer geworden. Wenn sie abends – meist auf Partys – so betrunken sei, dann lasse sie sich oft von irgendwelchen Typen abschleppen, die sie gar nicht kenne *[Gefährdung]*. Meist habe sie dann auch Sex. Ihr sei das egal, denn sie sei meist ohnehin so betrunken. Problematisch sei, dass die Kerle oft keine Gummis benutzen würden. Vor kurzem habe sie daher auch eine ungewollte Schwangerschaft abbrechen müssen *[Gefährdung]*. In der körperlichen Untersuchung fällt auf, dass die Jugendliche wenig gepflegt ist. Zudem zeigt sich ein leichtes Zittern sowie vermehrtes Schwitzen *[Schweregrad]*. Die Jugendliche gibt an, dass sie das in letzter Zeit am Nachmittag oder Abend häufiger hätte, es würde dann weggehen, wenn sie Alkohol trinke *[Gefährdung]*. Ein Laborbefund zeigt deutlich erhöhte Leberwerte *[Gefährdung]*.

Bewertung: Die Jugendliche zeigt seit mehr als einem Jahr einen ausgeprägten Alkoholabusus mit zunehmender Abhängigkeitsentwicklung (Zunahme des Konsums, Kontrollverlust, Entzugssymptome) und körperlichen Folgen. Unter Alkoholeinfluss besteht sexuelles Risikoverhalten mit hohem Risiko für sexuell übertragbare Krankheiten und Teenager-Schwangerschaft sowie potenzieller sexueller Gewalt. Die Risikobewertung würde hier insgesamt als „hohes Risiko" ausfallen.

Risikoeinschätzung

Die Bewertung der Gefährdung bzw. der Risiken, die vom selbstschädigenden und riskanten Verhalten ausgehen, ist für die weiteren diagnostischen und therapeutischen Entscheidungen wesentlich. Zur Beantwortung der unten genannten Fragen müssen neben der ausführlichen Exploration von Patienten und Bezugspersonen auch körperliche Untersuchungen und ggf. weiterführende somatische Befunderhebungen (Labor, Bildgebung, etc.) genutzt werden. Diagnostisch sind folgende Fragen zu klären:

- Wie hoch ist die potenzielle Letalität des Verhaltens?
- Wie hoch ist die potenzielle Gefahr für körperliche oder psychische Schäden?
- Besteht diese Gefahr akut oder eher im langfristigen Verlauf?
- Wie hoch ist die potenzielle Gefahr für andere?
- Welche organischen oder psychischen Schäden sind durch das Verhalten bereits verursacht worden?
- Welche Risikobeurteilung ergibt sich aus den oben genannten Punkten?

Die jeweilige Risikobeurteilung hat einen Einfluss auf die Wahl des Therapiesettings (vgl. Kapitel 2.2.4) sowie auf die Zielhierarchie innerhalb der störungsspezifischen Psychotherapie (vgl. Kapitel 2.3.4).

Hilfreiche Materialien

Eine Reihe möglicher Instrumente zur Erhebung von riskanten und selbstschädigenden Verhaltensweisen werden unter „Verfahren zur Diagnostik" (vgl. Kapitel 3.1) vorgestellt.

2.1.6 Diagnostik komorbider Erkrankungen

L6 Leitlinie 6: Diagnostik komorbider Erkrankungen

- Die BPS geht meistens mit weiteren komorbiden psychischen Erkrankungen einher.
- Die häufigsten komorbide Erkrankungen bei Jugendlichen mit BPS sind: Affektive Störungen, Angststörungen, Substanzkonsumstörungen und Posttraumatische Belastungsstörungen.
- Alle komorbiden Störungen sollten in einer klinischen Diagnostik vollumfänglich abgeklärt werden, da diese oft Implikationen für die weitere Therapie haben.

Komorbide Störungen

Komorbide Störungen sind bei der BPS bereits im Jugendalter eher die Norm als die Ausnahme. Empirisch belegt ist, dass die BPS auch im Jugendalter mit deutlich mehr komorbiden Störungen einhergeht als andere psychische Diagnosen (Chanen et al., 2007; Kaess et al., 2013a). Zu den häufigsten komorbiden Störungen der BPS im Jugendalter zählen (Kaess et al., 2013a, 2014):

- Affektive Störungen,
- Angststörungen,
- Substanzkonsumstörungen,
- Posttraumatische Belastungsstörungen,
- Essstörungen,
- Somatoforme Störungen,
- Andere Persönlichkeitsstörungen,
- ADHS.

Eine Diagnostik der BPS sollte eine komplette und möglichst strukturierte klinische Diagnostik aller psychiatrischen Krankheitsbilder umfassen, um ein umfassendes Bild der komorbiden Störungen zu erhalten und daraus die entsprechenden therapeutischen Implikationen abzuleiten. Komorbide Störungsbilder können zusätzliche Behandlungsschritte notwendig machen (z. B. Pharmakotherapie) oder eine Adaptation der BPS-spezifischen Therapie erfordern (z. B. bei schwerer Ess- oder Substanzkonsumstörung).

2.1.7 Exploration der Suizidalität

L7 Leitlinie 7: Exploration der Suizidalität

- *Erhöhtes Suizidrisiko.* Junge Menschen mit BPS haben ein deutlich erhöhtes Risiko für suizidale Handlungen.
- *Exploration von Suizidalität ist obligatorisch.* Die ausführliche Exploration von Suizidalität ist daher obligatorischer Bestandteil jeder Diagnostik der BPS und ist bei vielen Patientinnen mit BPS auch im Behandlungsverlauf immer wieder indiziert.
- *Unterscheidung von „chronischer" und „akuter" Suizidgefahr.* Es ist die „chronische" von der „akuten" Suizidgefährdung zu unterscheiden, vor allem auch hinsichtlich des klinischen Vorgehens und des Risikomanagements. Bei akuter Suizidgefährdung steht die „Sicherung" durch äußere Unterstützung im Vordergrund, z. B. durch umgehende Aufnahme auf eine kinder- und jugendpsychiatrische Akutstation. Bei der chronischen Suizidgefährdung steht die Förderung des Nonsuizid-Commitments, also die Verantwortungsübernahme für die Nicht-Umsetzung der Suizidgedanken im Vordergrund.

Suizidalität Ein wesentliches Symptom von jungen Menschen mit BPS ist die chronisch-rezidivierende Suizidalität (dauerhafte Suizidalität ohne konkrete Handlungsimpulse, die immer wieder krisenhaft in Zustände akuter Suizidgefahr übergehen kann). Jugendliche mit BPS haben daher ein hohes Risiko, Suizidversuche zu begehen. Das Risiko für einen vollendeten Suizid beträgt im Langzeitverlauf ca. 5 bis 10 % und der Suizid erfolgt meist im Erwachsenenalter.

Aufgrund der beträchtlichen Risiken ist die Exploration der Suizidalität in der Diagnostik von jungen Menschen mit BPS absolut notwendig. Grundsätzlich unterscheidet sich die Exploration der Suizidalität bei Patienten mit BPS nicht von der bei anderen Patienten. Die aktuelle konsensbasierte S2-Leitlinie (S2k), registriert unter der AWMF-Registernummer 028/031, stellt hierzu einen guten Leitfaden dar (Deutsche Gesellschaft für Kinder- und Jugendpsychiatrie, Psychosomatik und Psychotherapie [DGKJP], 2016).

Die Exploration der Suizidalität sollte sich an den gängigen hierarchischen Schemata zur Suizidalitätsexploration orientieren (vgl. Kasten). Passive Todeswünsche und aktive Suizidgedanken sind bei Patienten mit BPS in der Mehrzahl der Fälle vorhanden. Diese bestehen oft „chronisch-rezidivierend", das heißt durchgehend über einen langen Zeitraum oder immer wiederkehrend. Suizidpläne können ebenfalls chronisch vorliegen, sind aber oftmals auch ein klarer Hinweis für eine akute suizidale Krise. Das Vorliegen eines Suizidversuchs in der Vergangenheit ist ein sogenanntes fixes „Risikomerkmal". Aufgrund der Tatsache, dass ein Patient bereits einmal die Schwelle zur suizidalen Handlung überschritten hat, ist das Risiko für eine Wiederholung der Handlung grundsätzlich deutlich erhöht.

Hierarchisches Schema der Suizidalität

- Passiver Todeswunsch (z. B.: „Denkst du manchmal, dass du lieber tot wärst?")
- Aktive Suizidgedanken (z. B.: „Hast du schon einmal daran gedacht, dir das Leben zu nehmen?")
- Suizidplan (z. B.: „Hast du schon einmal konkrete Überlegungen oder Vorbereitungen getroffen, wie und wann du dir das Leben nehmen würdest?")
- Suizidversuch (z. B.: „Hast du schon einmal versucht, dir das Leben zu nehmen"?)

Risikomerkmale

Weitere Risikomerkmale, die bei der Exploration der Suizidalität erfragt werden sollten, sind:

- impulshafter Charakter der Suizidgedanken (sogenannte Suizidimpulse) sowie allgemein hohe Impulsivität,
- Alkohol- und/oder Substanzmissbrauch,
- Suizide oder suizidale Handlungen in der Familienanamnese,
- aktuelle Suizide oder suizidale Handlungen im Umfeld („Werther-Effekt"),
- Fehlen einer Zukunftsperspektive (oft verbunden mit Hoffnungslosigkeit),
- Gefühl, für andere eine Belastung darzustellen,
- sozialer Rückzug und Einsamkeit,
- versteckte oder offene Ankündigungen einer suizidalen Handlung.

Wenn möglich sollten, zusätzlich zum vertrauensvollen Patientengespräch, auch fremdanamnestische Angaben einbezogen werden. Ziel der Exploration ist es, eine möglichst genaue Einschätzung der Suizidgefährdung des Patienten zu bekommen. Hierbei sollte bei Patienten mit BPS klar zwischen „akuter Gefährdung" und „chronischer Gefährdung" unterschieden werden, da dies hinsichtlich der weiteren Behandlung einen deutlichen Unterschied macht. Akute Gefährdungen erfordern in der Regel umgehende Maßnahmen zur Herstellung von Sicherheit, die Fortführung der Regelbehandlung muss ggf. unterbrochen werden. Bei chronischer Gefährdung sollte der Fokus weiterhin auf der Regelbehandlung liegen. Hierfür benötigen Patienten und therapeutisches Personal einen gemeinsamen Krisenplan, der die Abläufe und Maßnahmen bei Auftreten einer akuten Gefährdungslage regelt. Nur so kann ein sicherer Rahmen geschaffen werden, in dem die therapeutische Bearbeitung von oftmals schwierigen Themen und starken Emotionen möglich ist. Siehe hierzu auch die Leitlinien zur Therapie (vgl. Kapitel 2.3).

Hilfreiche Materialien

Die konsensbasierte S2-Leitlinie (S2k), registriert unter der AWMF-Registernummer 028/031, stellt hierzu einen guten Leitfaden dar (DGKJP, 2016).

2.1.8 Exploration von störungsassoziierten Faktoren

L8 Leitlinie 8: Exploration von störungsassoziierten Faktoren

- Die Entstehung der BPS erfolgt nach einem biopsychosozialen Modell.
- Biologische Faktoren lassen sich bisher nur indirekt und am ehesten in der Elternanamnese erheben (Temperamentsmerkmale des Kindes, BPS-Merkmale der Eltern).
- Ein Fokus der Anamnese soll auf der Erhebung von psychosozialen Stressoren liegen. Besonders bedeutend sind oftmals chronische, interpersonelle Stressoren, wie z. B. sexueller und körperlicher Gewalt und Vernachlässigung, hohes Maß an Invalidierungen im Familiensystem oder Mobbingerfahrungen.
- Die Jugendlichen sollen selbst bestimmen können, wie weit und detailliert sie in der Diagnostik Auskunft geben möchten.
- Besonders die interpersonellen Stressoren können im Verlauf der BPS sowohl Ursache als auch Folge der BPS sein und tragen im Sinne einer dynamischen Wechselwirkung zur Aufrechterhaltung und Chronifizierung der BPS bei.
- Einige störungsassoziierte Faktoren werden durch die BPS hervorgerufen und sollten daher immer abgeklärt werden. Hierzu zählen: Schulprobleme, unzureichende soziale Integration und Störung der Sexualität.

Unter störungsassoziierten Faktoren verstehen wir einerseits Faktoren, die wahrscheinlich an der Entstehung und Aufrechterhaltung der BPS beteiligt sind, andererseits aber auch Faktoren, die durch die BPS mitverursacht wurden. Für einige Faktoren kann beides gelten, da sich die Störung oftmals im Sinne eines Teufelskreises dynamisch (weiter)entwickelt.

Mit hoher Wahrscheinlichkeit und analog zu den meisten psychischen Erkrankungen erfolgt die Entwicklung der BPS anhand eines „biopsychosozialen Modells". Dies bedeutet, dass wir bei der Entstehung der BPS von einem komplexen Zusammenspiel aus biologisch/genetischer Vulnerabilität und diversen psychosozialen Stressoren ausgehen. Die gemeinsame Erarbeitung eines individuellen Störungsmodells ist ein wesentlicher Bestandteil der Therapie einer BPS (vgl. Kapitel 2.3.3) und kann in ihrer gesamten Komplexität nicht bereits Bestandteil der Diagnostik sein. Dennoch können und sollten einige wesentliche störungsassoziierte Faktoren, die oftmals in der Entstehung der BPS zu finden sind, bereits in der Diagnostik exploriert werden:

Biologische Vulnerabilität

Bis heute sind keine biologischen Faktoren in der Entwicklung einer BPS eindeutig identifiziert, das heißt, weder sind bestimmte Gene in der Entstehung der BPS bekannt noch kann unter Nutzung anderer Biomarker (z. B. Hormonmessungen oder bildgebende Verfahren) die Entwicklung einer BPS vorhergesagt werden. Klar ist jedoch, dass Menschen mit BPS bereits früh Merkmale einer erhöhten emotionalen Empfindlichkeit und Irritabilität aufweisen, die sich nicht selten bereits in der Elterngeneration finden lässt. Hinzu kommt, dass die Heritabilität der BPS mit über 50 % durchaus beachtlich ist und transgenerationale Studien eine genetische Weitergabe der biologischen Vulnerabilität nahelegen. Für die Diagnostik werden bis heute biologische oder genetische Untersuchungen explizit nicht empfohlen. Eine ausführliche Anamnese der frühen Temperamentsmerkmale sowie eine Exploration möglicher BPS-Merkmale auf Elternebene sind jedoch ein nützlicher Bestandteil der Diagnostik.

Psychosoziale Stressoren

Zusätzlich zur biologischen Vulnerabilität kommen in der Entstehung der BPS meist eine Vielzahl von psychosozialen Stressoren hinzu. Gut erwiesen ist inzwischen, dass vor allem chronische interpersonelle Stressoren die Entstehung einer BPS stark begünstigen und solche Stressoren in der Entwicklung der BPS sogar deutlich häufiger und schwerwiegender vorhanden sind als bei den meisten anderen psychischen Krankheitsbildern. Im Konzept der DBT werden diesen interpersonellen Stressoren die Eigenschaften der „Invalidierung" zugeschrieben, die einen starken Einfluss auf die Persönlichkeitsentwicklung hat (vgl. Kapitel 2.3.3). Zu diesen psychosozialen Stressoren gehören:

- *Erfahrungen von sexueller und körperlicher Gewalt oder Vernachlässigung:* Hier können sexuelle, körperliche oder emotionale Gewalt vorhanden sein. Bei der Vernachlässigung ist ebenfalls zwischen körperlicher und emotionaler Vernachlässigung zu unterscheiden. Diese Faktoren sind Extremformen einer Invalidierung.
- *Störungen der Eltern-Kind-Interaktion:* Störungen der frühen Bindung aber auch persistierende familiäre Konflikte oder ein feindseliges Familienklima können hier oftmals exploriert werden. Gefühle und Bedürfnisse des Kindes werden häufig nicht anerkannt oder abgewertet.
- *Störungen der Peer-Interaktion:* Bei Jugendlichen mit BPS zeigen sich oftmals schwere Mobbingerfahrungen in der Anamnese.

Besonders bei den Interaktionsstörungen im familiären Bereich sowie mit Peers ist natürlich immer zu bedenken, dass diese auch bereits in Teilen ein Symptom der sich bereits entwickelnden Störung darstellen können. Die direkte Kausalität ist bis heute nicht geklärt. Mit relativer Sicherheit entwickelt sich zumindest im Verlauf der BPS zwischen den schweren interpersonellen Stressoren und der BPS eine dynamische Beziehung, die maßgeblich an der Aufrechterhaltung und ggf. Chronifizierung des Störungsbildes beteiligt ist. Daher ist die frühzeitige Exploration dieser Faktoren besonders wichtig.

Einige psychosoziale Faktoren werden im Allgemeinen als Folge der sich entwickelnden BPS beobachtet, können wiederum aber auch im Sinne eines dynamischen Modells an deren Aufrechterhaltung beteiligt sein, wie nachfolgend erörtert.

Schulprobleme und Schulabsentismus

Viele Patientinnen mit BPS leiden unter Leistungsproblemen in der Schule, da die Konzentration oder auch Motivation bzw. Fähigkeit zum zielgerichteten Arbeiten eingeschränkt sind. Oftmals wird der Schulbesuch im Verlauf unregelmäßig oder bleibt ganz aus. Gründe hierfür können Vermeidung aufgrund von Angst, aber auch Schulschwänzen aufgrund von Sozialverhaltensproblemen sein. Unabhängig von der Ursache des Schulabsentismus ist die Folge oftmals der schulische Abstieg bis hin zum Schulabbruch. Dies ist eine der wesentlichen Ursachen für das später stark eingeschränkte psychosoziale Funktionsniveau der Patientinnen mit BPS.

Eingeschränktes soziales Netz

Aufgrund der interaktionellen Störung von jungen Menschen mit BPS haben diese oftmals große Probleme sich ein tragendes soziales Netz aufzubauen. Dies ist jedoch eine der wesentlichen Entwicklungsaufgaben der Adoleszenz. Es fehlt die soziale Integration. Eingeschränkt verlässliche Familiensysteme und Freundschaften können auch im Therapieprozess beeinträchtigend sein.

Störung der Sexualität

Die sexuelle Entwicklung ist ebenfalls eine Kernaufgabe der Adoleszenz. Durch die BPS ist diese meist schwer beeinträchtigt, sowohl hinsichtlich der Ausbildung einer gesunden sexuellen Identität als auch hinsichtlich einer selbstbestimmten und erfüllten Sexualität mit anderen. Die Exploration der aktuellen Sexualität wird oftmals vernachlässigt, sollte jedoch wesentlicher Bestandteil einer Exploration bei BPS sein.

Hilfreiche Materialien

Einige Instrumente zur Erhebung von BPS-assoziierten Faktoren werden unter „Verfahren zur Diagnostik“ (vgl. Kapitel 3.1) vorgestellt.

2.1.9 Rückmeldung der Diagnose und Psychoedukation

L9 Leitlinie 9: Rückmeldung der Diagnose und Psychoedukation

- Die Diagnose der BPS soll im Aufklärungsgespräch klar benannt werden. Liegt lediglich ein erhöhtes Risiko vor, sollte dieses erläutert werden.
- Wesentliche Inhalte der Psychoedukation sind Informationen zur Symptomatik, zur Prävalenz, zum Verlauf (Chancen und Risiken) sowie zu den Behandlungsmöglichkeiten.
- Stigmata und Vorurteile sollten erfragt und ggf. proaktiv aufgegriffen werden.
- Bei der Frage nach ursächlichen und aufrechterhaltenden Faktoren müssen Sie sensibel vorgehen.
- Besonders wichtig ist die Planung konkreter nächster Schritte.

Wie bereits in Kapitel 1 besprochen, wurde bezüglich der BPS in den letzten Jahren ein Paradigmenwechsel vollzogen. Inzwischen wird die Diagnosestellung im Jugendalter von Experten empfohlen. Die Diagnosestellung soll einerseits den Behandlern zur Planung und Umsetzung einer möglichst störungsspezifischen Therapie dienen, andererseits soll sie vor allem auch den Betroffenen und ihren Angehörigen helfen,

1. die aktuellen (und ggf. auch schon früheren) Symptome und Probleme zu verstehen und einordnen zu können,
2. die entsprechenden therapeutischen Maßnahmen zu verstehen und umsetzen zu können,
3. eine positive Erwartung an die Behandlung und an eine Besserung der Probleme zu entwickeln.

Besonders die Argumente 2 und 3 sind ein Resultat aus den deutlichen Fortschritten, die im Bereich der Therapie von BPS in den letzten beiden Jahrzehnten erreicht wurden. Sie erlauben eine deutlich bessere Prognose, als dies früher angenommen wurde. Eine Rückmeldung der Diagnose der BPS an Jugendliche und Sorgeberechtige verbessert das Verständnis, woraus wiederum eine höhere Kooperationsbereitschaft und Hoffnung resultieren.

Etwas schwieriger ist die Situation bei der hohen Anzahl von jungen Patienten, bei denen sich die Diagnose noch nicht stellen lässt, weil nicht ausreichend viele Kriterien erfüllt sind oder einige der erfüllten Kriterien erst vor relativ kurzer Zeit aufgetreten sind. Bei diesen Patienten empfehlen wir, ein „Risiko für eine BPS" zu thematisieren. Die empirische Datenlage ist heute noch zu gering, um die Wahrscheinlichkeit von Übergängen in das Vollbild ausreichend zu quantifizieren. Daher sollte der Fokus bei der Psychoedukation vor allem auf die Merkmale gelegt werden, die bereits vorhanden sind.

Da die Vermittlung der Diagnose einer BPS für die Betroffenen und Angehörigen initial oftmals die Unterbreitung einer „schlechten Nachricht" bedeutet, sollte ausreichend Zeit für die Klärung von Rückfragen zur Verfügung stehen. Wir empfehlen, den bisherigen Wissens- und Informationsstand von Patienten und Sorgeberechtigten aktiv zu erfragen, um auf hilfreiches Vorwissen auf- und Vorteile abzubauen. Bieten Sie in Folgeterminen die Möglichkeit, das Thema erneut aufzugreifen.

Inhalte der Psychoedukation

Wesentliche Inhalte der Psychoedukation zu Diagnose und Behandlung sind:

- Klare und namentliche *Benennung der Erkrankung und Erklärung der Diagnosekriterien* mit besonderem Fokus auf die Kriterien, die erfüllt sind. *Ziel:* Patient und Angehörige können diese Kriterien bei sich selbst erkennen. Die Diagnose ist für sie eine sinnvolle Erklärung für ihre aktuelle, schwierige Situation.
- Allgemeine *Erklärung zum Thema Persönlichkeitsstörung* mit entsprechender klarer Ansprache von möglichen Stigmata und Vorurteilen (z.B. „kranke Persönlichkeit" oder „Unheilbarkeit").
  Ziel: Patientin und Angehörige können den schwierigen Begriff der „Persönlichkeitsstörung" realistisch einschätzen. Sie verstehen, dass es sich bei den vorhandenen Problemen um tiefgreifende Merkmale handelt, die nicht schnell verschwinden werden, die aber durch entsprechende Interventionen langfristig veränderbar sind.

- Kurze *Informationen zur Prävalenz der Erkrankung sowie möglicher vorhandener Symptome* (z. B. Selbstverletzung oder Suizidalität).
  Ziel: Patient und Angehörige erhalten das Gefühl, dass sie mit ihren Problemen nicht allein auf der Welt sind, sondern dass es viele andere Betroffene gibt.
- Die *Informationsvermittlung zur Prognose und den Behandlungsmöglichkeiten* bei der BPS sollte im Aufklärungsgespräch eine zentrale Bedeutung einnehmen.
  Ziel: Hoffnung vermitteln aber auch Risiken thematisieren. Bereitschaft zur Therapie fördern.
- Die *Thematisierung von akuten Risiken* (z. B. Suizidalität) sowie das *Treffen entsprechender Absprachen* sollte ebenfalls obligatorischer Bestandteil des Gesprächs sein.
  Ziel: Erste Schritte in Richtung eines klar festgelegten Krisenmanagements.
- *Am Ende des Termins müssen die nächsten Schritte geplant sein.* Patientin und Angehörige dürfen mit der Diagnose nicht allein gelassen werden.
  Ziel: Patientin und Angehörige wissen genau, was als Nächstes kommt. Die weiteren Schritte sind gemeinsam und in gegenseitigem Einverständnis geplant.
- *CAVE: Im Erstgespräch ist nur ein allgemeiner Verweis auf das biopsychosoziale Modell empfehlenswert.* Häufig werden bereits im ersten Aufklärungsgespräch Fragen zu den Ursachen der Erkrankung gestellt. Die Psychoedukation der Eltern zu den möglichen Ursachen und Risiken von Persönlichkeitsstörungen können problembehaftet sein. Daher empfehlen wir, hier zunächst eher allgemein auf das biopsychosoziale Modell zu verweisen und deutlich zu machen, wie multifaktoriell die Genese der Erkrankung ist. Das genaue Vorgehen bei der Erläuterung des biopsychosozialen Modells können Sie in Kapitel 2.3.3 nachlesen.
  Ziel: Patient und Angehörigen ermöglichen, den Fokus auf die Gegenwart und Zukunft zu legen. Fragen zu möglichen Faktoren in der Entstehung und Aufrechterhaltung der Erkrankung werden im Therapieprozess erörtert.

Hilfreiche Materialien

- Hilfreiche Materialien können dem Kapitel „Grundlagen und Fakten“ aus dem „Interaktiven Skillstraining für Jugendliche mit Problemen der Gefühlsregulation (DBT-A)“ entnommen werden (von Auer & Bohus, 2017, S. 35 ff.).
- Des Weiteren kann der „Ratgeber Borderline-Persönlichkeitsstörung“ (von Auer & Kaess, 2022) insbesondere Eltern und weiteren Bezugspersonen hilfreiche Informationen bieten.
- Zudem liegt der Ratgeber „Borderline-Störung im Jugendalter“ vor (Wewetzer & Bohus, 2016), der sich direkt an Jugendliche wendet und auch Eltern zahlreiche Hinweise zur BPS liefert.

2.1.10 Verlaufskontrolle

L10 **Leitlinie 10: Verlaufskontrolle**

- Strukturierte Verlaufskontrollen sind in der Behandlung der BPS wichtig!
- Diese können im Rahmen eines engmaschigen Symptom-Monitorings erfolgen, zusätzlich sollten in größeren Abständen explizite Nachuntersuchungen erfolgen.
- Die Ergebnisse der Verlaufskontrollen sowie deren mögliche Implikationen auf die aktuelle Therapie sollen gemeinsam besprochen werden.

Neben der umfangreichen initialen Diagnostik vor Beginn einer Behandlung, sollte im Verlauf der Behandlung einer BPS in regelmäßigen Abständen eine Verlaufskontrolle stattfinden. Hierzu empfiehlt es sich, einige der diagnostischen Instrumente aus der Eingangsdiagnostik erneut zu nutzen, da so am ehesten die tatsächliche Veränderung von Symptomen dargestellt werden kann. Besonders hilfreich sind Instrumente, die neben dem Vorliegen von diagnostischen Kriterien oder Problemverhaltensweisen auch einen dimensionalen Schweregrad abbilden und somit „Trends in eine Richtung“ aufzeigen können, auch wenn die Merkmale oder Probleme grundsätzlich noch vorhanden sind. Von einer raschen und vollständigen Symptomreduktion kann leider nicht ausgegangen werden. Teilerfolge unterstützen jedoch die weitere Compliance und Motivation in der Behandlung.

Parameter einer Verlaufskontrolle

Die wichtigsten Parameter für Verlaufskontrollen sind also das Vorliegen sowie der Schweregrad der Merkmale der BPS, aber auch das Vorliegen von wesentlichen komorbiden Störungen sollte erneut überprüft werden. Besonders gut quantifizierbar sind die Häufigkeit und der Schweregrad von dysfunktionalen Verhaltensweisen (z. B. NSSV, Substanzmissbrauch). Zusätzlich sollten das Vorliegen sowie der Schweregrad von Suizidalität in die Verlaufskontrollen einbezogen werden. Die Veränderungen von Emotionen, Selbstwert oder Beziehungen sollten ebenfalls Bestandteil der Verlaufsdiagnostik sein. Auch wesentliche Aspekte des psychosozialen Funktionsniveaus (z. B. Schulbesuch, familiäres Zusammenleben, Freundschaften) sollten erfasst werden. Die Verlaufsdiagnostik kann grundsätzlich in unterschiedlicher Frequenz und Struktur erfolgen. Sie sollte in separat ausgewiesenen Diagnostikterminen stattfinden (via Interview und ggf. auch via Selbstbericht-Fragebögen). Auch die Ergebnisse der Verlaufsdiagnostik sollten mit den Patientinnen (und ggf. Sorgeberechtigten) rückbesprochen und in Verhältnis zu den Ergebnissen der Eingangsdiagnostik gesetzt werden. Die Befunde sollten zu einer Anpassung der Behandlung führen, falls erwartete Verbesserungen ausbleiben oder gar eine Zunahme der Symptome eintritt.

Wir empfehlen in der Behandlung der BPS zusätzlich zu den oben beschriebenen Verlaufskontrollen auch ein engmaschiges Symptom-Monitoring via Selbstbeobachtungsbögen (z. B. mithilfe einer Diary-Card, vgl. Kapitel 2.3.6 und M06 in Kapitel 4). Hier können im Therapieverlauf einerseits Tagesschwankungen analysiert und gleichzeitig übergeordnete Trends gemeinsam betrachtet werden. Dysfunktionale Verhaltensweisen werden beobachtet und ein Zusammenhang zu auslösenden Faktoren kann hergestellt werden.

Hilfreiche Materialien

Eine Reihe von Screeninginstrumenten, die im Jugendalter eingesetzt werden können, eignen sich auch gut für die Verlaufsdiagnostik, da sie oftmals einen dimensionalen Schweregrad der Borderline-Persönlichkeitspathologie abbilden. Diese und auch die diagnostischen Interviews, die im Jugendalter eingesetzt werden können, werden in Kapitel 3.1 vorgestellt.

Materialien zum Selbstmonitoring von Verhaltensweisen und Symptomen werden in den Leitlinien zur Therapie vorgestellt (vgl. Kapitel 2.3) und sind im Kapitel 4 enthalten.

2.2 Leitlinien zur Behandlungsindikation

Die folgenden Leitlinien befassen sich mit den Kriterien, die für eine allgemeine Behandlungsindikation, für eine störungsspezifische Psychotherapie und eine pharmakologische Behandlung sprechen (vgl. Tabelle 4). Es wird die Frage nach der Wahl des Behandlungssettings und die Möglichkeit oder Notwendigkeit einer interdisziplinären Zusammenarbeit erörtert.

Tabelle 4: Überblick über die Leitlinien zur Behandlungsindikation

L11	Allgemeine Behandlungsindikation
L12	Indikation zur störungsspezifischen Psychotherapie
L13	Indikation zur pharmakologischen Behandlung
L14	Wahl des Behandlungssettings
L15	Bedingungen für eine interdisziplinäre Zusammenarbeit

2.2.1 Allgemeine Behandlungsindikation

L11 **Leitlinie 11: Allgemeine Behandlungsindikation**

Eine allgemeine Behandlungsindikation im Sinne einer Frühintervention ergibt sich bei Kindern und Jugendlichen, die Vorläufer- oder subklinische Symptome zeigen (primäre Prävention) oder bei denen erstmals das Vollbild der Störung auftritt (sekundäre Prävention). Die primäre Prävention hat das Ziel, subklinische und klinische Risikosymptome möglichst früh zu behandeln, sich abzeichnende psychosoziale Beeinträchtigungen zu reduzieren und die Entwicklung des Vollbilds einer BPS zu verhindern. Die sekundäre Prävention soll die Dauer der unbehandelten Störung reduzieren, eine möglichst schnelle Remission der Symptome erreichen und sekundäre Beeinträchtigungen verhindern (Cavelti & Kaess, 2020).

Frühintervention

Wie bereits im Kapitel 1.6 und 2.1.4 ausgeführt, sollte die Früherkennung und die daraus resultierende Frühintervention im Bereich der BPS in den kommenden Jahren zunehmend in die klinische Praxis der Kinder- und Jugendpsychiatrie und -psychotherapie integriert werden. Auch wenn die prospektiven Wirksamkeitsnachweise, zumindest für den Langzeiteffekt einer solchen Frühbehandlung, noch ausstehen, so gibt es doch einige bedeutsame Vorteile, die für ein solches Vorgehen postuliert werden können. Um die Gefahr einer sich möglicherweise später entwickelnden BPS mit massiver Beeinträchtigung des Funktionsniveaus zu verringern, ist die Frühintervention schon dann sinnvoll, wenn affektive und impulsive Symptome bereits vorhanden, jedoch zeitlich und hinsichtlich des Schweregrads noch limitiert sind, und ein Einfluss auf verschiedene Lebensbereiche bereits sichtbar wird. An dieser Stelle bieten sich Kurzprogramme an, die eine Psychoedukation für die Jugendlichen und deren Eltern beinhalten und eine Auswahl an Strategien zur Emotionsregulation und Stresstoleranz vermitteln (Kaess et al., 2020a). Diese können in Zukunft wahrscheinlich auch relativ gut „online" vermittelt werden (Edinger et al., 2020).

2.2.2 Indikation zur störungsspezifischen Psychotherapie

L12 **Leitlinie 12: Indikation zur störungsspezifischen Psychotherapie**

Spätestens ab dem Vorliegen einer ersten Episode der BPS ist eine störungsspezifische Psychotherapie indiziert, wobei der Einsatz störungsspezifischer Elemente bereits beim Vorliegen subklinischer Symptome sinnvoll ist. Die erste Episode einer BPS umfasst signifikante Probleme in den vier Hauptbereichen: Affektregulation, Impulsivität, Identität und interpersonelle Funktionen. Die Auswirkungen auf das schulische und soziale Funktionsniveau sind moderat bis schwer und es liegt ein Entwicklungsstillstand vor. Meist liegen in diesem Stadium des Schweregrads noch nicht so stark ausgeprägte komorbide Störungen vor (siehe Stadien-Modell in Kapitel 2.1.4 und dort auch Tabelle 3). Die Eltern sollten auf jeden Fall und in jedem Stadium in die Therapie einbezogen werden.

Störungsspezifisches Verfahren

Spätestens dann, wenn die Diagnostik das Vorliegen einer aktuellen Episode der BPS nahelegt, sollte ein störungsspezifisches Therapieverfahren zur Anwendung kommen. Einen Überblick zu störungsspezifischen Ansätzen gibt Kapitel 3.2. Das störungsspezifische Verfahren, welches in diesem Band ausführlich vorgestellt wird, ist die Dialektisch-Behaviorale Therapie für Adoleszente (DBT-A; Miller et al., 2007; Rathus & Miller, 2015; von Auer & Bohus, 2017). Die Wirksamkeit der DBT-A ist mittlerweile gut dokumentiert (vgl. Kapitel 1.7). Sie besteht aus der Kombination von Einzel- und Gruppentherapie und integriert Eltern oder Bezugspersonen in die Therapie.

Die Versorgungslandschaft, insbesondere im ambulanten Bereich, bietet jedoch bisher keine ausreichenden Behandlungsangebote nach DBT-A. Da speziell die Patienten mit der Diagnose einer BPS oft Schwierigkeiten haben, einen ambulanten Therapeuten zu finden, möchten wir ambulante Behandler an dieser Stelle ermutigen, eine Ausbildung zum DBT-A-Therapeuten zu machen. Da die DBT-A ein kognitiv-verhaltenstherapeutisches Verfahren ist, ist eine kognitiv-verhaltenstherapeutische Ausbildung eine geeignete Grundlage, um Elemente der DBT-A zu integrieren. Auch auf Grundlage einer Ausbildung in einem anderen Verfahren ist dies jedoch möglich, wenn eine ausreichende Motivation des Therapeuten vorliegt, sich in diesem Verfahren weiterzubilden.

Einbezug des familiären Umfeldes

Da davon auszugehen ist, dass bei Auftritt einer Emotionsregulationsproblematik des Kindes die Eltern einen Einfluss auf die Entstehung und den Verlauf dieser Problematik haben, sollten diese schon in eine Frühintervention einbezogen werden. Häufig haben die Eltern selbst Probleme in der Emotionsregulation und bieten kein ausreichendes Modell für den Umgang mit Gefühlen. Daher muss in der Regel an der Fähigkeit der Eltern zur Emotionsregulation und Validierung ihrer Kinder gearbeitet werden. Weiterhin ist zu erarbeiten, welche Verhaltensweisen der Eltern zu den Auslösern für dysfunktionales Verhalten der Kinder zählen und welche Reaktionen dysfunktionales Verhalten verstärken. Auslösende Verhaltensweisen sollten verringert werden. Verstärkende Reaktionen sollten „verschoben“ werden, sodass die Eltern funktionales Verhalten verstärken, während sie auf dysfunktionales Verhalten möglichst neutral reagieren. Grundlage für all diese Veränderungen bietet eine ausführliche Psychoedukation zur Entstehung von Emotionsregulationsproblemen und einer Borderline-Symptomatik im Kindes- und Jugendalter. Das Vorgehen in der Elternarbeit wird in den Kapiteln 2.3.11, 2.3.12 und 2.3.13 ausführlich erläutert.

2.2.3 Indikation zur pharmakologischen Behandlung

L13 Leitlinie 13: Indikation zur pharmakologischen Behandlung

- *Zurückhaltende Indikationsstellung.* Grundsätzlich sollte die Indikation zur pharmakologischen Behandlung der BPS zurückhaltend gestellt werden.
- *Mögliche pharmakotherapeutische Indikationen.* Mögliche Indikationen für den Einsatz von Pharmakotherapie bei Jugendlichen mit BPS sind:
  - symptomatische Entlastung von starker Anspannung oder Erregung in Krisensituationen,
  - Behandlung komorbider Störungen entsprechend den jeweiligen Leitlinien,
  - Reduktion Borderline-typischer Symptome bei schweren und therapieresistenten Verläufen.
- *Mit psychotherapeutischer Behandlung abstimmen.* Eine Abstimmung der medikamentösen Therapie mit der psychotherapeutischen Behandlung ist wesentlich.
- *Gemeinsame Risiko-Nutzen-Abwägung.* Besonders wichtig ist die Risiko-Nutzen-Abwägung gemeinsam mit den Patienten und Sorgeberechtigten.

Keine medikamentöse Monotherapie bei BPS

Die medikamentöse Therapie spielt in der Behandlung der BPS von Jugendlichen eher eine untergeordnete Rolle, da eine kausale Behandlung oder eine Therapie der BPS im Allgemeinen bisher nicht medikamentös möglich ist (Kaess et al., 2014). Psychopharmaka sollten daher sehr zurückhaltend und ausschließlich im Rahmen eines integrierten Gesamtbehandlungsplanes verabreicht werden. Eine medikamentöse Monotherapie ist nicht indiziert.

Die Indikation zur Pharmakotherapie benötigt eine strenge Kosten-Nutzen-Abwägung

Mögliche Indikationen zur begleitenden Pharmakotherapie bei Jugendlichen mit BPS (siehe oben) werden in der Leitlinie zur Pharmakotherapie der BPS im Jugendalter im Detail betrachtet (vgl. Leitlinie L30 in Kapitel 2.3.15). Die Indikation zur medikamentösen Begleittherapie muss immer unter einer strengen Risiko-Nutzen-Bewertung gestellt werden. Möglichen (wenngleich oftmals nicht empirisch belegten) Wirkungen der medikamentösen Behandlung sollten immer auch die Risiken und unerwünschten Wirkungen gegenübergestellt werden. Diese bestehen zum einen im möglichen Nebenwirkungsprofil des jeweiligen Medikaments, zum anderen müssen bei Jugendlichen mit BPS zusätzliche Risiken abgewogen werden:

1. Jugendliche mit BPS zeigen eine hohe Neigung zur impulsiven Selbstschädigung und sind oft chronisch suizidal. Die Selbstvergiftung mit verschriebenen Psychopharmaka ist daher ein häufig anzutreffendes und ernstzunehmendes Risiko bei diesen Patientinnen.
2. Jugendliche mit BPS haben oftmals ein geringes Selbstwirksamkeitserleben. Die psychotherapeutische Behandlung der BPS legt einen starken Schwerpunkt auf die Verantwortungsübernahme durch die Patienten, um letztendlich ein Gefühl der Selbstwirksamkeit und Kontrolle zu erlangen. Die Idee einer „pharmakologischen Lösung der Probleme"

hat immer das Potenzial, mit dem psychotherapeutischen Prozess zu interferieren. Daher benötigt es vor Indikationsstellung zur pharmakologischen Begleittherapie dringend die gemeinsame Absprache zwischen Psychotherapeutinnen und Ärztinnen.

Trotz der oben genannten Risiken kann eine zusätzliche pharmakologische Behandlung für Patientinnen mit BPS sinnvoll sein, eine abschließend positive Bewertung ist aber aufgrund der heutigen Datenlage kaum möglich. Daher sollten mögliche Nutzen und Risiken auch gegenüber Patientinnen und Sorgeberechtigen im Detail kommuniziert werden. Im Sinne eines „Shared Decision Making“ sollte die Indikation und Entscheidung für ein Medikament gemeinsam erfolgen.

2.2.4 Wahl des Behandlungssettings

L14 **Leitlinie 14: Wahl des Behandlungssettings**

Die Interventionen können ambulant, teilstationär oder stationär erfolgen. Die Wahl des Behandlungssettings ist von der Schwere, Chronifizierung und Gefährlichkeit der Symptomatik, dem Ausmaß an Beeinträchtigungen durch komorbide Störungen und den Ressourcen der Familie oder des Umfeldes der Patientin abhängig. Bei Vorliegen einer akuten Eigen- oder Fremdgefährdung ist eine stationäre Akutbehandlung indiziert. Bei einer chronischen Suizidalität mit akuten Phasen oder bei schweren Selbstverletzungen, die eine Gefährdung der Patientin mit sich bringen, kann eine stationäre oder teilstationäre Therapie indiziert sein. Eine stationäre oder teilstationäre Therapie kann auch dann sinnvoll sein, wenn ein ambulantes Setting keine Therapiefortschritte gebracht hat.

CAVE: Das Vorliegen von selbstverletzendem Verhalten oder einer latenten Suizidalität an sich impliziert nicht automatisch eine stationäre oder teilstationäre Behandlung!

Stationäre Krisenintervention

Bei Vorliegen einer akuten Suizidalität ohne Absprachefähigkeit oder der Gefahr einer akuten Fremdgefährdung ist eine stationäre Krisenintervention indiziert. In der akuten Krise lässt sich leider oft nicht verhindern, dass dysfunktionale Verhaltensweisen des Jugendlichen durch das Behandlungsteam oder Mitpatienten verstärkt werden, weil der Schutz des Patienten Vorrang hat. Daher ist darauf zu achten, Kriseninterventionen möglichst kurz zu halten, um eine Hospitalisierung zu vermeiden und – wenn möglich – wenig Verstärkung für suizidales Verhalten zu geben.

Auch bei einer geplanten und offenen stationären Behandlung können Krisen auftreten, die eine Verlegung auf die Akutstation notwendig machen. Es ist wichtig, die Krisenintervention klar von der Therapie zu trennen. Das bedeutet z. B., dass das vorher zuständige therapeutische Personal in der Krise nicht zuständig ist und der Patient an therapeutischen Angeboten in dieser Phase nicht teilnimmt. Eine Rückverlegung auf die offene Therapiestation sollte stattfinden, sobald der Patient sich von akuter Suizidalität distanzieren kann.

Stationäre oder teilstationäre Behandlung auf einer offen geführten DBT-A-Station

Grundsätzlich ist eine ambulante störungsspezifische Behandlung einer stationären oder teilstationären Behandlung vorzuziehen, um Hospitalisierungstendenzen entgegenzuwirken und die Jugendlichen möglichst in ihrem Alltag zu unterstützen. Eine stationäre Behandlung kann dann sinnvoll sein, wenn die Selbstverletzungen lebensgefährlich sind oder zu langfristigen irreparablen Schäden des Körpers führen können oder wenn selbstgefährdendes Risikoverhalten vorhanden ist. Manche Patientinnen neigen z. B. dazu, sich in Situationen zu bringen, in denen es zu körperlicher oder sexueller Gewalt kommen kann. Auch massiver Substanzmissbrauch kann eine stationäre Behandlung nahelegen. Grundsätzlich gilt bei all diesen Verhaltensweisen, dass eine stationäre Behandlung dann indiziert ist, wenn im ambulanten Setting die Absprachefähigkeit bezogen auf dieses Verhalten noch nicht ausreichend gegeben ist.

Eine stationäre Behandlung sollte auch dann angedacht werden, wenn eine ambulante Behandlung keine Fortschritte zeigt. Grundsätzlich ist eine DBT-A-Station einer unspezifischen Therapiestation vorzuziehen. Der Vorteil einer DBT-A-Station ist die klare Zielhierarchisierung in der Behandlung, die Zeitbegrenzung der stationären Behandlung und der Versuch, die Patientin von Beginn an zu einer Eigenverantwortung zu motivieren und ihre Selbstwirksamkeit durch die Vermittlung von Skills zu stärken. Das DBT-A-Konzept beinhaltet, dem Risiko der Hospitalisierung möglichst entgegenzuwirken. Der Vorteil einer stationären DBT-A-Behandlung im Vergleich zu einer ambulanten Behandlung ist die intensive Anleitung im Einsatz von Skills zu allen Tageszeiten. Gerade am Abend geraten die Patientinnen häufig in Anspannungszustände. Auch eine tagesklinische DBT-A-Behandlung hat den Vorteil der intensiven Anleitung, hier fehlt jedoch die Möglichkeit, auch am Abend oder in der Nacht zu unterstützen. In manchen Fällen kann eine stationäre oder teilstationäre DBT-A-Behandlung für eine klar begrenzte Zeit einer ambulanten unspezifischen Behandlung vorzuziehen sein. Dies gilt nur dann, wenn eine Borderline-Diagnose vorliegt und deutlich wird, dass die Patientin von einer unspezifischen Behandlung nicht profitiert, es aber keine ambulanten DBT-A-Angebote im Umfeld gibt.

Ambulante DBT-A-Behandlung auch bei schwerer Symptomatik

Die DBT und die DBT-A sind als ambulante Behandlungsprogramme entwickelt worden, um Hospitalisierungen möglichst zu vermeiden. Die Verantwortungsübernahme der Jugendlichen soll gestärkt und der Einsatz von Skills in ihrem normalen Umfeld soll etablieren werden. Die DBT-A bietet viele Möglichkeiten, mit NSSV und chronischer Suizidalität umzugehen, ohne dass eine längere stationäre Behandlung notwendig wird. Kurzfristige Aufnahmen auf Krisenstationen bei akuter Suizidalität können in die sonst ambulante Behandlung integriert werden. Sie sollten jedoch zeitlich auf die akute Krise begrenzt sein. Die ambulante DBT-A hat zur Aufgabe, mit dem Patienten daran zu arbeiten, dass Akutaufnahmen immer seltener bis gar nicht mehr notwendig werden.

2.2.5 Bedingungen für eine interdisziplinäre Zusammenarbeit

L15 **Leitlinie 15: Interdisziplinäre Zusammenarbeit**

Der Schweregrad der Problematik und/oder die Überforderung des familiären Umfeldes macht den Einbezug des Jugendamtes in der Arbeit mit Jugendlichen mit BPS häufig notwendig. Sind die Eltern gut erreichbar und in der Lage, Veränderungen in ihrem Verhalten zu zeigen, kann eine ambulante Maßnahme hier ausreichend sein. Existiert im Umfeld des Kindes körperliche oder sexuelle Gewalt, die von den Eltern ausgeht oder von ihnen nicht verhindert wird, ist eine stationäre Jugendhilfemaßnahme indiziert. Auch wenn die Eltern sich ihrem Kind gegenüber massiv invalidierend und entwertend verhalten, und sich dies durch die Elternarbeit in der Therapie nicht verändern lässt, kann eine stationäre Jugendhilfemaßnahme erforderlich werden. Genauso kann eine stark ausgeprägte und selbstgefährdende Symptomatik des Kindes, die sich durch eine störungsspezifische Therapie nicht ausreichend verändern lässt, eine stationäre Jugendhilfemaßnahme erforderlich machen. Der Einbezug der Schule ist immer sinnvoll.

Jugendhilfemaßnahmen

Sind die Eltern erreichbar, motiviert und in der Lage, ihr Verhalten zu reflektieren und bei Bedarf zu ändern, ist möglicherweise keine durch das Jugendamt getragene Maßnahme notwendig. Da die Anforderungen an die Familie hoch sind, kann jedoch auch hier eine ambulante Jugendhilfemaßnahme sinnvoll sein, um sowohl die Eltern als auch die Jugendlichen in diesem Prozess zu unterstützen. Nehmen die Eltern und Kinder Unterstützung an, sind im Alltag jedoch mit der Generalisierung des in der Therapie gelernten Verhaltens überfordert, sollte eine ambulante Jugendhilfemaßnahme diesen Prozess begleiten.

Bei Vorliegen von körperlicher oder sexueller Gewalt in der Familie ist die Unterbringung des Kindes in einer stationären Jugendhilfemaßnahme notwendig. Auch wenn die Eltern nicht in der Lage sind, ihr Kind vor Gewalt durch andere Familienmitglieder oder fremde Menschen zu schützen, und das Kind dies selbst auch noch nicht kann, ist eine stationäre Jugendhilfemaßnehme indiziert. Liegen in der Familie Konflikte vor, die zu einer ständigen Spannung führen, mit der das Kind nicht umgehen kann, und lassen sich diese Konflikte nicht lösen, muss geprüft werden, ob eine stationäre Jugendhilfemaßnahme notwendig ist. Massive Invalidierungen und Entwertungen durch die Eltern, die sich durch die therapeutische Elternarbeit nicht verändern, können auch ein Grund dafür sein, eine stationäre Jugendhilfemaßnahme einzuleiten. Manchmal sind die Eltern aufgrund einer eigenen psychischen Erkrankung nicht in der Lage, ihr Verhalten zu ändern und ihren Kindern einen stabilen Rahmen zu geben. Hier sollte zunächst eine therapeutische Behandlung der Eltern vorgeschlagen werden. Es gibt jedoch Eltern, die dazu nicht bereit sind oder bereits Behandlungen durchlaufen haben, ohne eine ausreichende Stabilisierung erfahren zu haben. Auch dann ist eine stationäre Jugendhilfemaßnahme indiziert.

Ist die Symptomatik des Kindes auch nach therapeutischen Interventionen weiterhin stark ausgeprägt und stellt eine Gefährdung für das Kind dar, bedarf es – auch bei veränderungsmotivierten und ausreichend stabilen Eltern – einer Unterbringung des Kindes in einer stationären Jugendhilfe. In diesem Fall ist eine therapeutische Jugendhilfeeinrichtung, die bereits Erfahrung mit dem Krankheitsbild hat, notwendig. Besonders geeignet, aber rar gesät, sind Jugendhilfeeinrichtungen, die sich am Konzept der DBT-A orientieren. Auch in allen anderen Fällen, in denen Borderline-Symptome bei den Jugendlichen vorliegen, sind therapeutische Einrichtungen in der Regel hilfreicher als rein pädagogische Einrichtungen.

Einbezug der Schule

Der Einbezug der Heimatschule des Patienten ist äußert sinnvoll. Es hilft den Lehrkräften, einen angemessenen Umgang mit ihren belasteten Schülern zu entwickeln, wenn sie ein besseres Verständnis für die Problematik der Jugendlichen haben. Weiterhin müssen die Lehrkräfte informiert sein, wenn die Schüler neue Strategien (Skills) erlernt haben. Sonst besteht die Gefahr, dass sie irritiert oder sogar bestrafend reagieren und damit den Einsatz der Skills unterbinden. Lehrkräfte können den Einsatz von Skills unterstützen, indem sie ihre Schüler zum Einsatz von Skills anregen oder Raum dafür geben. So könnten sie z.B. ermöglichen, dass ein Schüler den Klassenraum kurz verlässt, wenn er hoch angespannt ist und der Einsatz von Skills im Klassenraum keine ausreichende Veränderung bringt. Wichtig ist hier jedoch auch, dass die Lehrkräfte auf die Eigenverantwortung der Schüler fokussieren. Sie sollen nicht das Gefühl bekommen, sie wären dafür verantwortlich, dass die Schüler Skills einsetzen und keine dysfunktionalen Verhaltensweisen mehr zeigen. Langfristig sollen die Schüler lernen, ihre Skills so einzusetzen, dass sie keiner Sonderbehandlung bedürfen.

2.3 Leitlinien zur Therapie

DBT-A, CFT und Family-skills

Dieser Leitfaden zur Therapie von Jugendlichen mit emotional-instabilen Persönlichkeitszügen oder einer BPS und deren Familien oder Bezugspersonen stellt die Behandlung anhand der Dialektisch-Behavioralen Therapie für Adoleszente dar (Miller, Rathus & Linehan, 2007; Rathus & Miller, 2015). Er orientiert sich zusätzlich an der Compassioned Focused Therapy (Gilbert, 2013), die mittlerweile auch in die DBT für erwachsene Borderline-Patientinnen Einzug gehalten hat (vgl. Bohus, 2019), an der Vermittlung von Familyskills (Fruzzetti, 2006; Trasselli, von Auer & Gunia, 2022) sowie an der langjährigen Erfahrung in der Arbeit mit emotional-instabilen Jugendlichen und deren Familien. Nachfolgend werden Informationen zur Struktur der Behandlung, zu den Behandlungsbausteinen und dem konkreten praktischen Vorgehen in der Therapie gegeben (vgl. auch Tabelle 5). Es werden hilfreichen Strategien im Aufbau und Erhalt einer vertrauensvollen Beziehung zu Jugendlichen und Eltern vermittelt.

Tabelle 5: Überblick über die Leitlinien zur Therapie

L16	Therapeutische Grundhaltung
L17	Vorbereitung der Therapie
L18	Psychoedukation
L19	Behandlungsplanung
L20	Einsatz von Verhaltensanalysen während der Therapie
L21	Einsatz von Diary-Cards
L22	Skillsvermittlung
L23	Telefoncoaching
L24	Kontingenzmanagement
L25	Verbesserung von Selbstwert und Selbstmitgefühl
L26	Einbezug der Eltern bzw. Bezugspersonen
L27	Den Mittelweg finden
L28	Familyskills
L29	Einbezug der Lehrkräfte
L30	Pharmakotherapie

Die *Dialektisch-Behaviorale Therapie für Adoleszente* (*DBT-A;* Miller, Rathus & Linehan, 2007; Rathus & Miller, 2015) ist ein kognitiv-verhaltenstherapeutisches Konzept, welches speziell für die Arbeit mit emotional-instabilen Jugendlichen und deren Familien konzipiert wurde. Neben dem kognitiv-verhaltenstherapeutischen Ansatz spielen eine dialektische Haltung, die die Pole Akzeptanz und Veränderung integriert, und eine achtsame Haltung, die annehmend und möglichst nicht bewertend ist, als Basis für alle anderen Therapiebausteine eine zentrale Rolle. Eine dialektische und achtsame Haltung wird zum einen vom Behandlungsteam erwartet, zum anderen aber auch als hilfreiche Strategie an die Patienten vermittelt.

In der *Compassioned Focused Therapy* (*CFT;* Gilbert, 2013) sollen die Patienten, die in der Regel selbstabwertend und streng mit sich sind, lernen, Mitgefühl für sich und andere zu entwickeln.

Die *Familyskills* (Fruzzetti, 2006; Fruzzetti & Shenk, 2008; Fruzzetti & Worrall, 2010; Fruzzetti & Payne, 2015; Trasselli, von Auer & Gunia, 2022) wurden von Alan Fruzzetti entwickelt, der DBT-Therapeut und Familientherapeut ist. Es sind Strategien, die Angehörigen von Patienten mit einer emotional-instabilen Symptomatik helfen sollen, sich selbst besser zu regulieren und die Interaktion innerhalb der Familie zu verbessern.

2.3.1 Therapeutische Grundhaltung

L16 **Leitlinie 16: Therapeutische Grundhaltung**

- *Entwickeln Sie eine dialektische Haltung und Beziehungsgestaltung, nutzen Sie dafür auch die Grundannahmen der DBT-A.* Halten Sie eine dialektische Balance zwischen Akzeptanz und Veränderung. Versuchen Sie zu verstehen, welche Funktion die Symptomatik hat, und ermöglichen Sie auch den Jugendlichen und ihren Eltern, zu verstehen und zu akzeptieren, bevor es um eine Veränderung geht. Gehen Sie davon aus, dass verschiedene Wahrnehmungen gleichzeitig ihre Berechtigung haben und es nicht darum geht, wer Recht hat. Versuchen Sie, Jugendlichen und Eltern auf Augenhöhe zu begegnen und sie in ihrer Ansicht und Meinung als Experten zu sehen. Ziehen oder drängen Sie nicht auf Veränderung. Gehen Sie davon aus, dass die Jugendlichen und auch die Eltern leiden, Dinge verändern wollen und im Moment ihr Bestes geben.
- *Nutzen Sie Commitmentstrategien, um eine Zustimmung zu Zielen und Vorgehen zu erhalten.* Präsentieren Sie keine Lösungen, wenn Sie noch kein Commitment dafür haben, an Veränderung zu arbeiten. Nehmen Sie sich Zeit, um ein Commitment (eine Zustimmung) zu den jeweiligen Schritten in der Therapie zu erhalten. Lassen Sie den Jugendlichen eine Wahl, besprechen Sie mit ihnen Vor- und Nachteile einer Veränderung, verhandeln Sie, verstärken Sie jeden kleinen Schritt in Richtung Veränderung und glauben Sie an die Jugendlichen.
- *Nutzen Sie Validierungsstrategien, um eine vertrauensvolle Beziehung zu Eltern und Jugendlichen aufzubauen und zu halten.* Versuchen Sie, die Gefühle, Gedanken, Bedürfnisse oder das Verhalten der Jugendlichen und ihrer Eltern zu verstehen und vermitteln Sie dies, so oft es geht. Das heißt nicht unbedingt, dass Sie genauso empfinden oder das Verhalten gutheißen. Validierung führt dazu, dass die andere Person sich verstanden und gesehen fühlt. Daher ist Validierung die Grundlage für eine gute und stabile Beziehung.
- *Nutzen Sie Selbstmitgefühl und Mitgefühl, um den emotionalen Belastungen in der Behandlung Stand zu halten.* Versuchen Sie, sich selbst gegenüber und auch den Jugendlichen und ihren Eltern gegenüber Mitgefühl zu entwickeln. Nehmen Sie Ihre Gefühle und die der einzelnen Familienmitglieder achtsam wahr und begegnen Sie ihnen freundlich. Dies ist die Voraussetzung dafür, auch mit schwierigen Gefühlen umzugehen. Damit sind Ihre eigenen aber auch die Gefühle der Jugendlichen und ihrer Eltern gemeint. Mitgefühl zu haben bedeutet, Anteil am Leid des anderen Menschen zu nehmen, ohne mich ins Leid hineinziehen zu lassen und mich ohnmächtig zu fühlen. Selbstmitgefühl und Mitgefühl sind die Basis für einen langfristig wertschätzenden Umgang mit sich selbst, mit den Jugendlichen und deren Eltern.

- *Nutzen Sie ein Konsultationsteam. Wahren Sie auch Ihrem Team gegenüber eine validierende und mitfühlende Haltung.* Teams, die mit emotional-instabilen Jugendlichen arbeiten, sind einer starken emotionalen Belastung ausgesetzt. Daher ist es umso wichtiger, untereinander eine mitfühlende und validierende Haltung einzunehmen und sich im Konsultationsteam gegenseitig zu unterstützen.

Beziehungsgestaltung als Herausforderung

Es kann eine große Herausforderung sein, in der Arbeit mit emotional-instabilen Jugendlichen und deren Eltern eine stabile Beziehung zu diesen aufzubauen und zu halten. Wir haben es hier mit hoch emotionalen Familien zu tun und sind als Therapeutinnen starken Gefühlen auf Seiten der Jugendlichen, ihrer Eltern und uns selbst ausgesetzt. Oft fühlen wir uns hilflos und überfordert, angegriffen oder ärgern uns massiv über diese Familie. Starke Gefühle führen zu starken Bewertungen. Diese lauten in solchen Fällen dann z. B. „Die will doch gar nichts in der Therapie", „Die wollen doch alle nichts verändern", „Die sind aber wirklich unverschämt". Diese Gefühle und Bewertungen kommen in der Regel automatisch, und es ist menschlich, so zu fühlen und zu denken. Die Bewertungen führen jedoch zu mehr Ärger auf Seiten des therapeutischen Personals und verhindern den Aufbau einer vertrauensvollen Beziehung zur Jugendlichen oder der Familie. Die folgenden Strategien sollen dabei helfen, einen hilfreichen Umgang mit solchen Situationen zu finden.

Grundannahmen

Marsha Linehan, die Begründerin der DBT (Linehan, 1996a), hat aufgrund ihrer eigenen Erfahrung als junge erwachsene Patientin in der Psychiatrie *Grundannahmen für Behandlerinnen und Behandlungsteams* formuliert (Linehan, 2015, S. 136 ff.). Diese sollen helfen, eine wertschätzende und unterstützende Beziehung zu den Patientinnen aufzubauen und zu halten – gerade in Situationen, in denen der Kontakt schwierig wird. Die Grundannahmen wurden von Miller und Rathus für die Arbeit mit der gesamten Familie angepasst (Miller, Rathus & Linehan, 2007, S. 220 ff.). Übersetzt lauten sie:

- Alle Teilnehmenden[2] geben sich wirklich Mühe.
- Die Teilnehmenden wollen sich verändern.
- Die Teilnehmenden müssen stärker motiviert sein und sich mehr anstrengen, um sich zu verändern.
- Die Teilnehmenden haben ihre Schwierigkeiten nicht alle selbst verursacht, müssen sie aber selbst lösen.
- Das Leben der Teilnehmenden ist in dieser Form belastend und schwer auszuhalten.
- Die Teilnehmenden müssen in allen wichtigen Lebensbereichen neue Verhaltensweisen lernen.
- Die Teilnehmenden können in der Therapie nicht „versagen".
- Es gibt keine absolute Wahrheit.

---

2 Anmerkung: Mit den „Teilnehmenden" sind die Jugendlichen und ihre Eltern bzw. andere Bezugspersonen gemeint.

In diesen Grundannahmen spiegeln sich folgende Aspekte wider: Es wird anerkannt, dass die Jugendlichen und auch ihre Eltern leiden und vor dem Hintergrund ihrer Geschichte, ihres Wissensstands, ihrer Fertigkeiten und der aktuellen Lebenssituation ihr „Bestes" geben. Es wird darauf hingewiesen, dass sie, falls sie sich nicht weiterentwickeln und von der Therapie nicht so profitieren, wie wir es uns wünschen, noch nicht anders können, es Hindernisse und Blockaden gibt, die sie daran hindern. Es wird betont, dass die Familienmitglieder sich keineswegs in der aktuellen Situation wohlfühlen und sie diese verändern wollen. Gleichzeitig wird aufgezeigt, dass alle an der Therapie Teilhabenden selbst die Verantwortung für ihr Verhalten tragen und sich mehr anstrengen müssen als bisher, um Dinge zu verändern. Dabei wird anerkannt, dass dies enorme Energie erfordert und schwere Arbeit ist. In den Grundannahmen wird auch der Tatsache Rechnung getragen, dass sich die Probleme von emotional-instabilen Jugendlichen in allen wichtigen Lebensbereichen zeigen. Es ist sehr viel leichter, an Problemen zu arbeiten, die eng umgrenzt sind und sich nur auf einen gewissen Lebensbereich auswirken.

Die Grundannahmen helfen, schwierige Phasen in der Therapie zu überstehen

Die Grundannahmen dienen den Therapeutinnen und Behandlungsteams dazu, eine dialektische, validierende und annehmende Haltung den Jugendlichen und ihren Familien gegenüber zu erlangen. Bei der Stärke der Symptomatik lässt sich nicht verhindern, dass diese zwischenzeitlich verloren geht. Es hilft, sich die Grundannahmen immer wieder bewusst zu machen, gerade wenn Ärger oder Hilflosigkeit da sind. Die Grundannahmen bedeuten nicht, dass keine Grenzen gesetzt werden. Klare Grenzen sind die Voraussetzung dafür, die Grundannahmen umsetzen zu können. Teams sind nur in der Lage, die Grundannahmen zu verinnerlichen, wenn sie wissen, dass auch ihre Grenzen beachtet werden und sie nicht hilflos Grenzüberschreitungen durch Jugendliche oder Eltern ausgesetzt sind. Die Grundannahmen helfen jedoch, Grenzen validierend und wohlwollend auszusprechen und die Beziehung auch dann zu erhalten. Dies ist oft eine neue Erfahrung für die Jugendlichen. Die Grundannahmen werden auch mit den Jugendlichen und ihren Eltern besprochen. Es soll für alle transparent sein, welche Haltung das DBT-Team ihnen gegenüber einnimmt.

Dialektik

Halten Sie eine dialektische Balance zwischen Akzeptanz und Veränderung. Versuchen Sie zu verstehen, welche Funktion die Symptomatik hat, und ermöglichen Sie auch den Jugendlichen und ihren Eltern, zu verstehen und zu akzeptieren. Erst wenn dies geschehen ist, lassen sich Lösungsstrategien erarbeiten. Wird zu schnell auf Veränderung gepocht, kann das Widerstände auslösen. Gleichzeitig müssen Sie auch relativ bald Veränderungsstrategien erarbeiten. Die Jugendlichen kommen zu Ihnen, weil Sie leiden und Dinge ändern wollen, kennen jedoch noch wenig hilfreiche Strategien. Je gefährlicher oder schädlicher ein Verhalten für die Jugendlichen ist, desto schneller müssen Sie die ersten Veränderungsstrategien erarbeiten. Insgesamt ist es Ihre Aufgabe, immer wieder die Balance zwischen Akzeptanz und Veränderung herzustellen. Sie verstehen und validieren, warum ein bestimmtes Verhalten bisher aufgetreten ist, glauben gleichzeitig an die Fähigkeit der Jugendlichen, dieses Verhalten zu verändern und unterstützen sie darin, indem Sie konkrete Verhaltensveränderungen erarbeiten.

Dialektische Beziehungsgestaltung

Auch die Beziehungsgestaltung sollte in der DBT-A auf eine dialektische Art erfolgen. Stellen Sie sich zur Verdeutlichung folgendes Bild vor: Therapeut und Patient stehen auf den gegenüberliegenden Seiten einer Wippe. Geht der Patient auf der Wippe einen Schritt zurück, muss auch der Therapeut einen Schritt zurück machen, um das Gleichgewicht der Wippe zu halten. Oft bewegt sich der Patient dann wieder auf den Therapeuten zu, sodass dann auch dieser einen Schritt nach vorne macht, um das Gleichgewicht zu halten.

Immer wenn Sie bemerken, dass Sie zu stark auf den Jugendlichen zugehen, ihn „überreden" oder „drängen", ist die Wippe nicht mehr im Gleichgewicht. Gehen Sie dann innerlich einen Schritt zurück, lehnen Sie sich körperlich zurück und validieren Sie die Sichtweise des Jugendlichen, wenn das möglich ist. Vielleicht bewegt sich der Jugendliche jetzt wieder auf Sie zu. Falls das nicht passiert, gewinnen Sie dadurch Klarheit. Dann hätte das „Drängen" langfristig auch nichts verändert.

Fallbeispiel: Lena

Lena stellt sich in der Klink vor. Es geht um die Frage, ob sie stationär aufgenommen werden soll. Die Therapeutin schätzt eine Aufnahme als sinnvoll ein.

Lena: „Ich weiß nicht, ob ich wirklich kommen soll. Dann bin ich so weit von meiner Familie weg, und den Hund sehe ich dann auch nicht mehr, und der tut mir wirklich gut." *[Lena bewegt sich auf der Wippe nach hinten.]*

Th.: „Ja, da hast du vollkommen recht. Das wäre sehr schwer für dich. Und ich hab' gehört, dass du regelmäßig reiten gehst, was dann auch nicht mehr ginge. Das sind einige Argumente, die gegen eine Aufnahme sprechen." *[Die Therapeutin bewegt sich ebenfalls zurück.]*

Da Lena ambivalent ist und spürt, dass eine stationäre Therapie eigentlich sinnvoll wäre, ermöglicht ihr das Verhalten der Therapeutin, die eigenen Motive wahrzunehmen, statt einen Machtkampf mit der Therapeutin einzugehen.

Lena: „Ja, das stimmt. Aber irgendwie geht es so ja auch nicht mehr weiter, und ich weiß auch gar nicht, ob ich weiter reiten gehen kann, wenn ich mich so schwer verletze." *[Sie geht einen Schritt auf die Therapeutin zu.]*

Die Therapeutin muss nun auch auf die Jugendliche zugehen.

Th.: „Ja, das stimmt. Und wir haben hier wirklich ein gutes Konzept, von dem ich glaube, dass es dir helfen könnte."

Die Jugendlichen sind die Experten

Eine Dialektik in der Haltung den Jugendlichen und Familien gegenüber zeigt sich auch in der oben angeführten Grundannahme: „Es gibt keine absolute Wahrheit." Das therapeutische Personal geht also davon aus, dass es nicht im Besitz dieser Wahrheit ist. Der Therapeut ist Coach, Trainer, Unterstützer, der über ein erweitertes Wissen in der Behandlung von emotional-instabilen Jugendlichen und deren Familien verfügt, welches er zur Verfügung stellt. Die Patienten sind jedoch die Experten für ihr Verhalten. Die Hypothesen des Therapeuten beziehen natürlich auch Verhaltensbeobachtungen ein. Die Basis bilden jedoch die Beschreibungen und Erläuterungen der Jugendlichen (oder Eltern). Hypothesen werden transparent formuliert, sodass der Jugendliche die Möglichkeit hat, diesen zuzustimmen oder auf passendere Hypothesen hinzuwirken. So versuchen Sie gemeinsam mit den Jugendlichen, die Dinge besser zu verstehen. Sie befinden sich auf Augenhöhe. Sie machen Angebote, die der Jugendliche annehmen oder ablehnen darf.

Commitment

Commitment und Commitmentstrategien

Die jugendlichen Patientinnen werden also als autonome, selbstbestimmte Personen gesehen, die mithilfe des therapeutischen Teams entscheiden, welche Ziele sie sich für die Therapie setzen und was sie in ihrem Leben verändern möchten. Das Behandlungsteam benötigt somit von den Jugendlichen die Zustimmung zu den Therapiezielen, zur Behandlung allgemein aber auch zu der Vorgehensweise. Diese Zustimmung wird in der DBT als *Commitment* bezeichnet. Wenn es in der Therapie nicht vorangeht, sollten Sie das Commitment überprüfen. Linehan hat für die Arbeit mit Borderline-Patientinnen spezielle *Commitmentstrategien* entwickelt (Linehan, 1996a; für eine Übersicht vgl. von Auer & Bohus, 2017, S. 7 ff.).

Pro und Contra

Das Abwägen von *Pro und Contra* ist eine aus der Verhaltenstherapie bekannte Strategie. Der Patient sammelt mithilfe der Therapeutin Argumente, die für oder gegen ein bestimmtes Verhalten sprechen. Dabei wird zwischen kurz- und langfristigen Folgen des Verhaltens unterschieden. Es bietet sich an, hierfür ein 4-Felder-Schema zu nutzen (vgl. auch von Auer & Bohus, 2017, S. 103). Diese Strategie lässt sich anwenden, um wichtige Entscheidungen zu treffen. So können die Jugendlichen sich z. B. damit beschäftigen, welche Argumente für und gegen selbstverletzendes Verhalten, Alkohol- oder Drogenkonsum, die Aufnahme oder Weiterführung der Therapie oder auch die Entscheidung für einen neuen Weg sprechen.

Niemals auf Veränderung drängen

Achten Sie darauf, dialektisch zu bleiben, wenn Sie mit den Jugendlichen Pro-Contra-Listen erarbeiten. Nehmen Sie alle Argumente auf, bewerten Sie diese nicht und versuchen Sie auf keinen Fall, die Jugendlichen in eine Richtung zu drängen. In manchen Fällen ist es sogar sinnvoll, eher Argumente für ein Problemverhalten zu ergänzen, um den Jugendlichen die Möglichkeit zu geben, sich stärker in Richtung Veränderung zu bewegen. Nur wenn Sie nicht auf die Aufgabe des Problemverhaltens drängen und die Argumente, die für das Problemverhalten sprechen, authentisch validieren, hat die Patientin die Möglichkeit, sich beide Seiten offen anzusehen und eine Entscheidung zu treffen, die dann auch langfristig trägt. Es ist gewünscht, dass die Jugendliche selbst erkennt, welche Konsequenzen ihr Verhalten aufrechterhalten und warum es ihr so schwerfällt, das Verhalten aufzugeben. In der Regel sind die meisten Argumente für das Problemverhalten eher bei den kurzfristigen, die dagegen eher bei den langfristigen Konsequenzen einzuordnen. Besprechen Sie, dass unser Verhalten stark durch die kurzfristigen und wenig durch die langfristigen Konsequenzen gesteuert wird. Daher ist es für alle Menschen schwer, Verhaltensweisen zu ändern, die kurzfristig viele positive Konsequenzen haben. Die bereits ausgefüllte Pro-Contra-Liste kann später in Hochanspannungssituationen als Stresstoleranzskill genutzt werden (vgl. Kapitel 2.3.7), um sich in dieser Situation die langfristigen negativen Konsequenzen von schädlichem Verhalten vor Augen zu führen. Neben dieser ausführlichen Form der Pro-Contra-Listen sollten Sie natürlich auch im Gespräch immer wieder fragen, was für oder gegen ein bestimmtes Verhalten spricht, und die Jugendlichen darin anleiten, diese Strategie auch eigenständig zu nutzen.

„Fuß in der Tür" und „Tür ins Gesicht"

Bei der Strategie *„Fuß in der Tür"* versuchen Sie, die Zustimmung zu einer kleineren Verhaltensänderung zu erhalten. Dieser erste Schritt soll nachfolgende Schritte ermöglichen. Sie könnten z. B. mit dem Jugendlichen verabreden, die Skillsgruppe an zwei Terminen zu besuchen, bevor er sich auf die Teilnahme festlegt. *„Tür ins Gesicht"* bezeichnet das gegenteilige Vorgehen. Sie stellen eine hohe Anforderung, lassen sich dann aber auf eine geringere Anforderung „herunterhandeln". So könnten Sie z. B. einem Jugendlichen ankündigen, dass er ab jetzt täglich eine Stunde Sport machen sollte. Wenn er dem widerspricht, handeln Sie mit ihm aus, zweimal pro Woche 30 Minuten Sport zu machen. Oft werden die beiden Strategien miteinander verbunden, sodass man sich durch Verhandlungen auf einen Kompromiss einigt.

Freie Wahlmöglichkeit

Bleiben Sie bei der Haltung, dass es letztendlich die *freie Wahl* der Jugendlichen ist, ob sie sich für einen neuen Weg und ein neues Verhalten entscheidet. Natürlich wünschen Sie sich als Therapeut, dass die Patientin bestimmte Schritte macht. Dies dürfen Sie auch äußern. Bleiben Sie dennoch in der Haltung dialektisch. Die Jugendliche darf entscheiden, welche Schritte sie wann geht. Seien Sie jedoch bezüglich der Konsequenzen, die das Verhalten vermutlich nach sich zieht, transparent. So entscheidet die Jugendliche, ob sie sich an bestimmte Regeln in der Therapie hält. Eine Entscheidung gegen die Regeleinhaltung kann jedoch zu einer Therapiepause oder sogar zu einem Therapieende führen. Auch wenn die Jugendliche aufgrund äußerer Zwänge zur Therapie kommt, hat sie innerhalb dieses Rahmens Wahlmöglichkeiten. So hat auch eine Jugendliche, die per Beschluss auf der Akutstation ist, die Wahl, wie sie diese Zeit für sich nutzen möchte.

Erinnern an frühere Zustimmung

Gab es zu Beginn der Behandlung eine Zustimmung zu bestimmten Zielen, nimmt das Commitment dann aber ab, können Sie *an die frühere Zustimmung* erinnern:

„Als du die Therapie begonnen hast, war dein Ziel, keine Drogen mehr zu konsumieren. Was ist daraus geworden?“

Ist Ihnen bei Beginn der Therapie klar, dass bestimmte Schwierigkeiten auftreten werden, können Sie sich bereits jetzt ein Commitment zum Vorgehen einholen und in entsprechender Situation an die Zustimmung zu diesem Vorgehen erinnern:

„Du hast mir erklärt, dass du die letzte Therapie abgebrochen hast, weil du dich von deiner Therapeutin nicht verstanden gefühlt hast. Können wir beide vereinbaren, dass ich dich anrufe, falls du zu einem Termin nicht erscheinst und dich frage, ob du das Gefühl hattest, dass ich dich nicht verstanden habe? Du gibst mir dann die Chance, dies in einem folgenden Termin zu klären.“

Sollte eine solche Situation eintreten, müssen Sie sich natürlich dann auch an das vereinbarte Vorgehen halten. Es wird leichter sein, die Zustimmung des Jugendlichen für das Vorgehen zu erhalten, wenn er diese zu einem früheren Zeitpunkt bereits gegeben hatte.

Advocatus Diaboli

Advocatus diaboli besagt, dass Sie bewusst als „Anwalt des Teufels“ argumentieren. Sie argumentieren also gegen das, was Sie sich eigentlich von der Jugendlichen wünschen. Diese Strategie funktioniert nur dann, wenn die Jugendliche eigentlich schon „auf Ihrer Seite“ ist, jedoch einen Gesichtsverlust befürchtet, wenn sie dies zugibt. Diese Strategie kann auch dann helfen, wenn die Jugendliche die Erfahrung gemacht hat, dass Erwachsene und Therapeuten sie zu bestimmten Schritten überreden.

Fallbeispiel: Jan

Jan ist 16 Jahre alt und kommt mit seiner Mutter in die Praxis. Die Mutter wünscht sich, dass er eine Therapie macht. Er selbst sagt, dass er diese nicht bräuchte, weil er keine Probleme habe. Die Therapeutin weiß von der Mutter, dass Jan sich verletzt und unregelmäßig zur Schule geht. Sie spricht allein mit Jan.

Th.: „Jetzt weiß ich nicht so recht, was ich machen soll. Eigentlich wollte ich dir etwas über das Therapiekonzept berichten. Nun sagst du aber, dass du gar keine Schwierigkeiten hast. Dann ist es ja blöd, wenn wir unsere Zeit verschwenden, nicht wahr? Dann ist es doch eigentlich besser, ich sage deiner Mutter, dass du die Therapie nicht brauchst, und schicke euch nach Hause, oder?“

Jan: *(etwas gelangweilt)* „Sie können mir das ja mal erzählen, jetzt, wo ich schon hier bin.“

Im weiteren Verlauf betont die Therapeutin immer wieder, dass Jan die Therapie ja nicht braucht und es eigentlich Zeitverschwendung ist, ihm von den einzelnen Bausteinen der Therapie zu berichten. Jan sagt dann jedoch immer wieder, dass sie in ihrem Bericht fortfahren soll. Am Ende des Gesprächs sagt die Therapeutin:

Th.: „Tja, jetzt hab' ich dir das alles erzählt. Ist ja eigentlich Quatsch. Was machen wir denn jetzt?"

Jan: „Ich kann es ja mal ausprobieren."

Cheerleading

Cheerleading bedeutet, dass Sie an die Jugendlichen und ihre Fähigkeit, Dinge zu verändern, glauben und ihnen das vermitteln. Dies ist zum einen eine Grundhaltung, die die Jugendlichen spüren und die ihnen Mut macht. Zum anderen kann Cheerleading auch ein direktes „Anfeuern" bedeuten: „Los, du schaffst das!". Es beinhaltet auch, den Jugendlichen für jeden funktionalen Schritt zu verstärken, den er tut. Voraussetzung ist dabei, dass Sie wirklich davon überzeugt sind, dass der Jugendliche diese Schritte auch gehen kann. Sind Sie das nicht, wirkt Ihr Anfeuern nicht authentisch, sondern invalidierend.

Validierung

Validierung

Validierung bedeutet, etwas als valide (gültig) anzuerkennen. Sie validieren die Jugendliche dadurch, dass Sie ihr vermitteln, ihre Gefühle, Gedanken, Bedürfnisse oder ihr Verhalten zu verstehen und anzunehmen. Das heißt nicht unbedingt, dass Sie genauso empfinden oder das Verhalten gutheißen. Validierung führt dazu, dass die andere Person sich verstanden und gesehen fühlt. Daher ist Validierung die Grundlage für eine gute und stabile Beziehung. Gleichzeitig verbessert Validierung die Selbstakzeptanz der Jugendlichen. Unsere Patientinnen sind in der Regel bezüglich ihrer eigenen Gefühle massiv verunsichert (vgl. Kapitel 2.3.3). Validierung ist die Basis dafür, dass die Jugendlichen selbst beginnen, sich zu verstehen. Manchmal lässt sich ein Verhalten aufgrund des aktuellen Geschehens verstehen, manchmal aber auch nur vor dem Hintergrund der biologischen Disposition, der Erfahrungen und der Grundannahmen dieser Person (für weitere Details vgl. auch von Auer & Bohus, 2017, S. 7; Bohus, 2019, S. 67 ff.).

Validierung kann mithilfe unterschiedlicher Strategien erfolgen:

- *V1 (ungeteilte Aufmerksamkeit).* Sie hören der anderen Person aufmerksam, interessiert und ohne zu werten zu und vermitteln damit, dass Sie ein Interesse daran haben, die Sichtweise dieser Person zu verstehen.
- *V2 (genaue Reflexion).* Sie fassen das Gehörte in eigenen Worten zusammen, um zu zeigen, dass Sie zugehört haben, und sich zu versichern, dass Sie es richtig verstanden haben.

Beispiel

Th.: „Ah, ich glaube, ich habe es verstanden: Erst war eigentlich noch alles okay. Dann kam die SMS von deiner Mutter, die dich schon sehr in Anspannung gebracht hat, und dann hattest du den Streit mit der Freundin – und dann war die Anspannung so hoch, dass du nicht mehr wusstest, was du machen kannst. Stimmt das so?"

- *V3 (Verbalisieren von Nicht-Gesagtem, „Mind-Reading“).* Sie benennen Gefühle, Gedanken, Bedürfnisse oder Wünsche, die Sie vermuten, obwohl der andere diese noch nicht konkret benannt hat. Sie tun dies, weil es Hinweise darauf gibt, dass diese vorliegen. Sie schließen z. B. von Gedanken auf Gefühle. Sie sind vorsichtig, formulieren Ihre Annahme als Annahme und sind auch bereit, diese zu verwerfen, wenn die andere Person Ihre Annahme nicht bestätigt.

Beispiel

Pat.: „Und dann hat sich der Papa wieder nicht gemeldet, obwohl er es mir versprochen hatte.“

Th.: „Da warst du bestimmt wütend, aber auch enttäuscht und traurig, oder?“

- *V4 (Validierung im Sinne vergangener Lebenserfahrungen oder einer biologischen Dysfunktion).* Sie formulieren, dass Sie Gefühle, Gedanken oder ein Verhalten vor dem Hintergrund der Lerngeschichte oder einer biologischen Disposition verstehen können.

Beispiel

Th.: „Du hast so viele schlechte Erfahrungen mit Erwachsenen gemacht, da kann ich mir gut vorstellen, dass du sehr misstrauisch gegenüber Erwachsenen bist.“ *[Lebenserfahrung]*

Beispiel

Th.: „Natürlich kannst du dich schlechter konzentrieren, wenn bei dir eine ADHS festgestellt wurde.“ *[biologische Disyfunktion]*

- *V5 (Validierung im Sinne der gegenwärtigen Situation).* Sie formulieren, dass Sie Gefühle, Gedanken oder ein Verhalten aufgrund der gegenwärtigen externen oder intrapsychischen Situation verstehen können. Letzteres bezieht sich meist auf Reaktionen, die als Folge von Grundannahmen entstehen.

Beispiel

Th.: „Wenn du gar nicht allein mit deiner Mutter warst, weil plötzlich deine beiden Brüder reingestürmt sind, kann ich verstehen, dass du ihr nicht mehr offen von deinen Ängsten und Sorgen erzählt hast, so wie du es dir eigentlich vorgenommen hattest.“ *[externe Umstände]*

Beispiel

Th.: „Wenn du annimmst, dass dich keiner leiden kann, kann ich gut verstehen, dass du am liebsten gar nicht mehr rausgehen würdest und dich in dein Zimmer verziehst.“ *[Grundannahme]*

Die Validierung anhand der Grundannahmen öffnet die Tür zur Veränderung. Sie macht deutlich, dass es möglich ist, sich anders zu verhalten, wenn man sich von seiner Grundannahme distanziert oder bewusst entgegengesetzt seiner Grundannahme handelt.

- *V6 (radikale Echtheit)*. Sie zeigen sich „radikal echt" und formulieren sowohl, wenn Gefühle, Gedanken oder ein Verhalten der Norm entsprechen, als auch, wenn ein Verhalten gegen die Norm verstößt und damit ungünstige Folgen für die andere Person haben könnte. Die zweite Form ist deshalb validierend, weil die andere Person dies auch weiß, und Sie ihr damit vermitteln, dass Sie sie ernst nehmen, ihr auf Augenhöhe begegnen und auch zutrauen, etwas zu ändern.

Beispiel

Th.: „Wenn ich morgen ein Referat halten müsste, wäre ich auch aufgeregt." *[Der Therapeut vermittelt: Jedem würde das so gehen.]*

Beispiel

Th.: „Ich kann verstehen, dass es dir mit deinen Schlafstörungen schwerfällt, aufzustehen und zur Schule zu gehen. Wenn du weiter so selten zur Schule gehst, wirst du jedoch deinen Schulabschluss nicht schaffen und den Beruf, den du gern ausüben würdest, nie ausüben können." *[Die Therapeutin vermittelt: Das Verhalten verstößt gegen die Norm und hat ungünstige Konsequenzen für den Patienten.]*

Der zweite Satz ist nur dann validierend, wenn der Jugendliche dies auch so sieht und für ihn wahrnehmbar ist, dass die Therapeutin ihn ernst nimmt und an eine Möglichkeit zur Veränderung glaubt. Es muss sehr darauf geachtet werden, dass diese Form der Validierung als Beschreibung von Fakten und nicht als Vorwurf verstanden wird.

- *V7 (Cheerleading)*. Sie glauben an die Jugendliche und ihre Fähigkeit, sich ihren Zielen zu nähern, ihr Verhalten zu ändern und auch schwierige Situationen zu meistern.

Beispiel

Th.: „Ich bin mir sicher, dass du das schaffen wirst."

Je nach Situation und Funktion kann Cheerleading sowohl als Commitment- als auch als Validierungsstrategie eingesetzt werden.

- *V8 (gegenseitige Verletzbarkeit)*. Sie zeigen sich verletzlich, wenn sich auch Ihr Gegenüber verletzlich zeigt.

Beispiel

Pat.: „Ich finde es irgendwie traurig, dass die Therapie jetzt vorbei ist und ich Sie nicht mehr sehen kann."

Th.: „Ja, das geht mir auch so.“ *[sich verletzlich zeigen]* – „Und gleichzeitig freue ich mich über deine großen Fortschritte.“ *[die Dialektik wahren]*

Validierung bedeutet nicht Gutheißen

Sie können ein Verhalten und die dahinter liegenden Gedanken und Gefühle durchaus validieren und trotzdem Grenzen setzen oder eine Veränderung erwarten.

Beispiel (ambulant)

Th.: „Ich kann verstehen, dass es dir schwerfällt, deinen Eltern zu sagen, wenn du dich verletzt hast, weil du sie nicht belasten willst und es dir unangenehm ist. Ich kann jedoch nur mit dir arbeiten, wenn die Wunden versorgt sind. Daher brauche ich von dir die Zusage, dass du ab jetzt deinen Eltern Bescheid gibst, auch wenn es dir schwerfällt.“

Beispiel (stationär)

Th.: „Ich kann verstehen, dass du schnell gewalttätig wirst, wenn es in deiner Familie viel Gewalt gab. Ich erwarte von dir jedoch, dass du hier einen anderen Weg findest. Gewalt auf der Station führt zur Entlassung.“

Natürlich gibt es Situationen, in denen man nicht validieren kann, sondern sofort eine Grenze setzen muss. Meist ist aber auch hier in der Nachbesprechung eine Validierung der Gefühle oder Motive möglich. Grundsätzlich ist es für die Beziehung immer gut, zu validieren.

Validieren Sie die Eltern

Alles, was für die Jugendlichen gilt, gilt auch für die Eltern. Bevor Sie als Helferin mit den Eltern an Veränderungen arbeiten können, benötigen Sie eine vertrauensvolle Beziehung zu diesen. Diese bauen Sie nur dann auf, wenn Sie die Gefühle und Gedanken der Eltern validieren. Nehmen Sie sich dafür Zeit. Es ist sinnvoll, dies (zunächst) in Abwesenheit der Kinder zu tun, wenn die Kinder einem Gespräch in ihrer Abwesenheit zustimmen. So können Sie sich Raum für die Validierung der Eltern nehmen und müssen nicht auf Verletzungen der Kinder achten. Auch wenn Sie mit dem Verhalten der Eltern nicht einverstanden sind, validieren Sie die dahinter liegenden Gefühle und Motive. Seien Sie auf keinen Fall vorwurfsvoll oder anklagend. Gehen Sie nicht in Konkurrenz mit den Eltern. Machen Sie sich klar, dass hinter einer möglicherweise vorwurfsvollen Haltung der Eltern den Helfern gegenüber oder auch einer vermeidenden Haltung oft Angst, Scham, Schuld und Hilflosigkeit stehen, auch wenn Ärger oder Rückzug gezeigt wird. Sehen Sie das Leid der Eltern. Das konkrete Vorgehen in der Elternarbeit wird in Kapitel 2.3.11 beschrieben.

Selbstmitgefühl und Mitgefühl, um Belastungen standzuhalten

Selbstmitgefühl nach Neff(vgl. Neff, 2015, S. 13 ff.) bedeutet, dass ich

- mich selbst und meine Gefühle achtsam wahrnehme und annehme,
- einen liebevollen, freundlichen Umgang mit mir pflege,
- mir darüber bewusst bin, dass es zum gemeinsamen „Menschsein“ dazugehört, zu leiden und mich verletzlich zu fühlen.

Dies sind die Voraussetzungen dafür, auch mit schwierigen Gefühlen umzugehen und sich regulieren zu können. Viele Menschen denken, Selbstkritik und ein strenger Umgang mit der eigenen Person bringt sie weiter. Meistens führt harte Selbstkritik aber eher dazu, nicht gelassen mit den eigenen Gefühlen umgehen zu können. Selbstmitgefühl bedeutet nicht, keine Verantwortung für sich selbst und sein Handeln zu übernehmen – im Gegenteil. Es bedeutet, zu erkennen, dass wir Fehler gemacht haben, trotzdem freundlich mit uns zu bleiben und die Verantwortung für unsere Fehler zu übernehmen. Selbstmitgefühl ist die Voraussetzung dafür, in schwierigen Situationen auch mit anderen Menschen Mitgefühl zu haben. Mitgefühl zu haben bedeutet, Anteil am Leid des anderen Menschen zu nehmen, ohne mich ins Leid hineinziehen zu lassen und mich ohnmächtig zu fühlen. Ich nehme Anteil und habe den Wunsch, das Leid des anderen Menschen zu lindern, wenn es in meiner Macht steht. Ich bleibe dabei präsent und freundlich. Selbstmitgefühl und Mitgefühl sind die Basis für einen langfristig wertschätzenden Umgang mit uns selbst, mit den Jugendlichen und deren Eltern.

In der Arbeit mit hoch emotionalen Familien wird es zwangsläufig passieren, dass Sie sich ärgern, sich verletzt und angegriffen fühlen und selbst aus einer starken Emotion heraus Dinge tun oder sagen, die Sie im Nachhinein als ungünstig oder unprofessionell beurteilen. Wenn wir uns hilflos oder verletzt fühlen (primäre Gefühle), kommt es schnell zu Bewertungen und zu einem sekundären Gefühl, meist Ärger. Dieser Ärger hilft in der Regel nicht weiter. In solchen Situationen ist es wichtig, dass Sie

1. erkennen, welche Gefühle Sie haben (sekundär und primär, vgl. Kapitel 2.3.13),
2. sich selbst validieren (z. B. „Das ist jetzt gerade nicht so einfach für mich, ich fühle mich hilflos, ich würde gern helfen, weiß aber nicht wie ...“),
3. Mitgefühl mit sich haben (die selbstvalidierenden Worte innerlich in einer warmherzigen, freundlichen Stimme zu sich sagen, eventuell eine Selbstmitgefühlsgeste ausführen, z. B. eine Hand auf den Herzraum legen).

Wenn Ihnen das gelingt, öffnet sich eine neue Tür. Dies geschieht möglicherweise dadurch, dass Sie Ihre Gefühle offen ansprechen, sich Rat von anderen holen oder einfach nur dadurch, dass Sie mit einer annehmenden Haltung in den nächsten Kontakt gehen können. Wenn Sie freundlich mit sich sind, weitet sich auch der Blick für die Jugendlichen oder Eltern. Sie können deren Sorgen, Ängste oder andere schwierige Gefühle (also die primären Gefühle) vermutlich besser wahrnehmen und validieren. Dadurch verändert sich der Kontakt zu diesen Personen, und es entstehen neue Möglichkeiten der Zusammenarbeit.

Laut Fruzzetti (persönliche Mitteilung) sollte jede Validierung Mitgefühl und jede Selbstvalidierung Selbstmitgefühl enthalten. Der Erfahrung nach ist es dennoch sinnvoll, die Begriffe Mitgefühl und Selbstmitgefühl als eigene Begriffe einzuführen und der Entwicklung von Mitgefühl und Selbstmitgefühl eine gesonderte Rolle zu geben. Dies gilt sowohl für das therapeutische Team als auch für die Jugendlichen und ihre Eltern. In Kapitel 2.3.10 finden Sie weitere Ausführungen hierzu.

Konsultationsteam

Wenn Sie mit emotional-instabilen Patienten arbeiten, sollten Sie ein unterstützendes Team haben. Dies gilt für die ambulante genauso wie für die stationäre Arbeit. Daher wurde in der DBT ein Konsultationsteam (KT) entwickelt, welches nach bestimmten Regeln funktioniert. In der ambulanten Arbeit besteht das KT aus mehreren Therapeuten, die sich wöchentlich treffen. Die Grundidee hierbei ist, dass alle Therapeuten gemeinsam für alle Patienten zuständig sind. Das KT ist für den Erfolg der Therapie verantwortlich, nicht der Einzeltherapeut allein. Der Ablauf der KT-Sitzung erfolgt immer nach einer bestimmten Struktur. Es wird ein Teamleiter, ein Hüter der Zeit und ein Hüter der Dialektik bestimmt. Die Aufgaben wechseln in jeder KT-Sitzung. Der Teamleiter leitet eine Achtsamkeitsübung an, die Notizen von der letzten Sitzung werden kurz durchgegangen und die Themen für die aktuelle Sitzung werden gesammelt. Hierbei orientiert sich auch das KT an der Hierarchie der Therapieziele. Das heißt, es werden zunächst Patienten besprochen, welche lebensbedrohliches, therapiezerstörendes, krisengenerierendes oder Therapiefortschritt behinderndes Verhalten zeigen, gefolgt von Patienten, bei denen der Therapeut nicht weiß, was als Nächstes zu tun ist, oder eine andere Hilfestellung benötigt. Zusätzlich wird danach gefragt, ob bei den Teammitgliedern teamstörendes oder nicht DBT-adhärentes Verhalten vorliegt oder sie in Bezug auf ihre Patienten an Grenzen geraten oder Burnout-Symptome zeigen. Das Team hält sich in dieser Besprechung an die Grundsätze der Achtsamkeit und Dialektik. Es gibt weder Richtig noch Falsch, gegensätzliche Meinungen sind erwünscht und es soll eine Dialektik von Akzeptanz und Veränderung gewahrt werden. Das Team beschreibt die Verhaltensweisen der Jugendlichen nicht bewertend, als wären die Jugendlichen anwesend. Es hilft den anderen Teammitgliedern, ihre Grenzen zu wahren. Der Hüter der Dialektik hat die Aufgabe, diese Grundsätze zu überwachen.

Im stationären Rahmen gelten die gleichen Regeln für das Konsultationsteam. Das Team ist hier multiprofessionell, besteht also aus Therapeutinnen, Ärztinnen, Mitarbeiterinnen aus dem Pflege- und Erziehungsdienst, Fachtherapeutinnen und anderen Menschen, die mit den Jugendlichen arbeiten. Im stationären KT werden alle Patientinnen der Station in ungefähr gleichgroßen Zeitfenstern besprochen.

Validierung und Mitgefühl im Team

Gerade stationäre Teams sind in der Arbeit mit emotional-instabilen Patientinnen dauerhaft einer starken emotionalen Belastung ausgesetzt. Um langfristig ein Burnout zu vermeiden, müssen die Mitarbeiterinnen des Teams auch im Stationsalltag achtsam miteinander umgehen, auf die Grenzen der anderen achten, sich gegenseitig unterstützen, Gefühle validieren und Mitgefühl füreinander haben. Genau wie bei den Jugendlichen ist auch im Team davon auszugehen, dass jedes Teammitglied sein Bestes gibt und helfen will. Es ist sinnvoll, Rituale zu entwickeln, die an diesen Umgang miteinander erinnern. So können Sie z. B. „Validierungsrunden“ einführen, in denen sich die Teammitglieder gegenseitig validieren. Sie können Mitgefühlsübungen durchführen, die an die gemeinsame Verletzlichkeit erinnern und das Mitgefühl füreinander erhöhen.

Hilfreiche Materialien

Für die Durchführung einer Mitgefühlsübung kann die Vorlage „Eine Mitgefühlsübung“ (vgl. M07 auf Seite 152 in Kapitel 4) genutzt werden.

DBT im Team ist ein komplexes Thema, das an dieser Stelle nur angerissen werden kann. Eine ausführliche Behandlung dieses Themas kann bei Sayrs und Linehan (2019) nachgelesen werden.

2.3.2 Vorbereitung auf die Therapie

L17 Leitlinie 17: Vorbereitungsphase

- *Bereiten Sie den Jugendlichen gut auf die Therapie vor.* Beginnen Sie das Gespräch allein mit dem Jugendlichen. Fragen Sie nach den Zielen. Klären Sie über den Ablauf und die Rahmenbedingungen der Therapie auf und erläutern Sie ausführlich den Behandlungsvertrag. Holen Sie sich explizit ein Commitment (eine Zustimmung) für das Vorgehen und den Behandlungsvertrag ein. Besprechen Sie Zweifel offen mit dem Jugendlichen. Versuchen Sie auf keinen Fall, den Jugendlichen zur Teilnahme an der Therapie zu überreden. Halten Sie die dialektische Wippe. Geben Sie ihm Bedenkzeit für die Entscheidung, und geben Sie ihm das Behandlungskonzept und Behandlungsvertrag schriftlich mit nach Hause.
- *Bereiten Sie die Eltern auf die Therapie vor.* Fragen Sie nach den Zielen der Eltern, klären Sie über den Ablauf und die Rahmenbedingungen auf und besprechen Sie den Einbezug der Eltern in die Therapie. Erläutern Sie auch den Eltern den Behandlungsvertrag ausführlich und weisen Sie die Eltern darauf hin, dass Sie das Commitment der Jugendlichen brauchen, um eine erfolgreiche Therapie machen zu können.
- *Entscheiden Sie, ob die Behandlungsvoraussetzungen gegeben sind oder weitere Schritte folgen müssen.* Prüfen Sie sowohl das Commitment der Jugendlichen als auch das Commitment der Eltern zur Mitarbeit gut. Wenn Sie den Eindruck haben, das Commitment liegt noch nicht vor oder ist schwankend, nehmen Sie sich mehr Zeit. Laden Sie die Familie oder den Jugendlichen erneut zu einem Termin oder auch in eine Teambesprechung ein. Bleiben Sie dialektisch und nutzen Sie Commitment- und Validierungsstrategien. Versuchen Sie, wirklich zu verstehen, welches die Zweifel des Jugendlichen oder der Eltern sind.

Ein erster Kontakt zur Jugendlichen kann – je nachdem, wo und wie Sie arbeiten – natürlich in unterschiedlichen Settings stattfinden (eventuell auch auf der Krisenstation). Für die Integration in eine strukturierte Therapie nach DBT-A sollte ein Vorgespräch stattfinden, wenn die akute Krise vorbei ist und die Diagnostik durchlaufen wurde (vgl. Kapitel 2.1). Nehmen Sie die Jugendliche nicht ohne eine Vorbereitung in die Therapie auf. Patientin und Bezugspersonen sollten über den Rahmen und die Bedingungen der Therapie aufgeklärt sein und explizit ein Commitment zur Therapie und zu den dazugehörigen Strukturen und Regeln gegeben haben. Wenn Sie an dieser Stelle eine sorgsame Arbeit machen und sich diese Zeit nehmen, werden Sie später weniger Schwierigkeiten im Umgang mit Regeln haben.

Erster Kontakt zu Jugendlichen und Eltern

Vorstellungsgespräch – Jugendliche

Teilen Sie die Vorbereitungsphase in zwei Teile. Führen Sie den ersten Teil des Gesprächs nur mit dem Jugendlichen durch. Haben Sie selbst die Diagnostik nicht gemacht oder liegt diese schon eine Weile zurück, so fragen Sie nach den aktuellen Problemen bzw. Symptomen und Zielen für eine Behandlung. Aus der Diagnostikphase sollte Ihnen die Ergebnisse aus dem Strukturierten Klinischen Interview für DSM-5®-Persönlichkeitsstörungen zur BPS (SCID-5-PD; Beesdo-Baum, Zaudig & Wittchen, 2019) vorliegen. Haben Sie das Interview nicht selbst durchgeführt oder wurde es bereits vor längerer Zeit durchgeführt, gehen Sie die einzelnen Kriterien an dieser Stelle noch einmal durch, um den aktuellen Stand bezüglich der Borderline-Symptome zu erfassen. Falls Ihnen hierzu keine Angaben vorliegen, fragen Sie auch nach Traumatisierungen und Symptomen der posttraumatischen Belastungsreaktion. Hier geht es nur um einen groben Überblick, es müssen keine Details berichtet werden.

Schon in diesem ersten Gespräch legen Sie die Grundsteine für eine Beziehung mit den Jugendlichen. Versuchen Sie, die Situation der Jugendlichen zu verstehen – aus deren aktueller Sichtweise. Validieren Sie, so oft Sie können. Bewerten Sie nicht. Nehmen Sie die Sichtweise des Jugendlichen so an, wie diese aktuell ist, auch wenn Sie es eventuell anders sehen. Halten Sie die dialektische Wippe im Gleichgewicht. Vermitteln Sie immer wieder, dass Sie sich für den Jugendlichen und seine Sichtweise interessieren und diese akzeptieren. Erläutern Sie dem Jugendlichen, dass Sie sein Commitment für die Therapie benötigen, egal was andere Personen wollen. Beschreiben Sie jedoch gleichzeitig ehrlich den Rahmen, in dem Sie arbeiten. Beziehen Sie sich auf die Ziele des Jugendlichen und erläutern Sie an dieser Stelle bereits die Hierarchisierung der Ziele und Stadien der Behandlung (vgl. Kapitel 2.3.4). Überlegen Sie gemeinsam mit dem Jugendlichen anhand seiner Probleme, welches Verhalten therapiezerstörend oder Therapiefortschritt gefährdend werden könnte und wie sie gemeinsam damit umgehen werden. Besprechen Sie, wie das Vorgehen bei selbstverletzendem oder anderem selbstschädigendem Verhalten sein wird (vgl. Kapitel 2.3.4). Besprechen Sie den Behandlungsvertrag einschließlich der Zusage, sich nicht das Leben zu nehmen und sich Hilfe zu holen, wenn der Jugendliche diese Zusage nicht halten kann (vgl. M01 und M02 in Kapitel 4). Besprechen Sie das Vorgehen bei akuter Suizidalität (vgl. Kapitel 2.3.4). Fragen Sie, welche der Informationen bezüglich der Probleme des Jugendlichen die Eltern bisher noch nicht haben. Erläutern Sie, welche Informationen Sie in der Therapie vertraulich behandeln können und welche Sie an die Eltern weitergeben müssen. Fragen Sie an dieser Stelle bereits, inwieweit der Jugendliche ein Commitment zum Vorgehen und zum Behandlungsvertrag geben kann und an welchen Stellen es schwierig werden könnte. Validieren Sie die Schwierigkeiten, bleiben Sie jedoch klar bezüglich der Voraussetzungen für einen Therapieeintritt. Eventuell können Sie an dieser Stelle bereits gemeinsam nach Lösungsstrategien schauen. Geben Sie allen Patienten eine schriftliche Erläuterung zum Konzept und einen Behandlungsvertrag mit.

Hilfreiche Materialien

- Behandlungsvertrag für die stationäre DBT-A-Behandlung (vgl. M01 auf Seite 145 in Kapitel 4).
- Behandlungsvertrag für die ambulante DBT-A-Behandlung (vgl. M02 auf Seite 147 in Kapitel 4).

Fragen Sie nach, ob es aktuell stattfindende Traumatisierungen gibt. Wenn dies zutrifft, müssen Sie mit dem Jugendlichen ein Vorgehen besprechen, diese Situation zu beenden. Eine Behandlung bei aktuell stattfindenden Traumatisierungen ist nicht möglich. Eventuell benötigen Sie das Einverständnis des Jugendlichen, die Eltern in das Vorgehen einzubeziehen. Bekommen Sie kein Commitment des Jugendlichen, an seiner Sicherheit zu arbeiten, müssen Sie je nach Ausmaß und Gefahr, die durch die Traumatisierungen ausgeht, entscheiden, ob Sie die Informationen an die Eltern weitergeben. Erfolgen die Traumatisierungen durch die Eltern, müssen Sie vermutlich - eventuell auch gegen den Willen des Kindes - eine Kindeswohlgefährdung beim Jugendamt melden. Je nach Ausmaß der Traumatisierungen können Sie natürlich auch entscheiden, eine Weile mit dem Jugendlichen zu arbeiten, um ihn in dem Prozess, die Traumatisierungen zu eröffnen und Schritte einzuleiten, die ihn in Sicherheit bringen, zu begleiten. In diesem Fall befinden Sie sich jedoch noch nicht im therapeutischen Prozess nach DBT-A. Es sollte dem Jugendlichen erläutert werden, dass ihm eine Behandlung nach DBT-A zur Verfügung steht, sobald er in Sicherheit ist.

Vorstellungsgespräch – Eltern und Jugendliche

Holen Sie im zweiten Teil des Gesprächs oder in einem weiteren Gespräch die Sorgeberechtigten dazu. Fragen Sie auch diese nach Behandlungszielen für ihr Kind aber auch für sich selbst. Was möchten die Eltern während der Therapie lernen oder verändern? Damit vermitteln Sie von Beginn an, dass Sie alle in den Prozess einbeziehen werden. Klären Sie dann über das Konzept und die Bedingungen, nach denen Sie arbeiten, auf. Erläutern Sie das Vorgehen bei Selbstverletzungen, Suizidalität und anderem möglichen Problemverhalten auch den Eltern (vgl. Kapitel 2.3.4).

Erläutern Sie, wie Sie die Eltern einbeziehen werden, denn auch dafür benötigen Sie ein Commitment. Je nachdem, in welchem Rahmen Sie arbeiten und welche Möglichkeiten Sie haben, wird der Einbezug sich unterschiedlich gestalten. So kann es z. B. um die Teilnahme an der Skillsgruppe oder Familyskillsgruppe oder nur um die Vermittlung der Familyskills in den Familiengesprächen gehen. Vermitteln Sie den Eltern schon an dieser Stelle sehr selbstverständlich, dass in dieser Art der Behandlung auch die Eltern Skills lernen. Eltern von sehr emotionalen Kindern haben ebenfalls starke Emotionen und müssen, wie die Kinder auch, lernen, mit diesen umzugehen. Geben Sie auch den Eltern eine schriftliche Erläuterung zum Konzept und einen Behandlungsvertrag mit. Der Behandlungsvertrag wird auch von den Eltern unterschrieben. Erläutern Sie kurz die wichtigsten Aspekte dieses Vertrages.

Behandlungsvoraussetzungen

Wie in Kapitel 2.2 beschrieben, kann eine Behandlungsindikation durch ein störungsspezifisches Verfahren, hier die DBT-A, durchaus gegeben sein, ohne dass das Vollbild einer BPS vorliegen muss. Entscheiden Sie, ob Sie anhand der Informationen, die sie bisher haben, mit der Familie arbeiten können, ob Sie noch weitere Informationen brauchen oder sich erst in Ihrem DBT-Team beraten wollen. Manche Patientinnen können ihr Commitment schon an dieser Stelle klar äußern. Geben Sie ihnen dennoch eine Bedenkzeit, und machen Sie einen Telefontermin aus, um das Commitment erneut zu überprüfen. Manche Jugendliche sind zu diesem Zeitpunkt noch sehr schwankend in Bezug auf bestimmte Regeln oder den Behandlungsvertrag. Vereinbaren Sie dann einen oder mehrere weitere Termine, um eine Klärung bezüglich des Commitments zu erreichen. Manche Jugendliche beziehen klar Stellung dazu, zu einem bestimmten Vorgehen ihr Commitment nicht zu geben. Es kann sich herausstellen, dass der Übergang in eine DBT-A hier noch nicht indiziert ist. Geben Sie der Jugendlichen die Möglichkeit, sich bei Ihnen zu melden, sobald sie ihr Commitment zum Vorgehen in der DBT-A geben kann. Machen Sie die „Tür nie ganz zu".

Bleibt es für Sie auch nach weiteren Terminen unsicher, ob die Jugendliche die Behandlungsvoraussetzungen erfüllt, diese die Behandlung jedoch beginnen möchte, können Sie sie in eine Teamsitzung einladen. Dann kann das Team über den Beginn der Therapie beraten und entscheiden. In der Regel sind es nicht die Eltern, die ihr Commitment zur Behandlung nicht geben. In Einzelfällen kann es jedoch sein, dass Sie einen weiteren Termin benötigen, um am Commitment der Eltern zu arbeiten. Laden Sie die Eltern dann zu einem Gespräch ohne ihr Kind ein. Versuchen Sie, herauszufinden, was die Bedenken der Eltern sind. Nutzen Sie viele Validierungs- und Commitmentstrategien, um das Commitment der Eltern zu erhalten. Sind die Eltern zwar damit einverstanden, dass ihr Kind sich behandeln lässt, jedoch nicht bereit, selbst aktiv an der Therapie teilzunehmen, müssen Sie Folgendes abwägen: Sind die Jugendlichen bereits im Ablösungsprozess und können auch ohne aktive Teilnahme der Eltern von der Therapie deutlich profitieren, oder leben die Jugendlichen bereits in einer

Jugendhilfeeinrichtung, so kann die Therapie auch unter diesen Umständen stattfinden. Haben Sie den Eindruck, dass die Jugendlichen ohne aktive Mitarbeit der Eltern keine Chance auf eine gute Entwicklung in der Therapie haben, müssen Sie weiter am Commitment der Eltern arbeiten oder auf eine außerfamiliäre Unterbringung hinwirken. Geben Sie den Jugendlichen und Eltern eine Bedenkzeit, bevor diese entscheiden, ob sie die Behandlung bei Ihnen unter diesen Bedingungen beginnen wollen. Der Vertrag sollte vor Beginn der Therapie von den Jugendlichen, den Eltern bzw. Bezugspersonen, dem Einzeltherapeuten und im stationären Setting einer Mitarbeiterin der Station unterschrieben werden.

2.3.3 Psychoedukation

L18 **Leitlinie 18: Psychoedukation**

- *Erarbeiten Sie zunächst allein mit dem Jugendlichen ein Störungsmodell mithilfe des biopsychosozialen Modells von Linehan.* Vermitteln Sie das Modell zunächst dem Jugendlichen, damit Sie ihn ausreichend validieren können, ohne dabei auf die Eltern achten zu müssen. Erläutern Sie die Interaktion von emotionaler Verletzlichkeit und Invalidierung. Achten Sie darauf, beschreibend zu bleiben, die Gefühle des Jugendlichen zu validieren und sich mit den eigenen Wertungen zurückzuhalten. Fragen Sie immer wieder nach den Erfahrungen des Jugendlichen und beziehen Sie diese in das Modell ein. Erläutern Sie, dass eine hohe emotionale Verletzlichkeit nicht „schlecht" ist, sondern Vor- und Nachteile hat. Sie erfordert jedoch das Erlernen verschiedener Skills im Umgang mit Gefühlen.
- *Erarbeiten Sie danach mit den Eltern ein Störungsmodell mithilfe des biopsychosozialen Modells von Linehan.* Bereiten Sie das Gespräch mit der Jugendlichen vor. Achten Sie im Gespräch darauf, niemandem die Schuld zuzuweisen und gegenseitige Vorwürfe und Schuldzuweisungen sofort zu stoppen. Versuchen Sie, beschreibend zu bleiben und alle Beteiligten anzuhalten, ebenfalls zu beschreiben, statt zu bewerten. Bedenken Sie, dass die Erläuterung des Modells dennoch Schuldgefühle und hohe Anspannung bei allen Beteiligten auslösen kann, und Sie diese daher im Blick haben müssen. Weisen Sie darauf hin, dass hier ein Modell erläutert wird, dass nicht mit den Erfahrungen dieser Familie übereinstimmen muss. Beziehen Sie die Erfahrungen der Beteiligten ein und passen Sie das Modell entsprechend an. Vermitteln Sie auch hier insbesondere die Interaktion von emotionaler Verletzlichkeit und Invalidierung, um die Eltern zu entlasten.

Erarbeitung des biopsychosozialen Modells mit den Jugendlichen

Vermitteln Sie das Modell zuerst dem Jugendlichen, damit er die Gelegenheit erhält, von seinen Erfahrungen zu berichten und von Ihnen validiert werden kann. Es hat sich bewährt, das Modell so zu skizzieren und zu erläutern, wie im interaktiven Skillsmanual im Detail aufgeführt (vgl. von Auer & Bohus, 2017, S. 38 ff.). Das Modell beschreibt die Interaktion von emotionaler Verletzlichkeit und invalidierenden Umweltbedingungen.

Emotionale Verletzlichkeit

Linehan (1996a, 2015) geht davon aus, dass Menschen mit einem unterschiedlichen Temperament auf die Welt kommen und damit gegenüber emotionalen Reizen unterschiedlich vulnerabel sind. Natürlich wird diese Vulnerabilität auch durch prä-, peri- und postnatale Faktoren beeinflusst. Die emotionale Verletzlichkeit beinhaltet nach Linehan folgende Komponenten:

- emotionale Reaktion auch auf kleinere Auslöser,
- steiler Anstieg der emotionalen Erregung und
- langsame Rückkehr auf das Ausgangsniveau.

Invalidierende Umweltbedingungen

Mit invalidierenden Umweltbedingungen ist nach Linehan (1996a, 2015) gemeint, dass emotionale Äußerungen, Bedürfnisse und Wünsche vom Umfeld als nicht gültig betrachtet und ignoriert, entwertet oder bagatellisiert werden.

Erläuterung des biopsychosozialen Modells für die Jugendlichen

Zeichnen Sie die x- und y-Achse des biopsychosozialen Modells (vgl. M06 auf Seite 151 in Kapitel 4) auf ein Blatt Papier oder eine Flipchart. Zeichnen Sie zunächst die untere Kurve eines durchschnittlich verletzlichen Kindes (Tim) und erläutern Sie Folgendes: Tim geht in die Schule und hat seine Englischvokabeln nicht gelernt. Nun geht der Lehrer durch die Klasse und kündigt an, eine Person für die Vokabelabfrage auszuwählen. Tims emotionale Erregung steigt. Er kommt jedoch nicht dran und ist erleichtert. Seine Erregung sinkt auf das Ausgangsniveau. In der Pause hat er Streit mit seinem Freund Lukas. Die Erregung steigt wieder. Die beiden vertragen sich jedoch wieder, und seine Anspannung sinkt wieder auf das Ausgangsniveau.

Lukas ist dagegen ein emotional verletzliches Kind (zeichnen Sie die obere Kurve, vgl. M06). Darum geht er schon mit einer höheren emotionalen Erregung in die Schule. Wenn auch er die Vokabeln nicht gelernt hat, wird seine Anspannung steiler in die Höhe gehen, wenn die Vokabeln abgefragt werden sollen. Wenn auch er nicht dran kommt, sinkt sein Erregungsniveau nicht ab. Wenn er nun Streit mit seinem Freund hat, wird die Erregung wieder steil ansteigen. Außerdem ist es umso wahrscheinlicher, dass er Streit mit seinem Freund bekommt, da die Anspannung ja sowieso schon höher ist. Auch wenn sich der Streit klären lässt, wird die Anspannung nicht wieder absinken. Es sei denn, Lukas verletzt sich selbst. Dann würde die Anspannung deutlich absinken (gestrichelte Linie). Beziehen Sie die Jugendliche immer wieder ein, indem Sie fragen, wie wohl die Anspannung verläuft. Fragen Sie, ob sie sich in einer der Kurven wiedererkennt. Besprechen Sie, dass es natürlich auch Kurven gibt, die dazwischen liegen oder anders gestaltet sind. Dies ist nur ein Modell und muss nicht auf jede Person zutreffen.

Besprechen Sie dann den unteren Teil des Modells. Menschen, die emotional verletzlich sind, erfahren oft, dass andere ihnen vermitteln, ihre Gefühle seien nicht okay, sie seien mit ihren Gefühlen komisch oder würden sich nur anstellen. Dies nennt Linehan invalidierende Umweltbedingungen. Nennen Sie Beispiele.

Erläutern Sie die Interaktion zwischen der emotionalen Verletzlichkeit und den invalidierenden Umweltbedingungen: Ein Mensch, der emotional verletzlich ist, ist besonders darauf angewiesen, dass seine Gefühle validiert werden, um diese anzunehmen und den Umgang damit zu erlernen. Gleichzeitig ist es oft so, dass sehr emotionale Menschen von ihrem Umfeld nicht gut verstanden werden und ihnen vermittelt wird, sie sollen sich „nicht so anstellen“ oder „zusammenreißen“. Dies ist vielleicht sogar gut gemeint, führt aber dazu, dass die Person den Eindruck gewinnt, ihre Gefühle seien falsch. Fragen Sie die Jugendliche, ob sie Invalidierungen erfahren und wie sich das für sie angefühlt hat.

Wird eine Person häufig invalidiert, so lernt sie meist nicht, ihre Gefühle zu verstehen und zu akzeptieren. Dies verhindert, dass sie lernt, mit ihren Gefühlen angemessen umzugehen. Das wiederum macht die Person emotional noch verletzlicher. Insgesamt führen diese Prozesse zu einer Emotionsregulationsstörung, welches die Kernproblematik von emotional-instabilen Menschen ist (Linehan, 2015). Ergänzen Sie im Modell die invalidierenden Umweltbedingungen und den Begriff der Emotionsregulationsstörung (vgl. auch M06).

Erläutern Sie, dass eine emotionale Verletzlichkeit an sich nicht „schlecht“ ist. Oft sind emotionale Menschen interessant, humorvoll und kreativ. Sie müssen jedoch lernen, mit diesen starken Gefühlen umzugehen. Starke Gefühle, die vom Umfeld – mit der Zeit dann aber auch immer mehr von der Jugendlichen selbst – invalidiert werden, führen zu Anspannung. Selbstschädigendes Verhalten dient in der Regel dazu, Anspannungszustände und auch die aversiven Gefühle zu verringern. Langfristig erhöhen Selbstschädigungen jedoch die emotionale Verletzlichkeit, sodass ein Teufelskreis entsteht.

Hilfreiche Materialien

Arbeitsblatt „Biopsychosoziales Modell“ (vgl. M06 auf Seite 151 in Kapitel 4).

Aus dem Modell lässt sich ableiten, dass die Jugendlichen lernen müssen, rechtzeitig zu erkennen, wann die Anspannung steigt. Sie müssen weiterhin lernen, ihre Gefühle achtsam wahrzunehmen, sie zu akzeptieren (sich also selbst zu validieren) und mit diesen umzugehen (Emotionsregulation). Besprechen Sie mit den Jugendlichen, dass Sie auch mit ihren Bezugspersonen über Validierung sprechen werden, und Ihr Ziel ist, diesen beizubringen, wie sie die Jugendlichen validieren können.

Erarbeitung des biopsychosozialen Modells mit den Eltern

Bereiten Sie das *Familiengespräch* mit dem Jugendlichen vor. Erklären Sie, dass die Eltern vermutlich Schuldgefühle haben und sich angegriffen fühlen könnten. Daher ist es wichtig, die Eltern genügend zu validieren und zu versuchen, möglichst keine Vorwürfe zu machen. Dies könnte jedoch dazu führen, dass der Jugendliche sich an manchen Stellen von Ihnen invalidiert fühlt. Besprechen Sie mit dem Jugendlichen vor, welche Skills er in dem Gespräch nutzen kann. Natürlich können Sie das Gespräch auch nur mit den Eltern machen (falls Sie dafür die Erlaubnis des Jugendlichen haben), wenn Sie befürchten, das Gespräch könnte sonst eskalieren. Meist ist es jedoch gewinnbringend, das Modell mit den Eltern und dem Jugendlichen gemeinsam zu besprechen, weil alle ein besseres Verständnis füreinander entwickeln.

Beispiel für die Erarbeitung des biopsychosozialen Modells mit den Eltern

Erläutern Sie den Eltern beispielsweise Folgendes: „Ich möchte Ihnen heute ein von Marsha Linehan entwickeltes Modell zum Auftritt von Symptomen einer emotionalen Instabilität vorstellen. Ich würde gern mit Ihnen zusammen erarbeiten, an welchen Stellen Sie Ihre Tochter und sich in dem Modell wiederfinden. Nicht alles in diesem Modell muss auf Sie und Ihre Tochter zutreffen, es ist ein Arbeitsmodell. Wenn ich Ihnen das Modell erläutere, kann es sein, dass Sie sich an manchen Stellen angegriffen oder schuldig fühlen. Das passiert mir auch mit anderen Eltern. Das ist nicht meine Absicht. Mir geht es nicht um Vorwürfe oder Schuldzuweisungen. Ich gehe davon aus, dass viele verschiedene Faktoren bei der Entstehung der Erkrankung Ihrer Tochter ungünstig zusammengetroffen sind. Bitte sagen Sie mir, wenn Sie sich angegriffen fühlen. Meine Haltung dazu ist, dass jede Person gute Gründe dafür hat, in einer bestimmten Art zu handeln. Linehan geht in diesem Modell von einer biologischen Veranlagung aus, die auf bestimmte Umweltfaktoren trifft."

Entwickeln Sie dann das biopsychosoziale Modell (vgl. M06 in Kapitel 4) für alle gut sichtbar auf einem Blatt Papier oder am Flipchart. Überschrift: „Biopsychosoziales Modell", darunter: „Emotionale Verletzlichkeit". Erläutern Sie anhand des Modells zunächst, was mit emotionaler Verletzlichkeit gemeint ist. Zeichnen Sie die Kurven eines durchschnittlich und eines stark verletzlichen Menschen, wie oben beschrieben. Erläutern Sie, dass es natürlich auch andere Verläufe geben kann. So kann es z.B. auch einen Menschen geben, der zwar sehr lange sehr ruhig bleibt, wenn er dann in Erregung gerät, ist der Anstieg jedoch stark und das Erregungsniveau bleibt auch länger hoch oder der Anstieg ist zwar stark aber die Erregung sinkt schnell wieder. Fragen Sie einen Elternteil, wie er die Kurve seines Partners bzw. seiner Partnerin einschätzen würde und umgekehrt. Bitten Sie den Jugendlichen, die Verläufe seiner Eltern einzuschätzen. Bitten Sie die Eltern, den Anspannungsverlauf ihres Kindes einzuordnen und den Jugendlichen selbst.

Erläutern Sie dann Folgendes: „Wenn Sie sich jetzt vorstellen, dass eine Person so reagiert (zeigen Sie auf die Kurve des emotional verletzlichen Menschen) und eine andere Person so (zeigen Sie auf die Kurve eines emotional wenig verletzlichen Menschen), dann können Sie sich vorstellen, dass es für den wenig verletzlichen Menschen, der gerade eine niedrige Erregung hat, schwer zu verstehen ist, dass der andere gerade eine hohe emotionale Erregung hat. Genauso ist es umgekehrt. Das heißt, wenn ich gerade sehr ruhig bin, der andere sich aber sehr aufregt, werde ich nicht sagen: ‚Ah, das kann ich gut verstehen, dass du dich darüber aufregst.' Eher werde ich sagen: ‚Nun komm, so schlimm ist das doch nicht. Jetzt reg dich nicht so auf.' Das meine ich dann gut. Ich möchte gern, dass der andere sich beruhigt. Wozu führt das aber beim anderen?"

Lassen Sie die Familie diese Frage beantworten. (Die Antwort könnte lauten: Der andere fühlt sich vermutlich nicht verstanden und regt sich noch mehr auf.) „Genauso werde ich, wenn ich mich gerade sehr aufrege, wahrscheinlich wütend auf jemanden, der ganz ruhig bleibt und möchte diesen am liebsten schütteln, oder? Wenn ich ein emotional verletzlicher Mensch bin, benötige ich mehr als andere Menschen, mit meinen Gefühlen ernst- und wahrgenommen zu werden. Gerade sehr emotionale Menschen erleben aber häufig das Gegenteil. Das ist meist gut gemeint. Das Umfeld möchte der Person helfen, sich zu beruhigen. Wenn es sich für die Person aber gerade sehr schlimm anfühlt, fühlt sie sich nicht verstanden oder ‚falsch' in ihren Gefühlen. Erschwerend kommt hinzu, dass ich, wenn meine emotionale Erregung gerade hoch ist, oft schlechter in der Lage bin, mein Gefühl angemessen auszudrücken. Vielleicht bin ich eigentlich gerade traurig und einsam und wünsche mir Unterstützung. Da meine Anspannung aber hoch ist und ich mich gerade selbst nicht leiden kann, sage ich dann aber: ‚Lasst mich doch in Ruhe.' In dieser Situation mache ich es dem anderen schwer, auf meine wirklichen Bedürfnisse einzugehen, weil ich sie nicht ausdrücke und weil ich sie in diesem Moment vielleicht auch selbst gar nicht kenne. Auch das kennen wir alle, oder?

Einem Menschen zu vermitteln, dass man seine Gefühle versteht und sie als gültig wahrnimmt, nennt Linehan ‚Validierung', während sie mit ‚Invalidierung' meint, dass die Gefühle als unangemessen, als nicht gültig bezeichnet werden. Wenn ein emotional verletzlicher Mensch häufig auf *invalidierende Umweltbedingungen* stößt (ergänzen Sie diese Begriffe in dem Modell), so wird er selbst nicht lernen, seine Gefühle anzunehmen. Es entsteht eine *starke Verunsicherung bezüglich seiner Gefühle* (ergänzen Sie auch diese Worte) und Schwierigkeiten, mit den Gefühlen umzugehen – also eine *Emotionsregulationsstörung* (ergänzen Sie auch diesen Begriff)."

Fragen Sie die Eltern, ob und in welchem Rahmen ihr Kind invalidiert wurde. Erläutern Sie, dass dies natürlich in der Familie aber auch außerhalb – z. B. im Kindergarten oder in der Schule – erfolgen kann. Fragen Sie dann auch den Jugendlichen, wann und von wem er sich invalidiert gefühlt hat.

Erläutern Sie den Eltern gegenüber, falls diese erkennen, dass sie selbst invalidierend waren oder der Jugendliche dies benennt, dass es „normal" bzw. „menschlich" ist, sich invalidierend zu verhalten.

Unterbrechen Sie Ihre Erklärungen häufig, um den Eltern die Möglichkeit zu geben, Fragen zu stellen oder Bedenken oder andere Gedanken dazu zu äußern. Validieren Sie, so oft wie möglich. Das Modell ist sehr komplex. Es kann sinnvoll sein, die Erläuterungen auf mehrere Termine zu verteilen und Teile des Modells zu wiederholen bzw. von den Eltern wiederholen zu lassen, um festzustellen, ob sie das Modell verstanden haben.

2.3.4 Behandlungsplanung

L19 **Leitlinie 19: Behandlungsplanung**

- *Orientieren Sie sich an den Therapiestadien der DBT-A.* Die Stadien der DBT-A orientieren sich an den von Bohus (2019) postulierten Stadien der DBT von Stadium 0 bis Stadium III. Jedes Stadium der Therapie muss mit einer Psychoedukation beginnen und beinhaltet die Vermittlung von Skills. Beziehen Sie Eltern und Jugendliche dabei ein, ihre eigenen Ziele und Themen in die Therapiestadien einzuordnen.

- *Folgen Sie der dynamischen Hierarchisierung der Therapieziele.* Unabhängig vom Therapiestadium gilt immer eine dynamische Hierarchisierung der Therapieziele. Hier steht die Lebensgefahr an oberster Stelle. Sie wird gefolgt vom Therapieabbruch oder therapiezerstörendem Verhalten, schweren Krisen und den Therapiefortschritt behindernden Verhalten. Nur wenn keiner dieser Punkte zutrifft, besteht eine freie Wahl der Themen in der Therapie.
- *Nutzen Sie die Informationen aus den Verhaltensanalysen, um die Behandlungsplanung zu konkretisieren.* Über Verhaltensanalysen werden die Faktoren herausgearbeitet, die das fokussierte Verhalten auslösen und aufrechterhalten. In den ersten Wochen der Therapie erarbeitet die Therapeutin mit dem Jugendlichen eine Verhaltensanalyse (VA) zu dem priorisierten Verhalten. Welches Verhalten priorisiert wird, ist abhängig von der Gefährlichkeit in Kombination mit der Auftrittswahrscheinlichkeit. Die Erkenntnisse aus der VA gehen in die Behandlungsplanung ein. Je nachdem, in welchen Bereichen Fertigkeitendefizite vorliegen, wird der Aufbau von Skills aus den entsprechenden Modulen geplant. Zu den auslösenden oder aufrechterhaltenden Faktoren kann auch das Verhalten der Eltern gehören.
- *Umgang mit Suizidalität.* Tritt akute Suizidalität auf und lässt sich diese auch durch ein Skillscoaching nicht verändern, muss die Patientin geschützt werden, in dem sie auf eine Akutstation aufgenommen bzw. verlegt wird. Die Regelbehandlung nach DBT-A wird hierfür unterbrochen, sollte jedoch so bald wie möglich wieder aufgenommen werden. Die Abläufe bei akuter Suizidalität sollten im Krisenplan festgehalten worden sein. Solange die Patientin absprachefähig ist, sollte chronische Suizidalität nicht zu einer Akutaufnahme führen. Es sollte jedoch auch hier ein Krisenplan vorliegen, der das Vorgehen bei Auftritt von akuter Suizidalität regelt. Ob die chronische Suizidalität aktuell im Fokus der Behandlung steht, ist davon abhängig, welche anderen dysfunktionalen Verhaltensweisen vorliegen und von welcher dieser Verhaltensweisen die größte Gefährdung ausgeht. Bei Behandlungsbeginn muss immer der unterschriebene Behandlungsvertrag inklusive der Absprache, sich bei starken Suizidgedanken Hilfe zu holen, statt einen Suizidversuch zu begehen, vorliegen.

Therapiestadien in der DBT-A

Die Stadien der DBT-A orientieren sich an den von Bohus postulierten Stadien der DBT (Bohus, 2019, S. 35 ff., vgl. auch Tabelle 6). In dieser aktuellen Version der Therapiestadien wird das *Stadium 0,* das zur Orientierung von schwer beeinträchtigten aber noch nicht zur Therapie motivierten oder fähigen Patienten dient, vorgeschaltet. In *Stadium I* der Therapie steht die Verhaltenskontrolle über dysfunktionale Verhaltensweisen, die der Affekt- und Spannungsregulation dienen, im Vordergrund. Hierzu gehört z. B. suizidales oder schwer selbstverletzendes Verhalten, Risikoverhalten, Gewalttaten und jedes Verhalten, das zu einer Krisenintervention führt. In *Stadium II* der Therapie wird an der Reduktion von komorbiden Störungen, der allgemeinen Verbesserung der Emotionsregulation und der Verbesserung der sozialen Fertigkeiten gearbeitet. In *Stadium III* geht es um den Aufbau eines sinnerfüllten Lebens, um von der Krankheit unabhängige Ziele und Werte.

Sammeln Sie zu Beginn der Behandlung mit der Jugendlichen ihre Probleme und Ziele und ordnen Sie diese mit ihr gemeinsam den verschiedenen Therapiestadien zu. Erläutern Sie dieses Vorgehen auch den Eltern. Fragen Sie auch die Eltern nach Zielen für ihr Kind, machen Sie jedoch deutlich, dass die Jugendliche die Entscheidung darüber trifft, an welchen

Zielen sie arbeiten möchte. Während der Therapie werden sich vermutlich weitere Ziele ergeben, die eingefügt werden können. Je nach Symptomatik kann die Therapie in Stadium I oder II beginnen. Eine Psychoedukation, wie oben beschrieben, sollte immer zu Beginn der Therapie stehen, egal in welchem Stadium sie beginnt. Eine Vermittlung von Skills erfolgt in allen Stadien, die Schwerpunkte sind jedoch unterschiedlich gewichtet. Dies wird in den entsprechenden Leitlinien erläutert. Natürlich sind die Stadien nicht immer ganz klar voneinander trennbar. Die stationäre Therapie umfasst in der Regel Therapiestadium I und zum Teil auch Stadium II.

Tabelle 6: Therapiestadien der DBT-A

Stadium 0	• Orientierung und Motivation zur Therapie
Stadium I	• Verbesserung der Verhaltenskontrolle über dysfunktionale Verhaltensweisen, die der Affekt- und Spannungskontrolle dienen
Stadium II	• Behandlung schwerer komorbider Störungen • Verbesserung der Emotionsregulation und zwischenmenschlicher Fertigkeiten
Stadium III	• Aufbau von „gesunden" Lebenszielen

Dynamische Hierarchisierung der Therapieziele

Unabhängig vom Therapiestadium gilt immer eine dynamische Hierarchisierung der Therapieziele (vgl. Bohus, 2019, S. 35). Hier steht das Thema Lebensgefahr an oberster Stelle. Es wird gefolgt vom Therapieabbruch oder therapiezerstörendem Verhalten, schweren Krisen und den Therapiefortschritt behinderndem Verhalten. Nur wenn keiner dieser Punkte zutrifft, besteht eine freie Wahl der Themen in der Therapie.

Dynamische Hierarchisierung

- Lebensgefahr
- Therapieabbruch oder therapiezerstörendes Verhalten
- Verhalten, welches zu schwere Krisen führt
- Verhaltensweisen, die den Therapiefortschritt behindern

Klären Sie den Jugendlichen über die Hierarchie der Therapieziele in der DBT-A auf. Besprechen Sie, welche Verhaltensweisen bei dem Jugendlichen auftreten könnten, die als therapiezerstörend einzuordnen wären, welche Verhaltensweisen zu schweren Krisen führen würden, und welches Verhalten den Therapiefortschritt behindern könnten. So könnte z. B. ein aggressiver Angriff gegenüber Mitpatienten zu einer sofortigen Entlassung führen und würde damit die Therapie zerstören. Unpünktlichkeit oder Schwierigkeiten in der Bearbeitung von Hausaufgaben könnten den

Therapiefortschritt behindern. Erläutern Sie, dass diese Verhaltensweisen zunächst bearbeitet werden müssen, damit der Jugendliche in der Therapie bleiben kann und ausreichend von der Therapie profitiert. Sobald Verhaltensweisen auftreten, die in diese Hierarchie eingeordnet werden können, müssen diese vorrangig bearbeitet werden. Der Fokus der Therapie liegt auf dem jeweils am höchsten eingestuften Verhalten und wechselt, sobald ein höher hierarchisiertes auftritt. Holen Sie sich explizit ein Commitment dazu ein, nach der Hierarchie zu arbeiten. In der Regel spielt diese Hierarchisierung in Stadium I der Therapie die größte Rolle, da die Verhaltenskontrolle hier noch fehlt. Die Hierarchie hilft hier, die verschiedenen dysfunktionalen Verhaltensweisen zu priorisieren und gibt damit eine Orientierung, mit welchem Fokus in der Therapie begonnen wird.

Behandlungsplanung anhand von Verhaltensanalysen

Über Verhaltensanalysen werden die Faktoren herausgearbeitet, die das fokussierte Verhalten auslösen und aufrechterhalten. In den ersten Wochen der Therapie erarbeitet der Therapeut mit der Jugendlichen eine Verhaltensanalyse (VA) zu dem priorisierten Verhalten (vgl. M03 in Kapitel 4). In Stadium I ist dies typischerweise der letzte Suizidversuch oder die letzte schwere Selbstverletzung. Die VA kann sich jedoch auch auf Alkohol- oder Drogenkonsum, Essattacken, Erbrechen oder Hungern, auf Schulvermeidung, verbale oder körperliche Gewalt oder vieles andere beziehen. Dies ist abhängig von der Priorisierung des Verhaltens anhand der Gefährlichkeit in Kombination mit der Auftrittswahrscheinlichkeit. Hat die Jugendliche z. B. in der Vergangenheit in größeren Abständen Cannabis konsumiert, hat selbst jedoch die Einschätzung, auf diesen Konsum verzichten zu können, und berichtet, täglich zu erbrechen, würden Sie eine VA zum Erbrechen mit ihr erstellen. Erbricht die Jugendliche allerdings einmal pro Woche, konsumiert jedoch mehrfach pro Woche Cannabis und kann nicht einschätzen, ob es ihr gelingen wird, den Konsum einzustellen, würden Sie zunächst mit ihr eine VA zum Cannabiskonsum erarbeiten. Bei Vorliegen eines Suizidversuchs innerhalb des letzten halben Jahres sollten Sie immer eine VA zu diesem erstellen lassen. Es kann sinnvoll sein, schon zu Beginn mehrere VAs zu erarbeiten. So würden Sie z. B. bei Vorliegen eines Suizidversuchs in der Vorgeschichte und aktuell bestehenden schweren Selbstverletzungen zu beiden Verhaltensweisen eine VA erstellen. Die Erkenntnisse aus der VA gehen in die Behandlungsplanung ein. Je nachdem, in welchen Bereichen Fertigkeitendefizite vorliegen, wird der Aufbau von Skills aus den entsprechenden Modulen geplant (vgl. Kapitel 2.3.7). Zu den auslösenden oder aufrechterhaltenden Faktoren kann auch das Verhalten der Eltern gehören. So können sich diese möglicherweise invalidierend verhalten oder dysfunktionales Verhalten durch Zuwendung verstärken, während sie funktionales Verhalten nicht beachten und damit löschen. Werden solche Zusammenhänge in der VA deutlich, muss parallel zu der Arbeit an den Skills für die Jugendliche auch die Arbeit mit den Eltern entsprechend geplant werden (vgl. Kapitel 2.3.13).

Hilfreiche Materialien

Arbeitsblatt „Verhaltensanalyse" (vgl. M03 auf Seite 148 in Kapitel 4).

Ziel- und VA-Vorstellung im Team

In der Eingangs- oder Commitmentphase erfolgt neben der weiteren Diagnostik die Erstellung der VA und die Zielhierarchisierung. Im Anschluss erfolgt eine Teamsitzung des DBT-Teams (ambulant oder stationär). Hier stellt der Jugendliche gemeinsam mit der Einzeltherapeutin dem Team seine Ziele und die VA vor. Anhand dieser Informationen erfolgt nun die Behandlungsplanung. Hier wird festgelegt, wer aus dem Team mit dem Jugendlichen an welchen Zielen arbeitet und welche Maßnahmen hierzu ergriffen werden.

Beispiel: Behandlungsplanung in der stationären Therapie

In Stadium I der Therapie einer Jugendlichen wurde mithilfe der Hierarchie der Therapieziele als oberste Priorität die Reduktion von selbstverletzendem Verhalten festgelegt. In der VA wurde deutlich, dass die Jugendliche aufgrund von mangelnden Fähigkeiten im Umgang mit bestimmten Emotionen in hohe Anspannung gerät, die sie durch Selbstverletzungen beendet. Die Eltern zeigen sich nach einer Selbstverletzung immer freundlich besorgt. In der Therapieplanung im Team wird festgelegt, dass die Einzeltherapeutin mit der Jugendlichen an Emotionsregulationsskills arbeitet, mit den Eltern und der Jugendlichen gemeinsam ein besseres Kontingenzmanagement etabliert und mit den Eltern Validierung übt. Die Eltern sollen lernen, die Gefühle der Tochter zu validieren und ihr Unterstützung anzubieten, wenn schwierige Gefühle da sind und sie sich nicht selbst verletzt hat. Nach einer Selbstverletzung sollen sie sich möglichst neutral verhalten. Die Bezugsperson aus dem Pflege- und Erziehungsdienst (PED) soll zunächst eine Skillskette für Hochstress mit der Jugendlichen erarbeiten. Im weiteren Verlauf wird sie mit der Jugendlichen festlegen, in welchen Situationen sie Emotionsregulationsskills praktisch üben kann. Diese wird sie mit der Jugendlichen nachbesprechen. Die restlichen Mitarbeiter des PED werden die Jugendliche im stationären Alltag beim Einsatz ihrer Skillskette in Hochanspannung und der Emotionsregulationsskills unterstützen. Die Bewegungstherapeutin wird mit der Patientin an einer besseren Körperwahrnehmung arbeiten und ihr helfen, über diese ihre Gefühle besser wahrzunehmen und über eine Veränderung der Körperhaltung auch zu regulieren.

Umgang mit Suizidalität

Wie bereits in Kapitel 2.1.7 dargestellt, muss zwischen akuter und chronischer Suizidalität unterschieden werden. Tritt *akute Suizidalität* auf und lässt sich diese auch durch ein Skillscoaching nicht verändern, muss die Patientin geschützt werden, indem sie auf eine Akutstation aufgenommen bzw. verlegt wird. Die Regelbehandlung nach DBT-A wird hierfür unterbrochen. Sobald die Patientin wieder absprachefähig ist, sollte sie entlassen oder rückverlegt werden. Da akute Suizidalität in der Therapiezielhierarchie am höchsten priorisiert ist, soll sie zur akuten Suizidalität eine VA erstellen, die im nächsten Einzelgespräch besprochen wird und anhand derer Lösungsstrategien besprochen werden. Die Abläufe bei akuter Suizidalität sollten im Krisenplan (siehe unten) festgehalten worden sein.

Chronische Suizidalität liegt bei den meisten Patienten mit einer BPS vor. Solange der Patient absprachefähig ist, sollte dies auf keinen Fall zu einer Akutaufnahme führen. Die Regelbehandlung wird fortgeführt, es sollte jedoch ein Krisenplan (siehe unten) vorliegen, der das Vorgehen bei Auftritt von akuter Suizidalität regelt. Ob die chronische Suizidalität aktuell im Fokus der Behandlung steht, ist davon abhängig, welche anderen dysfunktionalen Verhaltensweisen vorliegen und von welcher dieser Verhaltensweisen die größte Gefährdung ausgeht. Bei Behandlungsbeginn muss immer der unterschriebene Behandlungsvertrag inklusive der Absprache, sich bei starken Suizidgedanken Hilfe zu holen, statt einen Suizidversuch zu begehen, vorliegen. Wandelt sich die chronische Suizidalität regelmäßig in akute Suizidalität, die dann zur Akutaufnahme führt, ist die Priorität als hoch einzustufen. Neben der Lebensgefahr, die hier besteht, führen die regelmäßigen Aufnahmen zu häufigen Unterbrechungen der Regelbehandlung und stören damit auch den Therapiefortschritt. Liegt im letzten halben Jahr ein Suizidversuch vor, sollte zu diesem auf jeden Fall eine VA erstellt werden, um die Mechanismen zu verstehen und Lösungsstrategien zu erarbeiten. Auch könnten die Informationen bei der Erstellung des Krisenplans wichtig sein. Im Vorgespräch zur Behandlung müssen die Jugendlichen und deren Bezugspersonen darüber aufgeklärt werden, dass ein Suizidversuch zur Beendigung der DBT-A führt. Wünscht sich der Jugendliche eine Wiederaufnahme der Behandlung, muss er sich zunächst für diese bewerben. Dazu fertigt er eine VA zum Suizidversuch an und wird ins Konsultationsteam (ambulant oder stationär) eingeladen. Hier muss er das Team davon überzeugen, wieder mit ihm zu arbeiten. Eine Wiederaufnahme der Behandlung kann vom Team abgelehnt werden. Bei Zustimmung sollte der Zeitpunkt für eine Wiederaufnahme der Behandlung je nach Kontextbedingungen und Schwere des Suizidversuchs und der Einschätzung des derzeitigen Commitments des Patienten zum Non-Suizid-Abkommen frühestens nach drei Monaten – eher später – möglich sein. Der Erfahrung nach führt dieses klare und strenge Vorgehen zu einer Abnahme an Suizidversuchen während der Regelbehandlung.

Krisenplan

Patientinnen, die immer wieder unter akuter Suizidalität leiden oder sich durch selbstschädigendes Verhalten massiv gefährden, benötigen einen *Krisenplan* (vgl. auch von Auer & Bohus, 2017, S. 119). Erarbeiten Sie mit der Patientin, welche Warnhinweise ihr zeigen, dass es gefährlich werden könnte. Besprechen Sie, welche Notfallskills sie dann noch einsetzen kann. An welchen Gedanken, Gefühlen und Körperreaktion merkt sie, dass sie in dieser Situation nicht schafft, das Problem allein zu lösen, und was macht sie dann? An wen kann sie sich wenden? Eine Möglichkeit ist, ein Telefoncoaching durch die Therapeutin in Anspruch zu nehmen. Falls sie jedoch merkt, dass auch dies nicht ausreicht und sie in die Klinik gehen muss, sollte klar verabredet sein, wie sie dort hinkommt. In der Regel sollte sie

Kontakt zu ihren Eltern und Bezugspersonen aufnehmen, die sie dann in die Klinik fahren. Da viele Patientinnen die Reaktion der Eltern in dieser Situation befürchten, sollte der Krisenplan auch mit den Eltern besprochen sein. Es ist wichtig, dass sie die Patientin im Fall einer Krise in die Klinik bringen, ohne lange zu diskutieren oder zu viele Fragen zu stellen. Halten Sie alle Schritte und Nummern schriftlich fest. Alle Beteiligten und auch die Therapeutin sollten ein Exemplar des Notfallplans besitzen. Die Therapeutin sollte auf die Telefonnummern der Bezugspersonen jederzeit Zugriff haben, um sie im Zweifelsfall selbst informieren zu können.

2.3.5 Einsatz von Verhaltensanalysen während der Therapie

L20 | Leitlinie 20: Einsatz von Verhaltensanalysen während der Therapie

- *Nutzen Sie im Verlauf der Therapie Verhaltensanalysen zu definiertem oder therapieschädigendem Verhalten.* Lassen Sie die Jugendlichen zu Verhaltensweisen, deren Veränderung als Ziel der Therapie definiert ist, auch im Verlauf der Behandlung Verhaltensanalysen anfertigen. Besprechen Sie diese zeitnah. Nutzen Sie die VA, um gemeinsam mit dem Jugendlichen das Zustandekommen des Verhaltens und die aufrechterhaltenden Konsequenzen wirklich zu verstehen. Achten Sie insbesondere auf zugrunde liegende Gefühle, mit denen der Jugendliche nicht umgehen kann und auf Reaktionen des Umfeldes, die das Verhalten verstärken. Die VA liefert Ihnen gemeinsam die Informationen, die Sie benötigen, um an einer Veränderung arbeiten zu können. Nutzen Sie die VA niemals als Bestrafung.
- *Holen Sie sich ein Commitment zu diesem Vorgehen ein.* Erläutern Sie, warum Sie mit Verhaltensanalysen arbeiten. Achten Sie darauf, dass die Jugendlichen den Sinn einer VA verstehen und dem Vorgehen zustimmen. Bedenken Sie dabei, dass das Anfertigen einer VA in der Regel erneut zum Auftritt von aversiven Gefühlen führt und daher für die Jugendlichen oft unangenehm ist. Validieren Sie dies, und bestehen Sie dennoch darauf, mit Verhaltensanalysen zu arbeiten.

Nutzen Sie Verhaltensanalysen im Therapieverlauf

Nutzen Sie auch im Verlauf der Therapie Verhaltensanalyse (vgl. M03 in Kapitel 4). Lassen Sie den Patienten bei Auftritt von Verhaltensweisen, deren Veränderung als Ziel für die Therapie definiert wurden, zeitnah eine VA einschließlich einer Lösungsanalyse erstellen. Die VA wird im nächsten Einzel- oder Bezugspersonengespräch des PED besprochen. Lassen Sie den Jugendlichen auch eine VA erstellen, wenn es zu therapieschädigendem Verhalten kam.

Holen Sie sich ein Commitment zur Arbeit mit Verhaltensanalysen ein

Es ist wichtig, den Jugendlichen zu vermitteln, warum sie eine VA schreiben sollen, und ein Commitment hierfür zu erhalten. Ziel einer VA ist, das Verhalten zu verstehen und im Anschluss alternative Strategien im

Umgang mit ähnlichen Situationen zu erarbeiten. Die Informationen sind kurz nach Auftritt des Verhaltens für die Jugendlichen meistens noch besser abrufbar, daher soll die VA zeitnah geschrieben werden. Natürlich hat die VA oft auch einen aversiven Charakter für die Jugendlichen. Diese Tatsache sollten Sie als Behandler nicht leugnen. Tatsächlich ist im Sinne eines Kontingenzmanagements sogar gewollt, dass einem dysfunktionalen Verhalten, welches in der Regel viele kurzfristige natürliche positive Konsequenzen hat, auch eine kurzfristige negative Konsequenz folgt. Dies ist jedoch nur ein Nebeneffekt der VA, und er tritt auch nicht bei allen Patienten auf. Auch ambulant sollten Sie mit dem Patienten vereinbaren, zu welchem Verhalten er eine VA erstellt. Bei Auftritt dieses Verhaltens sollte er die VA bereits zu Hause erstellen und zum nächsten Einzelgespräch mitbringen. Im stationären Setting soll der Jugendliche sich zurückziehen, um ungestört die VA zu schreiben. Dieses Vorgehen sorgt auch dafür, dass das dysfunktionale Verhalten keine direkte Verstärkung durch die Gruppe erfährt. Dennoch ist die VA nicht als Strafe gedacht. Es geht darum, zu verstehen. Dementsprechend ist es wichtig, eine VA nur anfertigen zu lassen, wenn es ein grundsätzliches Commitment des Jugendlichen dazu gibt, an diesem Verhalten zu arbeiten und eine VA zu schreiben, wenn das Verhalten auftritt. Eine VA muss immer im Einzelkontakt mit dem Therapeuten oder der Bezugsperson aus dem PED besprochen werden. Auch bei therapiezerstörendem oder krisengenerierendem Verhalten sollte eine VA geschrieben werden. Hierbei müssen Sie jedoch darauf achten, dass der Jugendliche den Sinn in diesem Vorgehen versteht. Auf keinen Fall darf eine VA impulsiv als Bestrafung und aus einer Hilflosigkeit heraus auf ein regelübertretendes Verhalten aufgetragen werden. Bei Therapiefortschritt behinderndem Verhalten genügt möglicherweise im ersten Schritt das Ansprechen des Verhaltens mit einer kurzen Verhandlung bezüglich einer Lösungsstrategie. Sollte ein Therapiefortschritt behinderndes Verhalten regelmäßig auftreten und sich durch das eben genannte Vorgehen nicht verändern, sollte auch zu diesem Verhalten eine VA erarbeitet werden.

Beispiel: Nicht DBT-konformes Vorgehen

Th.: „Du hast mich gerade beleidigt. Das geht gar nicht. Dazu schreibst du jetzt eine VA!"

Beispiel: DBT-konformes Vorgehen

Die Therapeutin erfährt, dass der Jugendliche am Abend vorher eine Betreuerin beleidigt hat. Sie geht auf den Jugendlichen zu und sagt:

Th.: „Ich habe eben von der Situation gestern mit Frau Müller erfahren. Auch wenn ich es nicht okay finde, dass du sie beleidigt hast, gehe ich davon aus, dass du Gründe dafür hattest. Das würde ich gern besser verstehen. Das brauche ich auch, wenn ich dich dabei unterstützen soll, dich beim nächsten Mal anders zu verhalten – und vielleicht gibt es ja auch Dinge, die Frau Müller ändern könnte. Darum möchte ich dich bitten, eine VA zu deinem beleidigenden Verhalten gestern Abend zu schreiben, sodass wir die Situation in unserem nächsten Einzelgespräch genauer ansehen können. Okay?"

Die Wahrscheinlichkeit, dass die Therapeutin nach diesem Vorgehen eine verwertbare VA erhält, ist sehr viel höher.

Hilfreiche Materialien

Arbeitsblatt „Verhaltensanalyse" (vgl. M03 auf Seite 148 in Kapitel 4).

2.3.6 Einsatz von Diary-Cards

L21 **Leitlinie 21: Einsatz von Diary-Cards**

- *Nutzen Sie als Einzeltherapeutin Diary-Cards (DC), um den Verlauf von Symptomatik und Veränderungen zu beobachten und sich zu Beginn jeder Therapiestunde schnell auf ein Thema zu fokussieren.* Die Diary-Card ist ein Selbstbeobachtungsinstrument, auf dem die Patientin täglich verschiedene Verhaltensweisen und Ereignisse protokolliert. Nutzen Sie die DC, um sich am Anfang schnell einen Überblick über den Verlauf der letzten Woche zu machen und eine Agenda (anhand der Hierarchie der Therapieziele) für die Stunde zu erstellen. Je weniger gefährliches Verhalten auftritt, desto freier können Sie mit der DC arbeiten.
- *Nutzen Sie im Pflege- und Erziehungsdienst (PED) die DC, um den Zustand der Patientin einzuschätzen und präventiv Hilfe anzubieten.* Die Mitarbeiterinnen aus dem PED sollten die DC täglich in den frühen Abendstunden im Einzelkontakt mit den Patientinnen ansehen. Hier dient die DC insbesondere der Möglichkeit, bei hohen Werten für Not und Elend, dem Drang, dysfunktionales Verhalten auszuführen oder sich umzubringen, ein Skillscoaching anzuleiten. Gerade Patienten, denen es schwerfällt, sich rechtzeitig Hilfe zu holen, nutzen die DC in der Anfangszeit der Therapie, um den Mitarbeitern des PED ihre Hilfsbedürftigkeit mitzuteilen.

Diary-Card in der Einzeltherapie

Die DC (vgl. M05 in Kapitel 4) ist ein Selbstbeobachtungsinstrument, in dem die Jugendlichen täglich das Ausmaß von Not und Elend, ihre Suizidalität, ihr Selbstmitgefühl, die Schlafqualität, dissoziative Symptome, das Vertrauen in die Therapie, den Einsatz von Skills, Sport, angenehmen Aktivitäten und die Erledigung von Therapieaufgaben protokollieren. Zusätzlich sollen die priorisierten Problemverhaltensweisen (Drang und Handlung) und neue Wege erfasst werden. Die DC wird zu Beginn der Therapie eingeführt und ab jetzt regelmäßig von der Jugendlichen geführt. Jedes Einzeltherapiegespräch beginnt mit der Besprechung der DC. Die Therapeutin erlangt über die DC einen schnellen Überblick darüber, wie stark Suizidgedanken ausgeprägt waren, ob der Drang zu einem Problemverhalten oder das Problemverhalten selbst aufgetreten sind und ob Skills eingesetzt wurden.

Anhand dieser Informationen legen Therapeutin und Patientin sich am Anfang der Stunde auf das Thema oder die Themen der heutigen Sitzung fest. Dieser Prozess sollte nicht mehr als fünf Minuten betragen („knackiger Beginn"). Die Agenda ist davon abhängig, welches Verhalten in der letzten Woche aufgetreten und auf welcher Ebene dieses in die Hierarchie der Therapieziele einzuordnen ist. Wenn Sie gemeinsam die Agenda für die heutige Sitzung festlegen, finden natürlich auch Wünsche der Jugendlichen oder aktuell drängende Themen dort einen Platz. Wie viel Raum diese bekommen, ist jedoch von der Gefährdung durch andere Verhaltensweisen abhängig.

„Knackiger Beginn"

Beispiel: „Knackiger Beginn"

Der Therapeut sieht sich die DC an.

Th.: „Okay, ich sehe, dass es dir in der letzten Woche gar nicht gut ging. Du hattest einen hohen Selbstverletzungsdrang und hast es auch einige Male geschafft, dich nicht zu verletzen und erfolgreich Skills einzusetzen. Am Dienstag hat das aber nicht geklappt. Da hast du dich verletzt. Das heißt, wir schauen uns gleich gemeinsam deine VA dazu an, okay?"

Die Jugendliche nickt.

Th.: „Gibt es für heute noch andere wichtige Themen von deiner Seite?"

Pat.: „Am kommenden Montag hab' ich ja das Hilfeplangespräch. Das würde ich gern mit Ihnen besprechen."

Th.: „Ja, das ist auch wichtig. Da hast du Recht. Dann würde ich vorschlagen, wir besprechen jetzt die VA und nehmen uns für die letzten 20 Minuten der Stunde das Thema Hilfeplangespräch vor, okay?"

Pat.: „Ja, das wäre gut."

Th.: „Okay, dann stelle ich mir mal den Wecker, damit wir den Zeitpunkt nicht verpassen. So. Dann starten wir jetzt mit der VA. Zeig mal, was du da geschrieben hast ..."

Auf der DC halten die Jugendlichen täglich angenehme und unangenehme Ereignisse und das angenehmste und unangenehmste Ereignis der Woche fest. In Stadium II der Therapie lassen die unangenehmsten Ereignisse der Woche meistens Rückschlüsse auf schwer auszuhaltende und oft gemiedene primäre Gefühle zu. Somit kann die DC in Stadium II eine Grundlage dafür bieten, mit welchen Gefühlen sich Therapeutin und Patientin auseinandersetzen sollten. Das angenehmste Ereignis der Woche ermöglicht herauszuarbeiten, welche Strategien die Jugendliche schon wirkungsvoll einsetzt, um angenehme Erfahrungen zu schaffen.

Nutzung der DC durch den PED

Im stationären Setting werden DC zusätzlich durch die Mitarbeiterinnen des PED genutzt. Diese besprechen in der Regel am frühen Abend im Einzelkontakt mit den Jugendlichen die ausgefüllte DC. Hierdurch können sie einschätzen, wie hoch die Suizidalität oder der Drang, sich selbst zu schädigen, aktuell ist. Bei Bedarf können sie die Jugendlichen im Einsatz ihrer

Skills unterstützen (Skillscoaching). Dieser Einsatz der DC ist auch in Jugendhilfeeinrichtungen möglich.

Hilfreiche Materialien

Arbeitsblatt „Diary-Card/Wochenprotokoll" (vgl. M05 auf Seite 150 in Kapitel 4).

2.3.7 Vermittlung von Skills

L22 Leitlinie 22: Vermittlung von Skills

- *Vermitteln Sie in der Skillsgruppe einen Überblick über die verschiedenen Skills aus den Modulen Achtsamkeit, Stresstoleranz, Emotionsregulation, Zwischenmenschliche Skills, Selbstwert und Mittelweg.* Die Jugendlichen sollten in der Skillsgruppe einen Überblick über die verschiedenen Module bekommen und erfahren, welche Skills sie wann und in welchem Spannungsbereich einsetzen können. Jugendliche, die unter selbst- oder fremdschädigendem Verhalten leiden und innere Anspannungszustände kennen, benötigen eine gut funktionierende Skillskette mit kurzfristig wirksamen Stresstoleranzskills und einem Skill aus der Emotionsregulation. Wenn Sie aus Zeitgründen Schwerpunkte setzen müssen, vermitteln Sie allen Patientinnen zusätzlich die langfristig wirksamen Stresstoleranzskills, Achtsamkeit und Emotionsregulationsskills. Sollte Ihnen keine Skillsgruppe zur Verfügung stehen, so vermitteln Sie Skills in der Einzeltherapie. Teilen Sie die Gespräche auf oder wechseln Sie zwischen Skillsvermittlungsgesprächen und anderen Einzelgesprächen ab. Lassen Sie die Jugendlichen auch selbstständig zwischen den Sitzungen mit den Materialien arbeiten. Hier bietet sich die Skills-CD aus dem interaktiven Skillsmanual an (von Auer & Bohus, 2017).
- *Ermitteln Sie im Einzelgespräch, welche Skills diese Patientin individuell zur Bewältigung ihrer Probleme benötigt, und helfen Sie ihr, die Anwendung der Skills in den Alltag zu übertragen.* Ziel der Einzelgespräche ist, mit dem Patienten (auch anhand der Verhaltensanalysen) zu erarbeiten, welche Skills er persönlich in welchen Situationen benötigt. Passen Sie den Einsatz der Skills an die jeweiligen Bedürfnisse des Patienten an. Grundlage für den Einsatz aller Skills sind die langfristig wirksamen Stresstoleranzskills „Entscheidung für den neuen Weg", „innere Bereitschaft" und „Annehmen der Realität" sowie alle Achtsamkeitsskills. Nehmen Sie sich Zeit, diese Skills zu besprechen und zu üben. Machen Sie gemeinsam mit dem Patienten Achtsamkeitsübungen und nutzen Sie auch sonst jede Gelegenheit, Skills zu benennen oder einzuüben. Nehmen Sie sich im weiteren Verlauf Zeit für die Erläuterung und Einübung der Skills aus dem Bereich „Umgang mit Gefühlen".

Skillsgruppe Die Skillsvermittlung erfolgt in der Regel hauptsächlich in der *Skillsgruppe.* Diese kann ambulant, tagesklinisch oder stationär angeboten werden. Die Jugendlichen sollten in der Skillsgruppe einen Überblick über die verschiedenen Module bekommen und erfahren, welche Skills sie wann und in welchem Spannungsbereich einsetzen können. Ein mögliches Vorgehen in der Skillsgruppe ist detailliert in von Auer und Bohus (2017) beschrieben.

Haben Sie eine Gruppe von Jugendlichen mit speziellen Problembereichen, können Sie auswählen, welche der Module Sie vermitteln. Steht Ihnen nur ein begrenztes Zeitfenster zur Verfügung, müssen Sie ebenfalls Schwerpunkte setzen. Die Erfahrung zeigt, dass Jugendliche, die unter selbst- oder fremdschädigendem Verhalten leiden und innere Anspannungszustände kennen, eine gut funktionierende Skillskette mit kurzfristig wirksamen Stresstoleranzskills und einem Skill aus der Emotionsregulation benötigen. Alle Patientinnen sollten sich mit den langfristig wirksamen Stresstoleranzskills auseinandergesetzt haben und alle benötigen Achtsamkeit und Emotionsregulationsskills. In der Skillsgruppe lernen die Jugendlichen auch durch den Austausch untereinander. Bei einer gut funktionierenden Gruppe beraten und unterstützen sich die Jugendlichen gegenseitig im Einsatz der Skills, was die Identifikation mit dem funktionalen Verhalten und die Motivation, sich auf den neuen Weg zu begeben, stärkt.

Sollte Ihnen keine Skillsgruppe zur Verfügung stehen, so müssen Sie die Einzelgespräche nutzen, um Skills zu vermitteln. Entweder Sie teilen die Gespräche auf und widmen jeweils eine Hälfte der Skillsvermittlung oder Sie wechseln zwischen Skillsvermittlungsgesprächen und anderen Einzelgesprächen ab.

Arbeit mit Skills in der Einzeltherapie

In der Einzeltherapie erarbeiten Therapeutin und Patient gemeinsam anhand der Informationen aus Anamnese, Verhaltensanalysen und anderen diagnostischen Erhebungen, welche Skills der Jugendliche in welchen Situationen benötigt. Es wird besprochen, wie der Jugendliche entsprechende Skills im Alltag einsetzen kann. Der Jugendliche erhält den Auftrag, dies zu üben und der Erfolg wird nachbesprochen. Nutzen Sie jede Gelegenheit, die Skills beim Namen zu nennen. Benennen Sie auch, wenn Sie feststellen, dass der Jugendliche Skills eingesetzt hat, wenn dieser sich dessen gar nicht bewusst ist.

Nennen Sie die Skills beim Namen

Beispiel: Skills beim Namen nennen

Th.: „Du hast gerade erzählt, dass du große Angst vor der Klassenarbeit hattest und am liebsten im Bett geblieben wärest. Du bist dann aber doch in die Schule gegangen. Das heißt, du hast ganz bestimmt Skills eingesetzt. Hast du eine Idee, welche das waren?"

Pat.: „Hm. Wahrscheinlich hab' ich da *entgegengesetzt gehandelt*."

Th.: „Ja, ganz bestimmt. Ich vermute, du hast innerlich auch kurz *Pro und Contra abgewogen* – was spricht dafür, in die Schule zu gehen, und was dagegen. Kann das sein?"

Pat.: *(lacht)* „Ja, das habe ich ganz bestimmt gemacht. Es wäre kurzfristig viel gemütlicher gewesen, im Bett zu bleiben. Aber ich weiß, dass meine Mutter dann enttäuscht gewesen wäre und Sie ja vielleicht auch. Und außerdem will ich ja die Schule schaffen."

Th.: „Ah, das heißt, du hast auch *wirkungsvoll gehandelt* – nämlich in Bezug auf dein Ziel, die Schule zu schaffen."

DBT ≠ Chilischote essen

Ein großes Missverständnis bezüglich der Skillsvermittlung in der DBT liegt darin, dass Skills allgemein mit den kurzfristig wirksamen Stresstoleranzskills gleichgesetzt werden. Oft wird die gesamte DBT auf die Vermittlung von kurzfristig wirksamen Stresstoleranzskills reduziert. Das ist nicht korrekt! Es gibt sehr viel mehr Skills als nur das Essen einer Chilischote, und ohne die beschriebenen Rahmenbedingungen, die Grundhaltung und Dialektik ist die Therapie keine DBT! Das zentrale Ziel in der Skillsvermittlung ist der Erwerb von Achtsamkeit, Emotionswahrnehmung und -regulation und zwischenmenschlichen Skills. Die Patienten sollen lernen, ihre Gefühle achtsam wahrzunehmen und zu regulieren. Langfristig ist das zentrale Ziel, sich auch schwierigen und schmerzhaften Gefühlen zu stellen, statt diese zu vermeiden, und sich in zwischenmenschlichen Situationen angemessen und kooperativ zu verhalten (vgl. auch Bohus, 2019).

Skills als hilfreiche Verhaltensweisen und kognitive Prozesse

Die Jugendlichen sollten von Beginn an verstehen, dass Skills als Fertigkeiten verstanden werden, die in Bezug auf verschiedene Situationen hilfreiche Verhaltensweisen oder kognitive Prozesse darstellen, um mit schwierigen Situationen oder Gefühlen umzugehen. Da wir davon ausgehen, dass das Kernproblem unserer Patienten die Emotionsregulation ist, sollte der Schwerpunkt in der Therapie in der Regel auf der Vermittlung von Emotionsregulationsskills liegen. Achtsamkeit und die langfristig wirksamen Stresstoleranzskills stellen jedoch die Basis für den Einsatz aller anderen Skills dar.

Langfristig wirksame Stresstoleranzskills

Die Säulen, auf denen jeder erfolgreiche Skillseinsatz steht, sind die *langfristig wirksamen Stresstoleranzskills:*

- Entscheidung für den neuen Weg,
- innere Bereitschaft,
- Annehmen der Realität.

Nur wenn ich entschieden habe, einen neuen Weg (ohne selbstschädigendes Verhalten und mit einem freundlicheren Umgang mit mir selbst) zu gehen und diese Entscheidung immer wieder neu treffe, habe ich überhaupt eine Chance, alle anderen Skills hilfreich einzusetzen. Weiterhin muss ich die innere Bereitschaft haben, in schwierigen Situationen Skills einzusetzen, die mir helfen, den neuen Weg zu gehen. Zusätzlich muss ich die Realität so annehmen, wie sie ist. Ich muss achtsam wahrnehmen, was gerade passiert – um mich und in mir. Nur, wenn ich dies so akzeptiere und mich von dem Kampf gegen die Realität löse, habe ich die Möglichkeit, die Situation durch den Einsatz von Skills zu ändern.

Stufen der Akzeptanz

Es werden drei verschiedene Stufen der Akzeptanz unterschieden:

- *1. Stufe: Ich habe die Möglichkeit, die Situation zu ändern, wenn ich sie zunächst akzeptiere.*

Beispiel: Ich habe Kopfschmerzen und finde dies ungerecht und unfair und kämpfe mit mir und meinem Körper: „Warum schon wieder? Immer ich! Wäre ich doch gestern früher ins Bett gegangen. Ich wollte doch heute unbedingt ins Fitnessstudio. Ich will nicht dauernd irgendwelche Medikamente nehmen." Erst wenn ich akzeptiere, dass ich Kopfschmerzen habe, kann ich etwas dagegen tun. „Okay, ich finde das zwar nicht fair, habe aber jetzt Kopfschmerzen und muss es so annehmen. Ich nehme eine Kopfschmerztablette und lege mich danach für eine Weile ins Bett, weil ich weiß, dass mir das gut tut."

- *2. Stufe: Die Situation lässt sich nicht ändern, ich kann jedoch meine Gefühle zur Situation dadurch ändern, dass ich sie akzeptiere.*
  Beispiel: Ich ärgere mich wahnsinnig, weil ich die Bahn verpasst habe. „Immer diese besch ... Bahn! Schon wieder wartet die nicht, bei allen anderen wartet sie immer. Ich wollte doch pünktlich zu Hause sein. Immer passiert das bei mir!" Wenn es mir gelingt, das so zu akzeptieren, könnten meine Gedanken vielleicht so aussehen: „Das ist zwar jetzt echt doof für mich, aber ich kann es sowieso nicht ändern. Es nützt jetzt nichts, sich aufzuregen. Es ist wie es ist, und es gibt Schlimmeres. Ich suche mir jetzt ein Café, kaufe mir einen guten Kaffee und lese weiter in meinem Buch." Die Situation an sich ändert sich nicht. Ich werde jedoch ruhiger, versöhnlicher mit mir und der Welt und ärgere mich nicht mehr.
- *3. Stufe (radikale Akzeptanz): Ich kann weder die Situation noch die Gefühle zu dieser verändern. Radikale Akzeptanz führt sogar zunächst dazu, dass Schmerz und Trauer größer werden. Langfristig hilft mir die radikale Akzeptanz jedoch dabei, diese Gefühle zu verarbeiten.*
  Beispiel: Ich habe als Jugendliche meine Mutter verloren. Ich finde das ungerecht und kämpfe innerlich ständig gegen diese Tatsache an. „Warum ich? Das Leben ist unfair! Das darf so nicht sein!" In dem Moment, in dem ich anfange, dieses Schicksal zu akzeptieren, werde ich Trauer und Schmerz noch sehr viel deutlicher spüren: „Ja, es ist nicht fair und tut sehr weh. Es ist aber, wie es ist." Dies ist der einzige Weg, das Erlebte langfristig zu verarbeiten und zu integrieren. Radikale Akzeptanz wandelt das Leid, das aus dem Kampf gegen die Realität entsteht, in Schmerz um. Langfristig sollte radikale Akzeptanz es leichter machen, mit dem Schmerz umzugehen.

Nehmen Sie sich in der Commitmentphase Zeit, die langfristig wirksamen Stresstoleranzskills zu besprechen. Besprechen Sie die Arbeitsblätter hierzu (von Auer & Bohus, 2017, S. 109 ff.).

Stresstoleranzskills und Skillsketten

Borderline-Patientinnen kennen *Hochstress*. In der DBT wurde die Grenze zum Hochstressbereich bei einer inneren Anspannung von 70 % definiert. In diesem Bereich können sie nicht mehr klar denken, und ihre Gedanken drehen sich nur noch darum, wie sie die Anspannung schnell beenden können. Liegt die Anspannung also kurz vor 70 % oder darüber, sollten *kurzfristig wirksame Skills* aus dem Bereich der *Stresstoleranz (ST)* genutzt werden. Diese dienen lediglich dazu, die Anspannung unter 70 % zu reduzieren bzw. die Situation auszuhalten, bis die Anspannung unter 70 % sinkt, ohne sich zu schaden. Oft wird hier eine *Skillskette* eingesetzt. Eine detaillierte Beschreibung zu den ST-Skills und der Skillskette finden Sie in von Auer und Bohus (2017, S. 94 ff.). Die ersten zwei bis drei Glieder der Skillskette sollten wirkungsvolle ST-Skills umfassen, die in einer festen Abfolge ausgeführt werden. Oft steht zu Beginn ein starker körperlicher Reiz (z. B. in eine Zitrone oder Chilischote beißen, kaltes Wasser auf Arme und Gesicht). Dieser soll dazu führen, dass die Patientinnen sich wieder spüren und in die Lage versetzt werden, weitere Skills einzusetzen. Liegt die Anspannung weiterhin über 70 %, so könnten im Anschluss z. B. Bewegung oder Ablenkung genutzt werden.

Niemals bei ST aufhören

Ist die Anspannung hiernach unter 70 % gefallen, so geht es nun darum, sich mit der die Anspannung auslösenden Situation zu befassen. Tue ich das nicht, wird die Anspannung schnell wieder steigen. Das heißt, ich muss mich um das der Anspannung zugrunde liegende Gefühl kümmern. Steht das Gefühl in Zusammenhang mit einem zwischenmenschlichen Konflikt, muss ich diesen nun klären. Das heißt, mit dem letzten Skill der Kette bediene ich mich aus einem anderen Bereich von Skills. In der Regel benötigen die Patienten an dieser Stelle Skills aus dem Bereich der Emotionsregulation (ER), vielleicht müssen sie zusätzlich aber auch zwischenmenschliche Skills (ZW) einsetzen.

Beispiel: Skillskette mit Emotionsregulation (ER)

Eine Jugendliche hat sich am letzten Wochenende selbst verletzt und bringt eine VA in die nächste Therapiesitzung mit. Es stellt sich heraus, dass sie vor einigen Tagen gesehen hatte, dass der Freund mit einer Ex-Freundin auf Facebook Kontakt hatte. Sie hatte daraufhin den Gedanken, dass er sich von ihr trennen wolle. Auf dem Weg nach Hause hatte sie sich dies immer stärker ausgemalt. Die Angst, der Freund würde sie verlassen, war immer größer geworden, die Anspannung war gestiegen. Irgendwann hatte sie beschlossen, sich zu verletzen. Aufgrund dieser Angaben in der VA erarbeitete sie mit ihrer Therapeutin in den nächsten Therapiestunden die passenden Skills für diese Situation. Sollte eine ähnliche Situation wieder auftreten, sollte die Jugendliche einige kurzfristig wirksame Stresstoleranzskills nacheinander abarbeiten, bis die Anspannung unter 70 % gesunken ist. Sie sollte achtsam wahrnehmen, welche Sorge sie hatte. Dann sollte sie bezüglich der Sorge den Skill „Fakten überprüfen" aus dem Bereich der Emotionsregulation einsetzen. Sie sollte dann ihren Freund anrufen, um ihm zu erzählen, dass sie gerade diese Sorge hatte (er könne sie verlassen), und ihn fragen, ob die Sorge realistisch sei. Dabei benötigte sie zwischenmenschliche Skills, denn sie sollte dies angemessen, freundlich und mit einer gewissen Leichtigkeit tun, ohne dem Freund Vorwürfe zu machen.

Skillskette:

1. Ein sehr saures Bonbon lutschen. (ST) – Wenn die Anspannung unter 70 % sinkt, mache bei 4. weiter.
2. Joggen. (ST) – Wenn die Anspannung unter 70 % sinkt, mache bei 4. weiter.
3. Wechselduschen. (ST) – Wenn die Anspannung unter 70 % sinkt, mache bei 4. weiter, wenn nicht, beginne wieder bei 1.

Wenn die Anspannung unter 70 % gesunken ist:

4. Fakten überprüfen. (ER)
5. Kontakt zum Freund auf eine angemessene Weise suchen. (ZW)

In der nächsten Stunde berichtet die Jugendliche folgende Erfahrung: Der Freund antwortete nur kurz auf eine SMS. Sie dachte: „Er will sich bestimmt von mir trennen." Dann erinnerte sie sich an die erarbeitete Skillskette und holte das saure Bonbon aus der Tasche. Da die Anspannung schon hiernach unter 70 % gesunken war, füllte sie das Arbeitsblatt zu „Fakten überprüfen" (von Auer & Bohus, 2017, S. 149 f.) aus. Dabei wurde ihr klar, dass ihr Freund sie gerade gefragt hatte, ob sie zu Ostern mit ihm zu seinen Eltern fahren würde und dass er auch sonst in der letzten Zeit liebevoll mit ihr umgegangen war. In diesem Moment fand sie ihre Befürchtung selbst nicht mehr ganz nachvollziehbar. Trotzdem rief sie ihren Freund an und sagte ihm: „Du kennst mich ja. Als ich vorhin die kurze SMS gelesen habe, habe ich gleich gedacht, du willst dich bestimmt von mir trennen. Jetzt denke ich, du hattest vielleicht gerade was anderes zu tun." Daraufhin sagt er: „Nein, ich will mich überhaupt nicht trennen, ich bin total froh mit dir, ich hatte mich nur mit Jo verabredet und war schon knapp dran." Daraufhin sind die Sorgen der Jugendlichen völlig verflogen, und sie kann mit ihrem Freund zusammen darüber lachen.

Achtsamkeit

Achtsamkeit ist die Basis für den Einsatz aller Skills. Nur wenn ich im Hier und Jetzt bemerke, wie es mir geht und was ich jetzt brauche und dies auch annehme, kann ich die entsprechenden Skills einsetzen. Auch wenn Achtsamkeit die Basis aller Skills darstellt und auch die Jugendlichen dies langfristig verstehen, ist es sinnvoll, mit der Vermittlung der ST-Skills zu beginnen, weil diese teilweise sehr konkret sind und der Einsatz oft schnelle Veränderungen und damit Erfolgserlebnisse erzielt. Die Achtsamkeitsskills dagegen sind schwer greifbar und müssen regelmäßig geübt werden, damit nach sechs bis acht Wochen erste Erfolge spürbar werden. Deswegen werden Teile des Moduls Achtsamkeit auch nach jedem anderen Modul wiederholt. In der Gruppe ist es hilfreich, erfahrenere Patienten erläutern zu lassen, dass sie bei anfänglicher Skepsis mittlerweile verstanden haben, wie wichtig Achtsamkeit ist. In der Einzeltherapie können Sie jede Gelegenheit nutzen, Achtsamkeit einzubringen. Jede Lösungsanalyse umfasst, dass der Jugendliche achtsam wahrnehmen muss, welche Gefühle gerade da sind oder wie hoch die Anspannung gerade ist. Nur wenn er die aktuelle Situation achtsam wahrnimmt und annimmt, wie sie gerade ist, kann er bewusst entscheiden, was er jetzt tut. Erläutern Sie, dass man nicht impulsiv handelt, wenn man achtsam ist. Dies ist oft ein überzeugendes Argument für die Jugendlichen. Besprechen Sie die Was- und die Wie-Fertigkeiten (von Auer & Bohus, 2017, S. 70 ff.). Üben Sie Achtsamkeit nicht nur in der Skillsgruppe regelmäßig, sondern auch in den Einzelgesprächen. Beginnen Sie jede Einzeltherapiesitzung oder Bezugspersonensitzung mit einer kurzen Achtsamkeitsübung. Besprechen Sie mit den Jugendlichen, wie sie Achtsamkeit in ihren Alltag integrieren können. Sie können täglich kleine formale Achtsamkeitsübungen machen. Zusätzlich können sie üben, alltägliche Dinge achtsam zu tun, wie z. B. Zähne putzen oder duschen. Eine weitere wichtige Übung ist, immer wieder kurz innezuhalten und achtsam wahrzunehmen, wie es mir gerade geht, was ich gerade fühle, was ich benötige etc.

Versuchen Sie, ein Commitment zum regelmäßigen Üben von Achtsamkeit zu erhalten. Leben Sie vor, wie Sie Achtsamkeit üben und üben Sie mit den Patienten zusammen. Dies gilt auch für eine DBT-A-Station. Machen Sie Achtsamkeitsübungen gemeinsam mit den Jugendlichen, z. B. vor dem Essen oder einer Besprechung. Für einige Patienten ist es schwer, die Aufmerksamkeit auf sich zu richten, weil sie dann mit unangenehmen Gefühlen und Gedanken in Berührung kommen. Versuchen Sie, einen Weg zu finden, auf den die Jugendlichen sich einlassen können. Eventuell ist es möglich, sie zunächst für Übungen zu motivieren, in denen sie ihre Aufmerksamkeit nach Außen richten. So könnten sie z. B. einen Spaziergang machen, bei dem sie die Natur achtsam wahrnehmen. Später wird es jedoch auch wichtig, zu üben, die Aufmerksamkeit auf innere Prozesse zu richten. Als Therapeut können Sie Achtsamkeit nur dann authentisch vermitteln, wenn sie diese selbst regelmäßig üben und auch die Erfahrung gemacht haben, welche Schwierigkeiten sich beim Üben einstellen können. Als DBT-Team verpflichten Sie sich auch als Team, Achtsamkeitsübungen zu machen, z. B. zu Beginn von Besprechungen.

Umgang mit Gefühlen

Um einen umfassenden Überblick über die *Emotionsregulationsskills* zu erhalten, nutzen Sie die Arbeits- und Infoblätter aus dem interaktiven Skillsmanual (von Auer & Bohus, 2017, S. 131 ff.). In den Verhaltensanalysen werden Sie festgestellt haben, mit welchen Gefühlen die Jugendliche schlecht umgehen kann. Dies ist häufig Einsamkeit, Trauer, Scham, Schuld, Angst oder Wut. Nehmen Sie die entsprechenden Gefühle heraus und besprechen Sie die Infoblätter zu diesen Gefühlen aus dem interaktiven Skillsmanual (von Auer & Bohus, 2017, S. 54 ff.). Schauen Sie sich das Gefühlsmodell zur Entstehung von Gefühlen an (von Auer & Bohus, 2017, S. 138). Erarbeiten Sie gemeinsam, welche Skills die Jugendliche im Umgang mit ihren Gefühlen ausprobieren könnte. Ist die Jugendliche in verschiedenen Situationen nicht sicher, welche Gefühle sie überhaupt hat, oder sind es zu viele Gefühle gleichzeitig, dann bietet es sich an, mit einem Gefühlsprotokoll (von Auer & Bohus, 2017, S. 143 ff., vgl. auch M04 im Kapitel 4) zu beginnen. Hiernach entscheidet sie, welche weiteren Skills sie einsetzt. Vermitteln Sie bei allen Gefühlen, dass es zunächst darum geht, das Gefühl achtsam wahrzunehmen und sich zu validieren. Viele Jugendliche werten sich dafür ab, dass sie fühlen, wie sie fühlen. Dies ist nicht hilfreich und führt meist zu Anspannung. Vermitteln Sie also insgesamt eine annehmende, nicht bewertende Haltung den Gefühlen gegenüber. Bei bestimmten Gefühlen wird das Ziel sein, diese durch „entgegengesetztes Handeln und Denken und eine entgegengesetzte Körperhaltung und Wahrnehmung“ (von Auer & Bohus, 2017, S. 141 ff.) abzuschwächen. Dies gilt oft bei Angst, Wut und Scham. Bei anderen Gefühlen ist das „entsprechende Handeln“ besonders wichtig, um den Gefühlen Raum zu geben.

Viele Patientinnen versuchen z.B. Trauer zu vermeiden, obwohl Trauer für die Verarbeitung belastender Lebensereignisse von zentraler Bedeutung ist. Hier ist Ihre Aufgabe, die Patientinnen darin zu unterstützen, diese Gefühle zuzulassen, anzunehmen und dabei einen freundlichen, mitfühlenden Umgang mit sich zu finden. Eine Voraussetzung dafür ist, dass auch Sie mit schmerzhaften Gefühlen umgehen können und aushalten, wenn die Patientinnen solche Gefühle erleben. Auch wir benötigen einen mitfühlenden Umgang mit uns selbst und natürlich auch mit den Patientinnen, wenn sie schmerzhafte Gefühle erleben. Ziel hierbei ist auch, dass die Patientinnen erfahren, dass auch schmerzhafte Gefühle sich verändern, wenn sie sie zulassen.

Hilfreiche Materialien

Arbeitsblatt „Gefühlsprotokoll – Kurzform“ (vgl. M04 auf Seite 149 in Kapitel 4).

Erläutern Sie, dass wir keine Kontrolle darüber haben, welche Gefühle wir haben. Diese kommen und gehen. Wir können aber lernen, wie wir mit ihnen umgehen. Validieren Sie die Gefühle der Jugendlichen so häufig Sie können. Die Jugendlichen haben meist den Eindruck, dass sie anders fühlen als alle anderen Menschen, ihre Gefühle also falsch sind. Vermitteln Sie, dass wir alle Gefühle haben und kennen. Aufgrund der emotionalen Verletzlichkeit und der Lebensgeschichte sind die Gefühle bei den Patientinnen jedoch meist stärker ausgeprägt, und sie müssen gezielt Strategien erlernen, um mit diesen umgehen.

Zwischenmenschliche Skills

Die *zwischenmenschlichen Skills* lassen sich am besten in der Skillsgruppe vermitteln (von Auer & Bohus, 2017, S. 225 ff.). Hier profitieren die Jugendlichen sehr voneinander und lernen am meisten in den Rollenspielen. In der Einzeltherapie werden Sie immer wieder auf Situationen stoßen, in denen der Jugendliche nicht in der Lage war, den Kontakt zu einem anderen Menschen gut zu meistern. Eventuell entstehen daraus selbstschädigende oder vermeidende Verhaltensweisen (z.B. Schulvermeidung). Oft bringen die Patienten auch selbst persönliche Situationen zur Sprache: „Wie sage ich meinem Freund, dass ich mehr Freiraum benötige, ohne ihn zu verletzen?“ „Wie sage ich meiner Freundin, dass es mich belastet, wenn sie mit mir über traumatische Themen spricht, ohne sie zurückzuweisen?“ Besprechen Sie hier die zwischenmenschlichen Skills jeweils auf die Situation des Patienten angepasst. Erarbeiten Sie, welches Ziel der Jugendliche für diese Situation hat, wie stark Ziel, Beziehung und Selbstachtung gewichtet sind, und welche Skills er dementsprechend einsetzen möchte. Formulieren Sie gemeinsam Sätze, sprechen Sie über die Körperhaltung, Mimik, Gestik, Stimme. Üben Sie diese Situationen im Rollenspiel, und wechseln sie die Rollen, sodass der Jugendliche Sie als Modell nutzen kann.

Beispiel: Vermittlung von zwischenmenschlichen Skills (ZW) im Einzelgespräch

Eine Jugendliche berichtet, dass es ihr in den letzten Tagen schlecht ging, weil sie sich durch das Verhalten ihres Vaters in einer bestimmten Situation verletzt fühlte. Statt dies dem Vater zu sagen, hatte sie sich zurückgezogen, sich jedoch traurig und einsam gefühlt. Der Vater hatte bemerkt, dass die Tochter sich zurückgezogen hatte, fühlte sich jedoch hilflos und traute sich nicht, seine Tochter anzusprechen (wie aus einem Telefonat mit dem Vater bekannt). Die Therapeutin lässt sich die Situation, in der die Jugendliche sich verletzt gefühlt hat, genau beschreiben und validiert die Gefühle der Jugendlichen. Dann bespricht sie mit der Jugendlichen, wie diese die Situation mit dem Vater nachbesprechen könnte. Hierzu zählt auch, zu besprechen, welcher Zeitpunkt günstig wäre, um den Vater anzusprechen. Dann wählt die Jugendliche aus, welche Skills sie einsetzen will. Es geht hier um eine Situation, in der die Orientierung auf der Beziehung liegt. Die Jugendliche möchte also die „Live"-Skills (von Auer & Bohus, 2017, S. 234) einsetzen. Sie überlegt, wie sie Leichtigkeit in die Situation bringen kann. Sie möchte schaffen, dass der Vater sich möglichst wenig angegriffen fühlt. Sie möchte ihm vermitteln, dass ihr der Kontakt zum Vater wichtig ist. Sie überlegt, wie sie den Vater validieren kann, ihm aber auch ehrlich mitteilt, was sie in der Situation verletzt hat. Im Rollenspiel spielt die Therapeutin den Vater und die Jugendliche sich selbst. Dann tauschen sie die Rollen, damit die Jugendliche sich besser in den Vater einfühlen kann. Es wird festgelegt, zu welchem Zeitpunkt die Jugendliche den Vater ansprechen wird. In der nächsten Stunde wird nachbesprochen, wie der Einsatz der Skills geklappt hat und das Gespräch mit dem Vater verlaufen ist.

Selbstwert

Die klinische Erfahrung zeigt, dass der *Selbstwert* bei allen emotional-instabilen Jugendlichen einer Stärkung bedarf. Arbeiten Sie mit dem *Selbstwertmodul* (von Auer & Bohus, 2017, S. 265 ff.). Besprechen Sie das „Selbstwerthaus" (von Auer & Bohus, 2017, S. 265) und überprüfen Sie mit der Patientin, wie ihr persönliches Selbstwerthaus aktuell aussieht. Welche Säulen sind dick oder dünn? An welchen Säulen möchte sie arbeiten? Fragen Sie, ob die Jugendliche in der Lage ist, sich selbst mit einem „fairen Blick" (von Auer & Bohus, 2017, S. 266 ff.) anzusehen, und besprechen Sie, wie das geübt werden kann. Besprechen Sie den „InSEL-Skill" (von Auer & Bohus, 2017, S. 273 ff.) und erarbeiten Sie auch hier, wie dieser im Alltag regelmäßig eingesetzt werden kann. Schauen Sie sich gemeinsam das „Soziale Netz" (von Auer & Bohus, 2017, S. 279 ff.) an, und erarbeiten Sie, wie dieses Netz ausgebaut werden kann oder auch, ob es Beziehungen gibt, die nicht mehr guttun, und ob die Jugendliche bereit ist, diese zu verändern oder aufzugeben.

Grundannahmen der Jugendlichen

In der Regel ist der schwierigste und wichtigste Teil im Selbstwertmodul die Arbeit an den *Grundannahmen* der Jugendlichen. Diese Arbeit muss mit allen Jugendlichen irgendwann erfolgen. Wenn Sie mit Verhaltensanalysen arbeiten, werden Sie dort schon dysfunktionale Grundannahmen herausgearbeitet haben. Gedanken und Gefühle, die in diesen Situationen entstehen, basieren meist auf lang existierenden Grundannahmen. An dieser Stelle können Sie Bezug darauf nehmen. In der Gruppe können Sie nicht mit jedem einzelnen Jugendlichen erarbeiten, wann und warum er bestimmte Grundannahmen entwickelt hat. Dies ist zeitlich nicht möglich und für die Gruppe zu persönlich und zu belastend. In der Einzeltherapie ist es wichtig, ein Modell dafür zu entwickeln, wann und warum diese Grundannahmen entstanden sind.

Funktion der Grundannahmen

Welche Funktion hatten die Grundannahmen für das Kind? Besprechen Sie, wie diese Grundannahmen dem Kind das Überleben gesichert und es geschützt haben. Vielleicht waren die Grundannahmen notwendig, um dem Kind zu ermöglichen, die Beziehung zu den Eltern zu halten, obwohl diese sich vielleicht massiv invalidierend oder sogar traumatisierend verhalten haben. Arbeiten Sie diesbezüglich die Info- und Arbeitsblätter aus dem Manual durch (von Auer & Bohus, 2017, S. 283 ff.). Es ist von großer Bedeutung, die Entstehung und Funktion der Grundannahmen nachvollziehbar zu machen und in diesem Kontext zu validieren. Besprechen Sie weiterhin, warum es so schwer ist, Grundannahmen zu verändern. Sie geben Sicherheit. Sie zu verändern, löst meist Angst und Scham aus (z. B. „Wenn ich meine Annahmen über mich und die Welt verändere, verliere ich die Kontrolle, bin ich verletzlicher, wirke ich arrogant und überheblich ...“).

Beschäftigung mit Grundannahmen führt oft zu Trauer und Schmerz

Oft führt das Erkennen, dass ich mir mit einer Grundannahme selbst schade und diese nicht berechtigt ist, zu großem Schmerz. Wenn ich z. B. erkenne, dass ich in einer stark invalidierenden Familie die Grundannahme „Ich bin falsch und schlecht“ entwickelt habe, um in dieser Familie überleben zu können, werde ich starken Schmerz und Trauer empfinden. Bereiten Sie die Jugendlichen darauf vor. Erläutern Sie, was vermutlich passieren wird, wenn sie sich mit ihren Grundannahmen beschäftigen. Holen Sie sich ein klares Commitment dazu ein, sich diesem Thema zu widmen. Erarbeiten Sie Emotionsregulationsskills im Umgang mit Schmerz und Trauer – auch hier geht es um Akzeptanz und Zulassen der Gefühle. Spätestens an dieser Stelle ist die Kombination mit Übungen und Strategien aus der Compassioned Focused Therapy (CFT; Gilbert, 2013) oder dem Mindful Self Compassion (MSC; Germer, 2015; Neff, 2015) hilfreich. Dieses Vorgehen wird in Kapitel 2.3.10 detaillierter beschrieben.

Grundannahmen verändern

Grundannahmen lassen sich nicht schnell verändern. Wenn die Jugendlichen jedoch erkannt haben, dass eine Grundannahme nicht mehr hilfreich ist, sie sogar behindert, können sie damit beginnen, „entgegen ihrer Grundannahme zu handeln“. Dies wird sich anfangs fremd und falsch anfühlen und erfordert eine klare Entscheidung für den neuen Weg. Gelingt es ihnen jedoch, sich entgegen der Grundannahme zu verhalten, werden sie neue

Erfahrungen machen, die sich auf ihre Grundannahmen auswirken werden. Hierfür ist es wichtig, dass sie zuerst erkannt haben, welches Verhalten und welche automatischen Gedanken auf welchen Grundannahmen beruhen, wann also die Grundannahmen aktiviert werden und wie sie sich in diesen Situationen anders verhalten könnten. Hier können Sie entsprechende Info- und Arbeitsblätter (von Auer & Bohus, 2017, S. 285 ff.) verwenden. Planen Sie mit den Jugendlichen kleinere Verhaltensexperimente, in denen sie gezielt gegen ihre Grundannahmen handeln. Dabei müssen sie wissen, dass es sich am Anfang nicht gut oder sogar falsch anfühlen wird. Begleiten Sie die Jugendlichen gut in diesem Prozess. Er wird nicht leicht sein, aber es lohnt sich.

2.3.8 Telefoncoaching

L23 **Leitlinie 23: Telefoncoaching**

- *Bieten Sie in der ambulanten Therapie an, dass die Jugendlichen Sie in Krisen anrufen, um ein Skillscoaching am Telefon zu erhalten. Machen Sie die Regeln zum Telefoncoaching deutlich.* Ermöglichen Sie den Jugendlichen, Sie in Krisen anzurufen, um eine Generalisierung der Anwendung der Skills in den Alltag zu fördern. Zusätzlich verstärken Sie dadurch funktionales, skillsorientiertes Verhalten. Besprechen Sie zu Beginn der Therapie mit den Jugendlichen, unter welchen Bedingungen ein Telefoncoaching stattfinden kann. Hierbei gilt vor allem, dass die Jugendlichen bereit sein müssen, Hilfe anzunehmen. Ein Telefoncoaching kann dabei helfen, eine Krise zu überstehen, die zugrunde liegenden Probleme können jedoch nur in den Therapiesitzungen bearbeitet werden. Beachten Sie, dass ein Telefoncoaching zeitlich begrenzt ist und nicht zur Therapiestunde am Telefon wird.
- *Jugendliche, die sich in stationärer Behandlung befinden, sollten ein Telefoncoaching durch die Station erhalten können, wenn sie sich in einer Belastungserprobung befinden.* Während einer stationären Therapie sollte ein Telefoncoaching von den Mitarbeiterinnen der Station angeboten werden, wenn die Jugendlichen sich in einer Belastungserprobung befinden. Auch hier sollten die Jugendlichen darüber aufgeklärt sein, welche Regeln für ein Telefoncoaching gelten. Achten Sie darauf, dass die Jugendlichen mit der Zeit immer besser lernen, schwierige Situationen in der Belastungserprobung ohne Hilfe der Station zu meistern. Helfen Sie den Jugendlichen, sich langfristig an andere Personen zu wenden (Eltern, Betreuerinnen aus der Jugendhilfeeinrichtung), um sich von der Station unabhängig zu machen.

Telefoncoaching

In der ambulante DBT ist in Krisensituationen ein *Skillscoaching am Telefon* möglich (Linehan, 1996a). Dies ist sinnvoll, weil die Patienten meist in Situationen in Anspannung geraten, in denen der Therapeut nicht anwesend ist. Gerade in der Anfangszeit empfiehlt es sich, in der Krise eine Begleitung in der Anwendung der Skills anzubieten. Dies ermöglicht den Transfer des Erlernten in den Alltag. Manchmal hilft den Patienten allein das Wissen um die Möglichkeit, ein Telefoncoaching erhalten zu können.

Regeln zum Telefoncoaching

Beim Telefoncoaching sind folgende Regeln zu beachten:

1. *Keine Therapie am Telefon!* Das Telefoncoaching dient lediglich der Begleitung in der Anwendung von Skills. Es geht nicht darum, tiefgehende Probleme zu besprechen oder gar zu lösen. Dies muss in den Therapiesitzungen erfolgen.
2. *Wer anruft, muss bereit sein, Hilfe anzunehmen.* Besprechen Sie dies vorher mit Ihren Patienten. Die Patienten dürfen um Hilfe bitten, wenn sie bereit sind, diese anzunehmen. Der Therapeut muss eine Chance haben, zu helfen. Der Jugendliche sollte z. B. anrufen, wenn er starke Suizidgedanken oder Selbstverletzungsdruck hat und bereit ist, Skills einzusetzen oder Unterstützung dabei benötigt, sich jetzt in eine Klinik zu begeben.
3. *Nur 5 bis 10 Minuten.* Das Telefoncoaching soll in der Regel nicht mehr als 5 bis 10 Minuten dauern.
4. *Halten Sie das Gespräch insbesondere dann kurz, wenn keine Distanzierung von Suizidalität erfolgt, und leiten Sie die nötigen Maßnahmen ein.* Kann die Jugendliche sich auch nach dem Skillscoaching nicht von Suizidalität distanzieren oder sagt Ihnen schon zu Beginn, dass sie sich nicht in der Lage sieht, Skills einzusetzen, halten Sie das Gespräch kurz und informieren Sie die Bezugspersonen bzw. einen Rettungswagen, damit die Jugendliche in die Klinik gebracht wird. Dieses Vorgehen sollte vorher mit der Patientin und den Eltern in einem Krisenplan (vgl. Kapitel 2.3.4) festgehalten sein. Achten Sie darauf, das Verhalten der Patientin nicht durch Zuwendung am Telefon zu verstärken.
5. *Keine Anrufe nach erfolgter Selbstverletzung.* Um das dysfunktionale Verhalten nicht zu verstärken, sollten keine Anrufe nach Selbstschädigungen stattfinden. Ein Anruf nach einer Selbstverletzung ist nur dann erlaubt, wenn der Jugendliche Ihre Hilfe benötigt, um eine angemessene Wundversorgung einzuleiten. Dies ist eine Ausnahmeregelung, die nur für jugendliche Patienten gilt. Auch hier müssen Sie darauf achten, das Verhalten nicht zu verstärken. Im nächsten Einzeltermin muss zum Thema gemacht werden, wie der Jugendliche das nächste Mal schafft, Sie vor und nicht nach dem schädlichen Verhalten anzurufen.
6. *Ablauf des Telefoncoachings.* Besprechen Sie vorher mit der Patientin, wie ein Telefoncoaching abläuft, sodass keine falschen Erwartungen entstehen.

Ablauf des Telefoncoachings

- Verstärken Sie den Patienten dafür, dass er sich meldet. Meist fällt es ihm schwer, Sie um Hilfe zu bitten.
- Fragen Sie nach dem aktuellen Auslöser. Dieser soll jedoch nur kurz benannt werden. Sie müssen grob einschätzen können, in welcher Situation der Jugendliche sich befindet, welche Skills vermutlich notwendig sein werden und ob weitere Interventionen benötigt werden (z. B. ein kurzes Coaching der Eltern). Stellen Sie dem Patienten in Aussicht, sich im nächsten Therapiegespräch um die auslösende Situation zu kümmern, falls Sie der Meinung sind, dass der Jugendliche diese nicht jetzt für sich lösen kann. Halten Sie sich dann auch an diese Absprache.
- Validieren Sie die Gefühle des Patienten.
- Fragen Sie nach der Anspannung.

- Liegt die Anspannung bei 70 % oder darüber, leiten Sie zunächst den Einsatz von Stresstoleranzskills an. Ist die Anspannung unter 70 %, leiten Sie die Anwendung passender Skills aus anderen Modulen an – meist Emotionsregulation.
- Holen Sie sich zu der Durchführung der besprochenen Skills das Commitment ein, und machen Sie eine Zeit aus, zu der Sie erneut telefonieren.
- Fragen Sie beim zweiten Telefonat erneut nach der Anspannung. Ist diese noch nicht unter 70 %, sollte der Jugendliche weiterhin Stresstoleranzskills einsetzen. Meist ist die Anspannung aber dann bereits unter 70 % gefallen. Dann müssen weitere Skills eingesetzt werden, die zur Situation passen. Hier kommen meist Emotionsregulationsskills oder zwischenmenschliche Skills zum Einsatz.

Beispiel: Telefoncoaching

Sophie: „Hallo Herr Müller, hier ist die Sophie."
Th.: „Hallo Sophie, was ist los?"
Sophie: „Mir geht es gerade gar nicht gut."
Th.: „Okay, gut, dass du dich meldest. Kannst du mir ganz kurz sagen, was der Auslöser dafür ist?"
Sophie: „Ich hatte Stress mit meiner Mutter, sie will nicht, dass ich heute Abend auf die Party gehe."
Th.: „Okay, das ist bestimmt schwierig für dich. Wie hoch ist gerade die Anspannung?"
Sophie: „Bestimmt bei 80 oder 90."
Th.: „Okay, dann benötigst du erst einmal Stresstoleranzskills. Hast du deine Skillskette parat?"
Sophie: „Warten Sie kurz. Ich hol sie. ... Hier steht oben drauf, kaltes Wasser über Gesicht und Arme laufen lassen'."
Th.: „Gut, und als Zweites?"
Sophie: „‚Meine Power-Sport-App starten und das 15-Minuten-Workout machen'."
Th.: „Ah, das ist sehr gut. Machst du das jetzt? Erst kaltes Wasser über Gesicht und Arme und dann das Workout? Und dann rufst du mich nochmal an? Das wäre dann ja ungefähr in 20 Minuten, okay?"
Sophie: „Okay, das mache ich."
Th.: „Super, bis gleich."

[Liegt noch keine Skillskette vor, sollte der Therapeut konkrete Vorschläge machen: z. B. „Habt ihr Eiswürfel im Gefrierfach?" oder „Kannst du dir eiskaltes Wasser über Arme und Gesicht laufen lassen? Kannst du danach raus gehen und eine Runde joggen?"]

Nach 20 Minuten ruft Sophie wieder an.
Th.: „Hallo Sophie. Hast du die Skills eingesetzt?"
Sophie: „Ja."
Th.: „Und wie hoch ist deine Anspannung jetzt?"
Sophie: „Besser, so bei 50 %."
Th.: „Okay, das ist gut. Sag mal, auch wenn du das natürlich doof findest, dass deine Mutter nicht will, dass du auf die Party gehst – hast du eine Idee, warum sie das nicht will, wenn du ihr mal etwas Gutes unterstellst?"

Sophie: „Naja, ich denk schon, dass sie sich Sorgen um mich macht. Ist ja auch früher nicht immer so super gelaufen, wenn ich weg war."

Th.: „Das ist echt gut, dass du dich da in sie hineinversetzen kannst. Kannst du dir vorstellen, jetzt auf deine Mutter zuzugehen und sie erst einmal zu validieren. Das heißt, du brauchst jetzt zwischenmenschliche Skills. Du könntest ihr z. B. sagen, dass du dir vorstellen kannst, dass sie sich Sorgen um dich macht und dass du das verstehen kannst. Vielleicht kannst du ihr dann erklären, warum es dir so wichtig ist, zur Party zu gehen – weil du ja gern mehr Freunde haben und dich in deiner Klasse wohler fühlen möchtest. Vielleicht könnt ihr dann einen Kompromiss aushandeln, z. B. dass du nicht so lange gehst und abgeholt wirst oder so ähnlich. Traust du dir das zu?"

Sophie: „Ja, ich glaub, das bekomme ich hin."

Th.: „Klasse! Es kann natürlich sein, dass deine Mutter es dir trotzdem nicht erlaubt. Was machst du dann?"

Sophie: „Weiß nicht. Dann kann ich ja eigentlich nichts mehr machen. Vielleicht guck ich dann einen Film."

Th.: „Das ist 'ne gute Idee. Ja, mach das. Und dann sprechen wir im nächsten Familiengespräch nochmal über das Thema, okay?"

Sophie: „Ja, das wäre gut."

Th.: „Wenn es gar nicht klappt und du wieder in Anspannung kommst, kannst du mich auch gern nochmal anrufen, okay?"

Sophie: „Okay, danke."

Dies ist ein vorbildliches Beispiel, um den Ablauf zu verdeutlichen. Tatsächlich sind die Patienten jedoch oft in der Lage, auch komplexe Probleme zu lösen, wenn sie ihre Anspannung reduziert haben und sich vom Therapeuten verstanden fühlen. Hilfreich ist natürlich, wenn Sie parallel auch schon mit den Eltern an Validierung, Dialektik und ähnlichen Themen gearbeitet haben (vgl. Kapitel 2.3.11, 2.3.12 und 2.3.13). Dann ist die Wahrscheinlichkeit größer, dass auch die Eltern angemessen reagieren.

Geplantes Telefoncoaching

Ein Telefoncoaching kann auch fest abgesprochen sein, wenn eine schwierige Situation vorhersehbar ist. So können Sie z. B. anbieten, vor oder nach einem Hilfeplangespräch, dem ersten Schulbesuch, einer Gerichtsverhandlung oder anderen Situationen zu telefonieren.

Telefonate zur Beziehungsreparatur

Ein Telefonat kann auch dann erfolgen, wenn Sie das Gefühl haben, Sie haben im Gespräch Dinge gesagt oder getan, die die Beziehung gefährden. Dann können und sollten Sie die Patientin anrufen, um sich zu entschuldigen und dies mit ihr zu klären. Auch die Jugendliche darf anrufen, um die Beziehung zu reparieren.

Telefonate als Verstärkung für funktionales Verhalten

Sie können mit dem Patienten vereinbaren, dass er Sie anruft oder Ihnen eine Nachricht schreibt, wenn er es geschafft hat, sich an einer Stelle funktional zu verhalten, an der er dies bisher oft nicht geschafft hat. Wenn er z. B. erfolgreich Skills eingesetzt hat, statt sich zu verletzen oder zum ersten

Mal nach langer Zeit wieder in die Schule gegangen ist. Natürlich müssen Sie dann auch reagieren und den Patienten für das Verhalten verstärken. Das muss nicht viel sein. Ein „Klasse!" als SMS-Reaktion reicht oft aus.

Telefoncoaching durch die Station

Im stationären Kontext sollte es den Jugendlichen möglich sein, ein Telefoncoaching zu erhalten, wenn sie sich gerade nicht auf der Station befinden. Sie können also anrufen, wenn sie sich zur Belastungserprobung in der Familie oder der Jugendhilfeeinrichtung befinden. Das Telefoncoaching wird in der Regel durch Mitarbeiter des PED gewährleistet, die die Patientin und das DBT-Vorgehen kennen. Das Gespräch sollte nach den oben beschriebenen Regeln erfolgen. Stellen Sie für Ihre Station eine Regel auf, wie lange Jugendliche sich nach der Entlassung noch auf der Station melden können (z.B. noch für zwei Wochen), damit die Station nicht mit Anrufen von ehemaligen Patientinnen überlastet wird.

2.3.9 Kontingenzmanagement

L24 Leitlinie 24: Kontingenzmanagement

- *Achten Sie als Therapeutin darauf, funktionales Verhalten zu verstärken und dysfunktionales Verhalten zu löschen.* Seien Sie sich als Therapeut sehr bewusst darüber, dass Ihr Verhalten sich auf das Verhalten Ihrer Patienten auswirkt. Achten Sie darauf, dysfunktionales Verhalten nicht zu verstärken und parallel dazu funktionales Verhalten, wenn immer es auch nur in kleinen Anteilen auftritt, zu verstärken. Seien Sie sich darüber klar, dass Sie über Interesse am Patienten, Zuwendung oder Freude über ein bestimmtes Verhalten meist starke Verstärker setzen. Versuchen Sie, auf dysfunktionales Verhalten möglichst neutral und emotional eher distanziert zu reagieren.
- *Achten Sie im stationären Setting als Team darauf, welche Konsequenzen dysfunktionales Verhalten aufrechterhalten und verändern Sie diese. Bauen Sie parallel verstärkende Konsequenzen für funktionales Verhalten auf.* Ein gutes Kontingenzmanagement ist im stationären Setting von großer Bedeutung. Leider bieten stationäre Settings häufig viele Möglichkeiten, Hospitalisierung zu fördern, weil dysfunktionales Verhalten verstärkt und funktionales Verhalten eher gelöscht wird. Machen Sie sich als Team klar, was Sie mit Ihrem Verhalten bewirken. Gehen Sie als stationäres Team bewusst mit Situationen um, in denen es Ihnen nicht möglich ist, dysfunktionales Verhalten zu löschen (z.B. bei Suizidalität), und versuchen Sie dennoch, möglichst neutral und distanziert zu reagieren. Achten Sie daher besonders darauf, jedes funktionale Verhalten zu verstärken. Bedenken Sie auch, dass die Gleichaltrigengruppe eine zentrale Bedeutung für die Jugendlichen besitzt. Nutzen Sie Psychoedukation und beziehen sie die Patientengruppe in das Vorgehen ein. Validieren Sie das Leid, welches zu bestimmten Verhaltensweisen führt und nicht das Verhalten selbst.

Ihre Patienten haben wahrscheinlich in der Vergangenheit viel Verstärkung für dysfunktionales Verhalten erhalten. Vermutlich sind sie bezüglich ihrer Gefühle oft invalidiert worden und haben erfahren, dass andere sich um sie kümmerten, wenn sie sich suizidal geäußert oder selbst verletzt haben. In der Regel zeigen sie dysfunktionales Verhalten aufgrund der Emotionsregulationsstörung und nicht, um Zuwendung zu erhalten. Dennoch hat die Zuwendung, die sie dann erhalten, eine verstärkende Auswirkung. Daher muss die Therapeutin darauf achten, dysfunktionales Verhalten nicht zu verstärken und parallel dazu funktionales Verhalten, wenn immer es auch nur in kleinen Anteilen auftritt, zu verstärken. Wenn Sie z. B. zu Beginn der Stunde auf der DC sehen, dass es in der letzten Woche eine Selbstverletzung gab, gehen Sie mit dieser Information möglichst neutral um. Nehmen sie die emotionale Zuwendung eher ein wenig zurück (z. B. „Okay, ich sehe hier auf der DC, dass du dich am Montag verletzt hast. Hast du die VA dazu mitgebracht? Gut. Dann sehen wir uns diese gleich zusammen an.").

Funktionales Verhalten verstärken – dysfunktionales Verhalten löschen

Sehen Sie hingegen auf der DC, dass eine Patientin hohen Selbstverletzungsdruck angibt, sich aber nicht verletzt hat, verstärken Sie sie dafür. Bei Borderline-Patientinnen müssen Sie allerdings aufpassen, dass das Lob nicht übermäßig stark ausgedrückt wird, da die Patienten dies aufgrund ihres schlechten Selbstwertes und ihrer Grundannahmen oft noch nicht annehmen können. Validieren Sie immer gleichzeitig auch das Leid, damit die Jugendliche, wenn Sie sie loben, nicht den Eindruck bekommt, Sie würden nun annehmen, alles sei wieder gut und sie in ihrem Leid nicht ernst nehmen (z. B. „Ich sehe auf deiner DC, dass du am Montag einen hohen Selbstverletzungsdruck hattest, dich aber nicht verletzt hast. Wow, das ist eine große Leistung! Das ist dir bestimmt schwergefallen. Die Werte zeigen ja, wie schlecht es dir an diesem Tag ging. Wie hast du das geschafft?").

Validieren Sie immer auch das Leid, wenn Sie Fortschritte loben

Freuen Sie sich sichtlich über jedes funktionale Verhalten. Fragen Sie interessiert nach, wenden Sie sich der Patientin zu. Loben Sie in Maßen und achten Sie darauf, ob die Jugendliche das Lob annehmen kann. Wahren Sie die Dialektik, indem Sie immer auch das Leid und die Anstrengung, die vermutlich hinter diesem Verhalten stand, validieren.

Im Einzelkontakt sollten Sie häufig über emotionale Zuwendung verstärken. Achten Sie darauf, kein dysfunktionales Verhalten zu verstärken, indem Sie z. B. beim Auftritt von dysfunktionalem Verhalten die Therapiezeit verlängern oder mehr Therapiestunden anbieten. Zeigen Sie sich nicht dann besonders interessiert, wenn dysfunktionales Verhalten auftrat. Nennt der Jugendliche am Schluss der Stunde den Auftritt von dysfunktionalem Verhalten, verlängern Sie die Stunde nicht. Geben Sie ihm den Auftrag, bis zur nächsten Stunde eine VA dazu zu schreiben, und erarbeiten Sie zu Beginn der nächsten Stunde ein Commitment dazu, solches Verhalten zu Beginn einer Stunde zu melden bzw. in die DC einzutragen.

Emotionale Zuwendung

Obwohl das Schreiben von einer VA in erster Linie dem Verständnis dient, ist es in der Regel auch eine aversive Konsequenz und sollte daher möglichst zeitnah erfolgen. Wie in Kapitel 2.3.8 beschrieben, können Sie auch durch Telefonate positiv verstärken. Sie verstärken den Einsatz von Skills, indem Sie diesen begleiten und Zuwendung dafür geben. Außerdem ermutigen Sie ihre Patienten, Ihnen positive Nachrichten zu übermitteln, wenn sie ein dysfunktionales Verhalten durch ein funktionales ersetzen konnten. Nur bei stark therapiegefährdendem Verhalten, welches Sie durch die bisher beschriebenen Möglichkeiten nicht beeinflussen können, kann als negative Konsequenz auch eine Therapiepause festgelegt werden.

Keine Verstärkung für suizidale Äußerungen

Bei suizidalen Äußerungen ist es teilweise schwierig, nicht verstärkend zu reagieren. Versuchen Sie, sich bei akuten suizidalen Äußerungen neutral oder sogar eher etwas distanzierter zu verhalten. Ist der Jugendliche aktuell nicht in der Lage, Skills einzusetzen, und es bedarf einer Aufnahme in die Klinik oder Verlegung auf die Akutstation, halten Sie diesen Vorgang möglichst kurz und sachlich. Lassen Sie den Jugendlichen eine VA zur akuten Suizidalität erstellen. Versuchen Sie, die Patienten dazu zu ermutigen, Ihnen von ihrem Leid und ihrem Schmerz zu berichten und sich Hilfe zu holen, wenn dieser stark ist – bevor sie suizidal werden. Wenn die Patienten dies tun, müssen Sie dieses Verhalten verstärken, indem Sie die Zuwendung und Unterstützung anbieten und das Leid validieren.

Natürlich müssen Sie in ein gutes Kontingenzmanagement auch die Eltern einbeziehen. Das Verhalten der Eltern hat in der Regel einen bedeutsameren Einfluss als das des Therapeuten (vgl. Kapitel 2.3.13).

Kontingenzmanagement im stationären Setting

Im stationären Setting gibt es sehr viel mehr Variablen, die einen Einfluss auf das Verhalten der Patientinnen haben, als uns bewusst ist. Sollten dysfunktionale Verhaltensweisen häufiger werden oder sich während der Behandlung nicht verringern, so müssen Sie als Team prüfen, wie es um Ihr Kontingenzmanagement steht und welche Faktoren Sie bisher noch nicht berücksichtigt haben. Hierbei muss neben dem Verhalten aller Mitarbeiterinnen aus dem Team und den Dienstärztinnen auch das Verhalten der Mitpatientinnen berücksichtigt werden. Bei jugendlichen Patientinnen hat die Gleichaltrigengruppe eine zentrale Bedeutung. Teilweise ist es kaum möglich, diese Verstärkerbedingungen zu beeinflussen, aber Sie können es versuchen. Beziehen Sie die Patientinnengruppe mit ein. Wenden Sie Psychoedukation an. Erläutern Sie z.B., warum es nicht hilfreich ist, der Jugendlichen beim Auftritt eines bestimmten Verhaltens Aufmerksamkeit zu schenken, auch wenn es sehr verständlich ist, dies tun zu wollen. Holen Sie sich ein Commitment der Patientinnengruppe dafür, eine Patientin im Abbau eines bestimmten Verhaltens zu unterstützen.

Die folgenden drei Beispiele verdeutlichen, welche Verstärkungsfallen es im stationären Behandlungssetting geben kann.

Beispiel 1: Behandlungsteam verstärkt dysfunktionales Verhalten

Das Team beschwert sich über die Patienten, weil diese immer häufiger nicht pünktlich aufstehen und zur vereinbarten Zeit zum Frühstück und dann auch zur Schule erscheinen. Bei genauerem Hinsehen stellt sich heraus, dass Patienten, die nicht pünktlich zum Frühstück kommen, später nachfrühstücken können. Das Nachfrühstück ist ein exklusives Frühstück in Begleitung eines Mitarbeiters aus dem PED. Dabei entstehen nette Gespräche, und der Jugendliche geht erst später zur Schule. Es gibt also viele Verstärker (positive wie negative) für dieses Verhalten. Dieses Setting muss grundlegend verändert werden, wenn die Patienten für pünktliches und nicht für unpünktliches Aufstehen verstärkt werden sollen.

Beispiel 2: Behandlungsteam verstärkt Dissoziation

Eine Jugendliche neigt zur Dissoziation. Die Mitarbeiter der Station sind sehr bemüht, die Jugendlichen aus der Dissoziation herauszuholen. Sie spielen mit der Jugendlichen Ball oder gehen mit ihr spazieren. Viele Mitarbeiter beschäftigen sich sehr freundlich mit der Jugendlichen, wenn sie dissoziiert. Erstaunlicherweise dissoziieren auf der Station immer mehr Mädchen immer häufiger. Erst als die Mitarbeiter der Station ihr Vorgehen veränderten, kann die Situation verbessert werden. Nun werden dissoziierende Patienten kurz angesprochen. Wenn sie reagieren, erfolgt ein Skillscoaching. Reagieren sie nicht, so werden sie ignoriert. Für gewöhnlich ist der dissoziative Zustand dann bald beendet.

Beispiel 3: Mitpatienten und Therapeut verstärken dissoziative Zustände

Eine Jugendliche dissoziiert häufig, verhält sich dann wie ein Kleinkind und spricht Mitarbeiter oder Mitpatienten an, ob sie mit ihr malen wollten. Oft kümmern sich die Mitpatienten dann freundlich um sie. Manchmal kommt sie zum Zimmer der Einzeltherapeutin, um ihr von den schlimmen Dingen, die sie erlebt hat, zu erzählen oder ihr Bilder, die sie zu diesem Thema gemalt hatte, zu zeigen. Da sie im nicht dissoziierten Zustand nicht über ihre traumatischen Erfahrungen reden kann, ist es für die Einzeltherapeutin sehr verlockend, sich die Geschichten anzuhören und die Bilder anzusehen. Ziel muss jedoch sein, dass die Jugendliche lernt, auch ohne Dissoziation über diese Erlebnisse zu berichten. Da die Jugendliche ihr Commitment dazu gibt, ein Vorgehen zu finden, das ihr hilft, weniger zu dissoziieren, entwickeln Therapeutin und Patientin ein alternatives Vorgehen. Zunächst wird darüber aufgeklärt, wie stark Dissoziation durch Verstärkung zu beeinflussen ist. Sie stimmt zu, dass ihr im dissoziativen Zustand möglichst wenig Aufmerksamkeit gegeben wird *[Löschung]*.

Folgende Absprachen werden mit ihr getroffen:

- Einzelgespräche werden unterbrochen, wenn die Jugendliche dissoziiert – das heißt bei ihr, wenn sie in den „Kleinkindmodus“ wechselt.
- Die Jugendliche wird dann in ihr Zimmer geschickt.
- In ihrem Zimmer kann die Jugendliche sich beschäftigen, auch malen, bleibt aber allein.
- Zeichnungen, die die Jugendliche im dissoziierten Zustand anfertigt, werden später im nicht dissoziierten Zustand mit ihr angesehen.

- Die Jugendliche führt mit Unterstützung der Mitarbeiter ein Gespräch mit der Gruppe, in dem sie die Mitpatienten darum bittet, sie zu ignorieren, wenn sie dissoziiert und den Mitarbeitern Bescheid zu geben.
- Falls die Jugendliche in diesen Situationen nicht in ihrem Zimmer bleibt und Mitpatienten anspricht, wird sie in einen Time-Out-Raum gebracht, in dem sie bei offener Tür bleibt. Ein Mitarbeiter passt auf, dass sie den Raum nicht verlässt, gibt ihr jedoch keine Zuwendung.
- Wenn die Jugendliche in der Therapie von traumatischen Erfahrungen berichten möchte, erhält sie Unterstützung im Einsatz antidissoziativer Skills, damit ihr dies gelingen kann. Hier wurden Situationen geschaffen, in denen Patientin und Therapeutin gemeinsam antidissoziative Skills durchgeführt haben – z. B. auf einem Bein balancieren oder der Hocksitz an der Wand – sodass dieses funktionale Verhalten dadurch verstärkt wurde, dass eine Verbundenheit und Leichtigkeit entstanden.

Dieses Vorgehen erschien allen recht hart, und es gab nach Einführung dieses Prozederes Situationen, in denen die Jugendliche schreiend in den Time-Out-Raum gebracht werden musste. Es gelang der Jugendlichen jedoch immer öfter, im normalen Kontakt von traumatischen Erfahrungen zu berichten und die Dissoziationen hörten im Laufe der Behandlung auf. Die Jugendliche selbst schilderte am Ende der Behandlung, dass das Vorgehen hilfreich für sie gewesen sei, da sie gezwungen war, den Kontakt im nicht dissoziierten Zustand zu suchen. Dies hatte sie aufgrund starker Schamgefühle vorher vermieden.

Funktionales Verhalten aufbauen

Wenn Sie planen, dysfunktionales Verhalten bei einem Patienten durch den Entzug von Verstärkern oder sogar einer indirekten Bestrafung zu verringern, müssen Sie ihm parallel hierzu die Chance geben, funktionales Verhalten aufzubauen. Wenn der Jugendliche noch keine Verhaltensalternativen zu dem dysfunktionalen Verhalten besitzt, müssen Sie diese mit ihm entwickeln. Hier kann der Aufbau zwischenmenschlicher Skills oder von Emotionsregulationsskills im Fokus stehen. Vielleicht muss der Jugendliche lernen, sich angemessen Hilfe zu holen oder mit Trauer und Schmerz anders umzugehen.

Shaping

Im Sinne des Shapings sollten Sie anfangs jeden Ansatz eines funktionalen Verhaltens verstärken. Vielleicht kommt der Jugendliche zum Dienstzimmer und steht vor der Tür, weil er Hilfe benötigt, schafft aber noch nicht, zu klopfen und zu sagen, was er benötigt. Das ist noch nicht das Zielverhalten, ist aber der richtige Ansatz. Verstärken Sie dies und begleiten Sie den Patienten im Einsatz von Skills. Im Nachhinein können Sie mit dem Patienten erarbeiten, wie er das nächste Mal schafft, zu klopfen und einen bestimmten Satz zu sagen, den Sie gemeinsam vorbereiten.

2.3.10 Verbesserung von Selbstwert und Selbstmitgefühl

L25 Leitlinie 25: Verbesserung von Selbstwert und Selbstmitgefühl

- *Entwickeln Sie ein Verständnis für die emotionale Situation von Jugendlichen mit BPS.* Machen Sie sich klar, dass Jugendliche mit einer BPS häufig eine negative und von Schuld, Scham und Selbsthass geprägte Sicht auf sich selbst haben. Dies macht es ihnen oft schwer, sich auf einen neuen Weg und den Einsatz von Skills einzulassen. Das Nicht-Einlassen auf Veränderung hat also meist mit den negativen Grundannahmen zu tun und nicht damit, dass die Jugendlichen „nicht wollen". Der alte Weg der Selbstabwertungen und Selbstbestrafungen fühlt sich für die Jugendlichen meist sicher und vertraut an. Freundlicher mit sich umzugehen und sich auf freundliche Beziehungen einzulassen, macht Angst und macht einen verletzbar. Dennoch existiert auch eine Sehnsucht, nicht mehr allein zu sein und besser mit sich und anderen umzugehen. Die Jugendlichen leiden unter der Situation, in der sie aktuell sind. Machen Sie sich das Dilemma, in dem die Jugendlichen sich befinden, bewusst und validieren Sie die dahinter liegenden Gefühle, Befürchtungen und Wünsche.
- *Nutzen Sie die Skills aus dem Selbstwertmodul des interaktiven Skillsmanual für Jugendliche.* Die Skills aus dem Selbstwertmodul des interaktiven Skillsmanual sind erste Schritte in Richtung eines fairen Umgangs mit sich selbst. Das Ziel ist hier, einen „Waffenstillstand mit sich selbst" zu schließen. Arbeiten Sie mit den unterschiedlichen Skills aus diesem Modul. Bedenken Sie, dass gerade bei Jugendlichen, die unter starkem Selbsthass, unter Scham- und Schuldgefühlen leiden, die Arbeit mit den selbstabwertenden Grundannahmen genau diese Gefühle und damit einhergehend häufig auch Anspannung auslöst. Besprechen Sie dies mit den Jugendlichen zu Beginn der Arbeit mit diesem Modul. Erwarten Sie nicht, dass die Jugendlichen ihre negativen Grundannahmen schnell ändern können. Dies ist ein langsamer Prozess, der häufig mit Schmerz einhergeht. Arbeiten Sie zunächst daran, dass die Jugendlichen üben, entgegengesetzt ihrer Grundannahmen zu handeln.
- *Nutzen Sie zusätzlich Elemente aus der Compassioned Focused Therapy (CFT;* Gilbert, 2013*) und dem Ansatz zum Mindful Self Compassion (MSC;* Neff, 2015*;* Germer, 2015*).* Beginnen Sie mit Psychoedukation zum Bindungs-, Bedrohungs- und Aktivierungssystem. Fragen Sie die Jugendlichen, welche Erfahrung sie mit den verschiedenen Systemen haben. Lassen Sie sich von ihnen erklären, was ihnen hilft, vom Bedrohungssystem ins Bindungssystem zu wechseln. Fragen Sie, was die Jugendlichen unter den Begriffen „Mitgefühl" und „Selbstmitgefühl" verstehen und definieren Sie diese. Erläutern Sie die Forschungsergebnisse aus diesem Bereich. Versuchen Sie, einen Weg zu finden, der den Jugendlichen dabei hilft, ihr Bindungssystem zu aktivieren. Seien Sie sich darüber klar, dass die Aktivierung des Bindungssystems bei Menschen, die wenig Fürsorge erhalten haben, oft zunächst starke Trauer und Schmerz auslöst. Als Therapeutin müssen Sie in der Lage sein, diese Trauer gemeinsam mit ihren Patienten auszuhalten. Sehen Sie diesen Prozess als Heilungsprozess. Achten Sie dennoch darauf, die Jugendlichen nicht zu überfordern, und gehen Sie in kleinen, vorsichtigen Schritten vor.

Selbsthass, Schuld und Scham

In der Regel werten sich Jugendliche mit einer BPS stark ab. Sie besitzen negative Grundannahmen in Bezug auf sich selbst aber auch in Bezug auf die Welt und leiden unter Selbsthass, Schuld- und Schamgefühlen. Dieses Gerüst von Gedanken und Gefühlen macht es den Jugendlichen schwer, sich auf einen neuen Weg zu begeben. Dieser wäre, die eigenen Gefühle und Bedürfnisse wahr und ernst zu nehmen und selbstfürsorglich mit sich umzugehen. Alle Skills, die wir ihnen vermitteln, dienen aber genau diesem Zweck. Das heißt, der Einsatz von Skills führt bei den Jugendlichen häufig zu einem Dilemma, da sie sich hassen und der Meinung sind, sie haben nicht verdient, dass es ihnen besser geht. Gleichzeitig fühlt sich der alte Weg der Selbstabwertungen und Selbstbestrafungen sicher und vertraut an. Diesen zu verlassen, macht Angst. Freundlicher mit sich umzugehen und sich auf freundliche Beziehungen einzulassen, macht verletzbar. Obwohl Selbsthass, Schuld- und Schamgefühle viel Leid auslösen und sich nicht gut anfühlen, geben sie den Patientinnen klare Handlungsanweisungen, z. B. sich selbst zu verletzen. Diese Gefühle sind oft sekundäre Gefühle, die durch bestimmte Bewertungen entstehen.

Trauer und Einsamkeit

Die darunter liegenden primären Gefühle sind oft Trauer, Schmerz und Einsamkeit. Wenn die Jugendlichen beginnen, einen freundlicheren Blick auf sich zuzulassen und sich von den sekundären Gefühlen distanzieren, bekommen sie Zugang zu Trauer und Einsamkeit, was sehr schmerzhaft ist. Gleichzeitig bieten diese Gefühle auch keinen klaren Handlungsimpuls. Die Jugendlichen haben nicht gelernt, mit Trauer umzugehen und sich selbst zu trösten. Wenn wir die Patientinnen darin anleiten, freundlicher und mitfühlender mit sich zu werden, müssen wir wissen, dass dieser Prozess in Gang gesetzt wird. Wir müssen die Jugendlichen darüber informieren und sie darin unterstützen, mit den schmerzhaften Gefühlen umzugehen. Wir müssen aber auch selbst in der Lage sein, die Gefühle der Patientinnen und unsere eigenen Gefühle auszuhalten.

Selbstwertmodul

Die Skills aus dem Selbstwertmodul des interaktiven Skillsmanuals (von Auer & Bohus, 2017, S. 265 ff., vgl. auch Kapitel 2.3.7) sind erste Schritte in Richtung eines fairen Umgangs mit sich selbst. Sie verlangen den Jugendlichen noch nicht ganz so viel ab wie die Übungen zum Selbstmitgefühl und Mitgefühl (siehe unten) von Gilbert (2013) oder Neff (2015) und Germer (2015). Das Ziel ist hier, einen „Waffenstillstand mit sich selbst“ (von Auer & Bohus, 2017, S. 265) zu schließen. Nutzen Sie diese Übungen, wie im Skillsmanual beschrieben. Die Skills „Fairer Blick“, „Frust ausbalancieren“ und „SOZIAL“ sind unserer Erfahrung nach gut zu besprechen.

Grundannahmen zu bearbeiten ist schwierig und wichtig

Bei der Bearbeitung der Grundannahmen geraten die Jugendlichen oft stark unter Anspannung. Das Besprechen der Grundannahmen und vor allem der Versuch, diese zu verändern, löst Ängste und Scham aus. Dennoch ist es wichtig, diese Schritte zu tun. Die Jugendlichen melden zum Abschluss des Moduls häufig zurück, dass sie es schwierig und anstrengend aber auch besonders hilfreich empfunden haben, die Grundannahmen zu besprechen.

Psychoedukation zu Mitgefühl und Selbstmitgefühl

Nutzen Sie das Modell von Gilbert (2013, S. 57 ff.), um den Jugendlichen die Vorteile (und Nachteile) von Mitgefühl und Selbstmitgefühl näher zu bringen. Gilbert beschreibt drei Systeme in unserem Gehirn:

- das *Bedrohungssystem,* welches für Flucht, Kampf oder den Totstellreflex zuständig ist. Dieses wird aktiviert, sobald wir bedroht sind, um unser Überleben zu sichern. Es ist mit der Aktivierung des sympathischen Nervensystems verbunden.
- das *Aktivierungssystem,* welches dafür zuständig ist, dass wir Ziele erreichen wollen oder Lustempfindungen anstreben.
- das *Bindungs- und Beruhigungssystem,* welches dann aktiv ist, wenn wir uns geborgen, sicher und zufrieden fühlen. Das Bindungssystem ist parasympathisch aktiviert.

Bindungssystem

Ist unser *Bindungssystem* aktiviert, fühlen wir uns sicher, geborgen und verbunden. In diesem Zustand können wir Dinge gelassen und dialektisch betrachten. Wir verstehen, wie es uns und anderen geht. Wir können uns besser in andere hineinversetzen, können empathisch sein und andere validieren. Auch uns selbst können wir in diesem Zustand besser validieren. Wir können achtsam sein und bewusste Entscheidungen treffen. Wir haben einen freundlicheren Blick auf uns selbst und auf andere.

Bedrohungssystem

Ist unser *Bedrohungssystem* aktiviert, so sind wir kaum in der Lage, Distanz zu unseren Gefühlen zu bekommen. Die Welt ist bedrohlich, wir fühlen uns angegriffen und müssen uns verteidigen. Wir sind nicht in der Lage, eine dialektische Sichtweise einzunehmen. In dieser Situation können wir die Motive anderer nicht klar erkennen, alles wirkt wie ein Angriff auf uns. Auch uns selbst trauen wir nicht. In diesem Zustand ist es nicht möglich, uns selbst oder andere mit Distanz wahrzunehmen. Das heißt, wir können weder uns selbst noch andere validieren. Auch wenn andere freundlich zu uns sind, kommt das kaum an. Unsere Patienten sind oft angespannt, und damit ist auch ihr Bedrohungssystem aktiviert. Wenn wir mit ihnen arbeiten wollen, müssen wir ihr Bindungssystem aktivieren und ihnen selbst beibringen, ihr Bindungssystem zu aktivieren.

Aktivierungssystem

Ist unser Aktivierungssystem aktiv, so wollen wir Ziele erreichen oder Spaß haben. Das Aktivierungssystem treibt uns an und unterstützt uns, nach etwas zu streben. Es sorgt dafür, dass wir Dinge tun wollen, die uns Freude bereiten.

Erläutert man den Jugendlichen dieses Modell, können sie es in der Regel schnell auf sich übertragen. Sie bestätigen, dass sie sich überwiegend im Bedrohungsmodus befinden. Wenn sie danach gefragt werden, wann sie sich sicher und geborgen fühlen, können sie oft einige wenige Situationen benennen. Manche Jugendlichen sagen jedoch auch, dass sie diesen Zustand fast nie erleben. Alle können nachvollziehen, warum es für sie sinnvoll sein kann, zu lernen, diesen Zustand häufiger zu erreichen. Sie können sich jedoch nicht vorstellen, wie sie das lernen sollen. Und wenn es darum geht, zu lernen, freundlicher und mitfühlend mit sich zu werden, treten viele Bedenken auf.

Dies alles müssen Sie immer wieder validieren. Die Jugendlichen dürfen entscheiden, wie schnell sie voran gehen und welche Übungen sie ausprobieren. Sie müssen wissen, dass sie dabei immer wieder auf Ängste und Probleme stoßen werden. Es fühlt sich teilweise sehr fremd an, und sie befürchten, schwach zu werden oder sich zu bemitleiden. Daten zeigen jedoch, dass Menschen mit Selbstmitgefühl eher für ihre Ziele kämpfen, sich durch Rückschritte weniger entmutigen lassen und seltener unter psychischen Erkrankungen leiden (Neff, 2009; Neff, Rude & Kirkpatrick, 2007; Leary, Tate, Adams, Batts Allen & Hancock, 2007). Ziel ist, Mitgefühl für sich zu haben, freundlich mit sich zu sein *und* Verantwortung für sein Leben und Handeln zu übernehmen. Auch wenn Sie einmal das Commitment der Jugendlichen dafür bekommen haben, an der Stärkung ihres Selbstmitgefühls zu arbeiten, wird es Phasen geben, in denen die Jugendlichen frustriert sind oder Angst bekommen. Sie müssen sich das Commitment immer wieder neu erarbeiten.

Mitgefühl und Selbstmitgefühl üben

Haben Sie die eben beschriebenen Schritte mit Ihren Patientinnen gemeinsam gemeistert, so beginnen Sie, das Thema Selbstmitgefühl zu vertiefen. Hierbei empfehlen wir, entweder auf Übungen aus der CFT von Gilbert (2009, 2013) oder auch aus dem MSC (Neff, 2015; Germer, 2015) zurückzugreifen. Sie können auch Übungen aus beiden Ansätzen kombinieren. Ziel ist, das Bindungssystem der Jugendlichen zu aktivieren und ihnen beizubringen, wie sie dies auch selbst tun können.

Gilbert beginnt nach der Psychoedukation zum Mitgefühl und Selbstmitgefühl und zur Entwicklung und Funktionsweise des Gehirns mit der Vermittlung von Achtsamkeit und Aufmerksamkeitslenkung. Bevor er mit Übungen zum Selbstmitgefühl und Mitgefühl beginnt, übt er einen besänftigenden Atemrhythmus mit den Patientinnen ein (Gilbert, 2009, S. 224 ff.; Gilbert, 2013, S. 154 ff.). Dieser ist der Beginn jeder weiteren Übung. Des Weiteren bespricht er mit den Patientinnen, welche Eigenschaften eine mitfühlende Person nach seiner Definition hat (Weisheit, Stärke, Wärme und Verantwortung). Die Patientinnen werden angeleitet, sich zunächst vorzustellen, sie besäßen diese Eigenschaften, unabhängig davon, ob sie dies glauben oder nicht (Gilbert, 2013, S. 172 ff.). Auch werden die Patientinnen immer wieder ermutigt, auch einen inneren Dialog mit einer freundlichen und warmen Stimme zu führen. Es folgen viele verschiedene Übungen, die Sie nutzen können. Sie müssen nicht alle Übungen nutzen und können diese auch verändern. Wichtig ist, dass die Jugendlichen einen Zugang zu ihrem mitfühlenden Selbst, welches sie alle besitzen, bekommen. Es kann auch helfen, die Jugendlichen zu fragen, in welcher Situation sie ein warmes, freundliches Gefühl hatten oder in Bezug zu welcher Person oder zu welchem Tier. Manche Jugendliche benennen, dass sie dies in Bezug auf ihre Katze, ihren Hund oder ihre kleine Schwester erfahren. Dann können Sie diese Information nutzen, um das mitfühlende Selbst und damit ihr Bindungssystem zu aktivieren. So können Sie die Jugendlichen z. B. bitten, ihren beruhigenden Atemrhythmus aufzunehmen, einen freundlichen, entspannten Gesichtsausdruck entstehen zu lassen und z. B. an ihre kleine Schwester oder ihr Haustier zu denken (in einer sicheren, unbelasteten Situation). Sie können sie anleiten, genau zu beschreiben, wie sich dieser Zustand anfühlt und wo sie ihn im Körper lokalisieren können. Lassen Sie die Jugendlichen aus diesem Zustand heraus eine aktuelle Alltagssituation ansehen, in der sie bisher eher streng mit sich waren. Es ist erstaunlich, wie sich die Sichtweise hierdurch verändern kann.

Neben allen weiteren Übungen, die sie bei Gilbert (2013), Neff (2015) und Germer (2015) nachlesen können, sollten sie die Jugendlichen immer wieder daran erinnern, ihr mitfühlendes Selbst zu aktivieren und Dinge aus dieser Perspektive zu betrachten. Im weiteren Verlauf wird geübt, sich mit Freundlichkeit und Mitgefühl zu begegnen, wenn unangenehme Gefühle entstehen, wie z. B. Traurigkeit. Dies ist eine hilfreiche Art, sich mit unangenehmen Gefühlen zu konfrontieren.

Wie bereits in Kapitel 2.3.1 beschrieben, raten wir Ihnen, auch Ihr eigenes Selbstmitgefühl zu trainieren. Nur, wenn Sie sich mit Selbstmitgefühl begegnen, können Sie auch den Jugendlichen und deren Eltern mit Mitgefühl begegnen. In der Arbeit sind Sie mit schwer aushaltbaren Gefühlen konfrontiert. Die Jugendlichen und deren Eltern werden bemerken, ob Sie als Therapeutin diese aushalten und die Familie sich Ihnen mit ihrem Leid anvertrauen kann.

2.3.11 Einbezug der Eltern bzw. Bezugspersonen

L26 **Leitlinie 26: Einbezug der Eltern bzw. Bezugspersonen**

- *Nutzen Sie, je nach Ihren Möglichkeiten, Elterngespräche, Familiengespräche, Skillsgruppen mit Jugendlichen und Eltern und Familyskills-Gruppen nur mit den Eltern.* Wenn möglich, beziehen Sie die Eltern in die Therapie ein. Die Eltern sind die wichtigsten Bezugspersonen für die Jugendlichen. Auch, wenn die Eltern bisher invalidierend waren, so wünschen sich die Jugendlichen in der Regel eine bessere Beziehung zu ihren Eltern und dass sie von diesen verstanden und gesehen werden. Auch die Eltern wünschen sich meistens eine bessere Beziehung zu ihren Kindern, benötigen jedoch Strategien, im Umgang mit den eigenen Gefühlen und ihren Kindern. Nutzen Sie also Elterngespräche, um den Eltern den entsprechenden Raum geben und sie ausreichend validieren zu können. Nutzen Sie Familiengespräche, um zwischen Eltern und Kind zu vermitteln und die Kommunikation untereinander zu ver bessern. Wenn Sie die Möglichkeit haben, beziehen Sie die Eltern in die Skillsgruppe mit ein, damit sie sehen, woran ihre Kinder arbeiten und bieten Sie Familyskills-Gruppen an, in denen Sie allein den Eltern Familyskills vermitteln. Die Eltern sind meist überfordert und dankbar für jede Unterstützung.

- *Nutzen Sie die in der Leitlinie L16 genannten Strategien, um eine gute Beziehung zu den Eltern aufzubauen.* Bleiben Sie im Kontakt mit den Eltern dialektisch und auf Augenhöhe. Die Eltern sind Experten für ihr Kind und kennen es lange, auch wenn sie möglicherweise Fehler gemacht haben. Hören Sie sich die Sichtweise der Eltern an und validieren Sie die (primären) Gefühle und Bedürfnisse der Eltern. Nutzen Sie Commitmentstrategien, um die Eltern „ins Boot zu holen“. Nutzen Sie Mitgefühl für sich selbst, wenn Sie merken, dass die Arbeit schwer für Sie wird, Sie Angriffen und Vorwürfen ausgesetzt sind oder Sie sich Sorgen um die Jugendlichen machen und die Verletzungen, denen die Jugendlichen ausgesetzt sind oder waren, Ihnen nahe gehen. Versuchen Sie dann, auch Mitgefühl mit den Eltern zu haben. Machen Sie sich deren Situation und deren Gefühle klar. Die Eltern werden vermutlich unter massiven Ängsten leiden und oft überfordert und hilflos sein.
- *Nutzen Sie Psychoedukation, um das Verständnis der Eltern für Ihr Kind zu verbessern und ein Commitment zur Vermittlung der Skills aus dem Modul „Den Mittelweg finden“ und den Familyskills zu erhalten.* Vermitteln Sie den Eltern das biopsychosoziale Modell von Linehan. Erläutern Sie anhand des Modells, warum die Jugendlichen Skills aus den unterschiedlichen Modulen lernen. Erläutern Sie, warum es gerade in „hoch emotionalen“ Familien häufig zu Konflikten und gegenseitigen Verletzungen kommt und wie das Modul „Den Mittelweg finden“ dabei helfen kann, diese Konflikte zu verringern und einen weniger impulsiven Umgang miteinander zu finden. Erläutern Sie die Zusammenhänge zwischen einer hohen emotionalen Erregung, einem unangemessenen Gefühlsausdruck und Invalidierungen. Besprechen Sie, warum das Erlernen von Familyskills dabei helfen kann, diesen Teufelskreis zu durchbrechen. Erläutern Sie, dass Ziel der Familyskills ist, dass die Eltern sich „die Sauerstoffmaske zuerst aufsetzen“. Wenn es den Eltern besser geht und sie sich besser regulieren können, hat das natürlich auch eine Auswirkung auf die Interaktion mit ihrem Kind und untereinander.
- *Beziehen Sie die Eltern in die Skillsgruppe der Jugendlichen ein.* Wenn Sie eine Skillsgruppe allein für die Jugendlichen anbieten, ist es sinnvoll, die Eltern regelmäßig einzubeziehen. Laden Sie die Eltern am Ende eines Moduls zur Skillsgruppe ein und lassen Sie die Jugendlichen erläutern, was sie in diesem Modul gelernt haben. Dies führt zu einem besseren Verständnis der Eltern für die Schwierigkeiten ihrer Kinder, zu einer höheren Akzeptanz bezüglich des Einsatzes von Skills und zu einer verbesserten Unterstützung durch die Eltern. Da das Modul „Den Mittelweg finden“ speziell für die Arbeit mit der Familie entwickelt wurde, bietet es sich an, die Eltern in diesem Modul zu allen Sitzungen einzuladen. Hier werden der Familie die Themen „Dialektik“, „Validierung“ und „Lernprinzipien“ in der Gruppe mit anderen Familien vermittelt.

Verschiedene Möglichkeiten, Eltern einzubeziehen

Führen Sie regelmäßig Familiengespräche. In manchen Fällen ist es notwendig, zu Beginn Elterngespräche ohne die Jugendlichen zu führen, gerade wenn die Spannung zwischen den Eltern oder zwischen Eltern und Kind hoch ist. Hierzu benötigen Sie dann jedoch die Zustimmung der Jugendlichen. Langfristig ist es ratsam, Eltern und Jugendliche zusammen zu sehen.

Wenn Sie die Möglichkeit haben, laden Sie die Eltern am Ende eines jeden Moduls in die Skillsgruppe mit den Jugendlichen ein. Die Jugendlichen erklären ihren Eltern dann, welche Skills sie in diesem Modul gelernt haben (für eine differenzierte Beschreibung des Vorgehens vgl. von Auer & Bohus, 2017, S. 25 ff.). Führen Sie das Modul „Den Mittelweg finden“ gemeinsam mit Jugendlichen und Eltern durch. Haben Sie die Möglichkeit, eine Elterngruppe anzubieten, in der Sie Familyskills vermitteln, ist dies von Vorteil, weil die Eltern hier voneinander lernen und sich gegenseitig validieren. Haben Sie die Möglichkeit nicht, vermitteln Sie Familyskills in den Familien- oder Elterngesprächen.

Validieren Sie die primären Gefühle

Machen Sie sich klar, dass Eltern, die zum ersten Mal zu Ihnen kommen, vermutlich viele unangenehme Gefühle haben. Sie werden eventuell angespannt sein, Angst und Schuldgefühle haben und sich vielleicht auch schämen. Eventuell hat die Familie bereits schlechte Erfahrungen mit Helfern gemacht und Angst, erneut enttäuscht zu werden. Gleichzeitig bestehen der Wunsch und die Hoffnung, Hilfe zu erhalten. Oft werden die primären Gefühle nicht bewusst wahrgenommen. Durch Bewertungen kann Ärger als sekundäres Gefühl entstehen. Ärger lässt sich besser aushalten, denn er gibt eine klare Handlungsanweisung, während sich die primären Gefühle oft schlecht aushalten lassen, weil sie keinen klaren Handlungsimpuls geben und schmerzhaft sind. Versuchen Sie, die primären Gefühle hinter dem Ärger zu erkennen und zu validieren. Vermeiden Sie, in einen Machtkampf mit den Eltern zu gehen. Damit Ihnen das gelingt, müssen Sie Ihre eigenen Gefühle regulieren. Das heißt, Sie als Therapeut benötigen einige Skills. Sie müssen bezüglich Ihrer eigenen Gefühle achtsam sein und hinter dem sekundären Gefühl, welches auch beim Therapeuten häufig Ärger ist, das primäre Gefühl erkennen. Dies könnte z. B. Hilflosigkeit oder Schuld und Scham sein, weil Sie nicht so helfen können, wie Sie es sich wünschen. Vielleicht ist es auch Trauer und Enttäuschung darüber, dass die Jugendliche sich nicht so entwickelt, wie Sie es sich vorstellen. Vielleicht fühlen Sie sich verletzt, weil die Eltern Sie angreifen, obwohl Sie sich sehr engagiert und bemüht haben. Erkennen Sie zuerst, welches Ihre eigenen Gefühle sind, validieren sie sich für diese und geben Sie sich selbst freundliches Mitgefühl dafür, dass die Situation auch für Sie gerade nicht leicht ist. Atmen Sie durch, lassen Sie Angriffe, wenn möglich, an sich abgleiten, und besinnen Sie sich auf Ihr Ziel, einen guten Kontakt zu den Eltern zu behalten, um mit ihnen arbeiten zu können.

Beispiel 1: Validierung und andere Strategien im Elterngespräch

Erstes Gespräch mit den Eltern. Die Therapeutin bemerkt, dass viel Misstrauen besteht.

Eltern: „Das ist ja alles schön und gut, was Sie uns hier erzählen – über Ihr Konzept und so. Aber ich kann Ihnen gleich sagen, ich kann nicht immer zu irgendwelchen Gesprächen herkommen. Mein Arbeitgeber macht das nicht mehr mit. Und außerdem hat ja meine Tochter die Probleme, nicht ich."

Die Therapeutin merkt, dass ihre Anspannung steigt und Ärger entsteht. Sie validiert sich *innerlich* kurz selbst und erinnert sich an ihr Ziel, einen guten Weg mit den Eltern finden zu wollen: „Das ist jetzt schwer auszuhalten. Der Vater wirkt auf mich hart und wenig motiviert, an sich etwas zu ändern. Ich will versuchen, freundlich zu sein und zu validieren, was valide ist. Ich gehe davon aus, dass hinter dieser Mauer viel Leid steckt." Sie atmet in den Bauchraum und sagt:

Th.: „Sie haben wahrscheinlich schon viel Zeit investiert und oft deswegen bei der Arbeit gefehlt?"

Vater: „Ja genau. Wir haben schon so viel probiert. Dann musste ich mich bei der Arbeit immer abmelden. Wissen Sie, wie blöd das ist, wenn die Kollegen dann mitbekommen, dass die Tochter psychisch krank ist? Und gebracht hat es dann doch nichts."

Die Therapeutin validiert und offenbart eigene Gefühle:

Th.: „Das heißt, Sie mussten viele Fehlzeiten in Kauf nehmen, es war Ihnen vor den Kollegen auch unangenehm, und dann hatten Sie noch nicht mal den Eindruck, dass es etwas bringt. Klar, dann wäre ich wahrscheinlich auch frustriert und würde lieber arbeiten gehen. Auch ich kann Ihnen leider keine Garantie dafür geben, Ihnen und Ihrer Tochter helfen zu können, aber ich möchte es gern versuchen, und ich weiß, dass ich bessere Chancen habe, wenn ich auch mit Ihnen arbeiten kann."

Vater: „Ja, das weiß ich ja eigentlich auch. Und wir sind ja auch hier, weil wir hoffen, dass Sie uns helfen können. Vielleicht finden wir ja ein paar späte Termine, sodass ich die Arbeit nicht zu früh verlassen muss."

Beispiel 2: Validierung und andere Strategien im Elterngespräch

Elterngespräch: Die Eltern greifen die Therapeutin in ärgerlichem Ton an.

Mutter: „Die Therapie ist für mein Kind gar nicht gut. Was machen Sie hier überhaupt! Ich finde, sie ist viel trauriger geworden und verletzt hat sie sich vor kurzem auch wieder."

Die Therapeutin merkt, dass bei ihr die Anspannung steigt und Ärger aufkommt. Ihre Gedanken: „Puh, das ist schwer auszuhalten. Ich fühle mich angegriffen und bekomme Schuldgefühle, weil die Tochter sich erneut verletzt hat, obwohl sie die Therapie bei mir hat." Die Therapeutin atmet durch. Ihre weiteren Gedanken sind: „Ich weiß aber auch, dass ich mein Bestes gebe, dass die Veränderung nur langsam stattfinden kann und die Traurigkeit wahrscheinlich ein Zeichen dafür ist, dass die Jugendliche beginnt, Trauer zuzulassen. Ich will versuchen, freundlich mit mir und auch mit den Eltern zu sein. Was steht bei den Eltern vielleicht gerade hinter dem Ärger? Welches könnten die primären Gefühle der Eltern sein?"

Die Therapeutin validiert in ruhigem und freundlichem Ton:

Th.: „Ja, das stimmt. Ihre Tochter zeigt im Moment viel Traurigkeit und hat sich verletzt. Ich kann verstehen, dass Ihnen das Sorgen macht, und Sie vielleicht auch das Gefühl haben, die Therapie bringt Ihre Tochter nicht voran. Ist das so?“

Eltern (schon etwas freundlicher): „Ja, das haben wir ja auch schon so erlebt. Die letzte Therapie hat immer nur alles schlimmer gemacht.“

Die Therapeutin validiert weiter, nutzt Selbstoffenbarung, zeigt sich „radikal echt“ und sagt Schwierigkeiten voraus:

Th.: „Okay, dann ist ja klar, dass Sie diese Sorgen haben. Das kann ich sehr gut verstehen. Und ich kann Ihnen leider auch nicht versprechen, dass ich Ihnen und Ihrer Tochter helfen kann. Aber ich kann Ihnen versprechen, dass ich mein Bestes gebe und alles tun werde, um zu helfen. Und ich brauche Ihre Geduld und Ihre Tochter braucht das auch. Es wird auf jeden Fall Zeit benötigen, und es wird auch immer mal wieder Rückschritte geben.“

Eltern (jetzt schon freundlich, nachdenklich): „Ja, ne, wir erwarten ja auch keine Wunder. Aber wissen Sie, es ist so schwer auszuhalten, wenn unsere Tochter so traurig ist, oder wenn wir merken, dass sie sich verletzt hat.“

Die Therapeutin validiert die primären Gefühle:

Th.: „Ja, natürlich. Das macht einen als Eltern ja traurig und vielleicht auch hilflos.“

Eltern: „Ja, genau. Wir wissen einfach nicht, was wir machen sollen. Wir haben schon so viel versucht. Wir waren schon bei so vielen Beratungsstellen und Therapeuten.“

Die Therapeutin validiert weiter, stellt anschließend konkrete Hilfe in Aussicht und macht damit Hoffnung:

Th.: „Ja, das ist für Sie dann ja auch zermürbend und frustrierend. Ich werde versuchen, Ihnen auch Strategien zu vermitteln, die Ihnen helfen, mit den vielen Gefühlen, die in einer solchen Situation entstehen, besser umzugehen. Und natürlich werde ich mit Ihnen und Ihrer Tochter auch schauen, wie Sie Ihre Tochter unterstützen können, was Ihre Tochter von Ihnen braucht – aber auch, an welchen Stellen Ihre Tochter es ganz alleine schaffen muss ...“

Anschließend erläutert die Therapeutin den aktuellen Prozess, sodass dieser für die Eltern transparent wird:

Th.: „Aber auch dafür brauchen wir etwas Zeit. Ihre Tochter und ich versuchen gerade selbst, besser zu verstehen, warum sie sich verletzt und was sie anders machen kann. Und – wissen Sie – das besser zu verstehen führt auch dazu, dass Ihre Tochter manchmal traurig wird. Das ist häufig etwas, was in der Therapie erst einmal passiert ...“

Natürlich verläuft die Kommunikation trotz Validierung und Mitgefühl nicht immer so, wie wir es uns wünschen. Die Wahrscheinlichkeit für einen konstruktiven Verlauf steigt jedoch. Wenn die Eltern sich gesehen und validiert fühlen, sind sie oft nach einer Weile in der Lage, auch mehr von Ihren Ängsten, Sorgen und Ihrer Hilflosigkeit zu zeigen. Damit lässt sich dann gut arbeiten. Sie zu validieren, wird dann immer leichter.

Psychoedukation für die Eltern

Besprechen Sie mit den Eltern das biopsychosoziale Modell, wie oben bereits beschrieben (vgl. Kapitel 2.2.3). Mit dem Modell als Grundlage können Sie nun erläutern, warum in der DBT-A Skills aus unterschiedlichen Modulen vermittelt werden. Erklären Sie, dass die Jugendlichen zunächst einige kurzfristig wirksame Stresstoleranzskills erlernen, um hohe Anspannung regulieren zu können. Das Kernstück der DBT-A ist jedoch die Vermittlung von Emotionsregulationsskills, Achtsamkeit und zwischenmenschlichen Skills. Hinzu kommen die Skills zur Verbesserung des Selbstwertes.

Wie in Kapitel 2.3.2 bereits beschrieben, sollten Sie sich zum Einbezug der Eltern in die Therapie bereits vor Beginn der Therapie ein erstes Commitment eingeholt haben. Zu diesem Zeitpunkt ist es leichter, die Elternarbeit als Voraussetzung für den Zugang zur Therapie einzufordern. Elternarbeit ist ein fester Bestandteil der DBT-A. Erläutern Sie an dieser Stelle ausführlich, warum Sie sich wünschen, dass die Eltern regelmäßig in die Therapie einbezogen werden und Family- und Mittelwegskills lernen.

Warum Mittelwegskills?

In der Regel sind Familien mit einem emotional verletzlichen Kind, wie im Modell besprochen, hoch emotionale Familien. Es ist normal, dass es in diesen Familien mehr Spannungen, emotionale Ausbrüche, Streit und Verletzungen gibt. Schon in „durchschnittlichen" Familien gibt es während des Jugendalters der Kinder meist viele Konflikte, sehr unterschiedliche Standpunkte und Schwierigkeiten, die Sicht des anderen zu verstehen. In hoch emotionalen Familien sind diese Auseinandersetzungen gewöhnlich in ihrer Ausprägung verstärkt. Das Modul „Den Mittelweg finden" wurde von Miller et al. (2007) genau deswegen in die DBT-A integriert. In diesem Modul soll gelernt werden, konfliktfreier mit unterschiedlichen Standpunkten umzugehen. Die Familien sollen eine dialektische Haltung erlernen. Es geht zunächst darum, zu akzeptieren, dass unterschiedliche Sichtweisen innerhalb der Familie auftreten und dies normal für jede Familie ist. Sie sollen weiterhin lernen, die Sichtweise der anderen zu validieren, ohne dass dies bedeutet, der Sichtweise zuzustimmen und seine eigene Sichtweise zu verleugnen. Dies bildet die Grundlage dafür, Mittelwege zu finden. Gleichzeitig lernt die Familie lerntheoretische Grundsätze. Wie kann ich mich so verhalten, dass angemessenes Verhalten häufiger und unangemessenes Verhalten seltener auftritt?

Warum Familyskills?

Die Familyskills sind Skills, die speziell für Angehörige von emotional-instabilen Menschen entwickelt wurden. Auch wenn die Familyskills jeder Familie nützlich sein können, benötigen Eltern von emotional verletzlichen Jugendlichen mehr Skills im Umgang mit den eigenen Gefühlen und ihren Kindern als andere Familien. Die Familyskills sollen in erster Linie dazu beitragen, dass die Eltern sich selbst besser fühlen. Im Umgang mit einem emotional-instabilen Kind sind Eltern natürlich mit eigenen intensiven Gefühlen konfrontiert. Daher müssen sie lernen, diese achtsam wahrzunehmen und zu regulieren. Sie müssen lernen, wie sie sich selbst stabilisieren und stärken, um der Situation gewachsen zu sein. So wie auch die Jugendlichen, müssen sie lernen, sich selbst und die anderen zu validieren und die eigenen Gefühle angemessen auszudrücken. Beziehen Sie sich hier auf den in Kapitel 2.3.13 beschriebenen Teufelskreis von unangemessenem Gefühlsausdruck und Invalidierungen im transaktionalen Modell von Fruzzetti. Ein zentrales Ziel der Familyskills ist, diesen Teufelskreis zu durchbrechen.

Bleiben Sie hartnäckig, um ein Commitment zu erhalten

Vermitteln Sie der Familie die eben genannten Informationen. Validieren Sie Skepsis und Sorgen, falls diese auftreten. Bleiben Sie dabei, dass Sie gern mit den Eltern an den Familyskills arbeiten möchten, da die Erfahrung zeigt, dass es langfristig allen in der Familie damit besser gehen wird. Holen Sie sich explizit von den Eltern ein Commitment dazu ein, regelmäßig an den Familiengesprächen und den Gruppenangeboten teilzunehmen. Natürlich steht es Ihnen frei, auch hier einen Mittelweg zu finden, wenn die Eltern aus nachvollziehbaren Gründen nicht alle Angebote wahrnehmen können. Geben Sie aber nicht zu früh auf. Je mehr die Eltern lernen, desto wahrscheinlicher wird auch ein positiver Therapieverlauf für die Jugendlichen.

Die Jugendlichen erklären den Eltern die Skills in der Skillsgruppe

Die folgenden Empfehlungen gelten, wenn Sie eine Skillsgruppe anbieten. Haben Sie diese Möglichkeit nicht, so versuchen Sie, zumindest einen Teil der Inhalte in den Familiengesprächen zu vermitteln.

Laden Sie die Eltern am Ende eines Moduls zur Skillsgruppe ein, damit die Jugendlichen ihren Eltern erläutern können, welche Skills sie in diesem Modul erlernt haben (zum Vorgehen vgl. von Auer & Bohus, 2017, S. 25 ff.). Dies hat für die Eltern folgende Vorteile:

- Sie gewinnen einen Überblick über die Skills,
- sie erfahren, was ihr Kind lernt und können es in der Umsetzung unterstützen,
- sie lernen die Skills kennen, die auch sie selbst benötigen.

Für die Eltern ist dies ein guter Einstieg in die Skillsarbeit. Es ist für die Eltern leichter, zu diesen Terminen zu kommen, da es um die Kinder und das Erlernte der Kinder geht. Die Eltern stehen hier nicht im Fokus. Außerdem erkennen die Eltern an dieser Stelle an, was die Kinder leisten und können dies in der Gruppe meist auch äußern. Sie erleben ihre Kinder in einem völlig neuen Kontext und oft auch von einer anderen Seite, als sie es von zu Hause gewöhnt sind.

2.3.12 Den Mittelweg finden

L27 Leitlinie 27: Den Mittelweg finden

- *Arbeiten Sie mit den Materialien des interaktiven Skillsmanuals zum Mittelweg in der Skillsgruppe oder in Familiengesprächen.* Ideal ist die Vermittlung der Mittelwegskills in der Skillsgruppe mit verschiedenen Familien (von Auer & Bohus, 2017). Die Familien können sich gegenseitig bereichern und unterstützen. Die emotionale Spannung innerhalb einer Familie tritt hier weniger in den Vordergrund. Alle lernen diese Skills. Außerdem können Sie Familien mischen, sodass die Jugendlichen in Rollenspielen oder Kleingruppen mit „fremden“ Familien arbeiten. Dadurch lernen die Eltern von „fremden“ Jugendlichen und umgekehrt. Haben Sie nicht die Möglichkeit, die Familie in einer Skillsgruppe unterzubringen, nutzen Sie die Materialien auch in den einzelnen Familiengesprächen. Tun Sie dies auch zusätzlich zu der Vermittlung in der Skillsgruppe, um mit der Familie an für sie relevanten Themen zu arbeiten.
- *Vermitteln Sie die Themenblöcke: Dialektik, Validierung und Lernprinzipien.* Besprechen Sie mit der Familie oder den Familien in der Skillsgruppe, was Dialektik bedeutet und warum diese für die Familie eine hilfreiche Haltung darstellen kann. Machen Sie entsprechende Übungen zu diesem Thema. Erläutern Sie, was Validierung bedeutet und warum Validierung für alle Menschen wichtig ist. Besprechen Sie, dass Validierung nicht mit Gutheißen gleichzusetzen ist und warum auch eine Grenzsetzung mit Validierung einhergehen kann. Erläutern Sie die unterschiedlichen Lernprinzipien. Stellen Sie sicher, dass alle Familienmitglieder verstanden haben, was negative und positive Verstärkung sowie direkte und indirekte Bestrafung ist. Besprechen Sie, wie sich die verschiedenen Lernprinzipien auf die Auftretenswahrscheinlichkeit eines Verhaltens auswirken. Überprüfen Sie in einzelnen Familien- oder Elterngesprächen, ob dysfunktionales Verhalten des Kindes verstärkt und funktionales Verhalten zu wenig verstärkt wird. Besprechen Sie konkret, wie eine Verschiebung der Verstärker stattfinden kann, wenn sich herausstellt, dass das Kontingenzmanagement in der Familie ungünstig ist.

Den Mittelweg finden

Wird Eltern und Jugendlichen das Modul „Den Mittelweg finden“ gemeinsam in der Skillsgruppe vermittelt, ist dies die ideale Voraussetzung für die Familiengespräche. Eltern und Jugendliche kennen die Skills bereits. Ihre Aufgabe ist dann, die Skills in den Familiengesprächen auf den Alltag genau dieser Familie zu übertragen. Hat die Familie die Skills bisher noch nicht gelernt, so müssen Sie diese zuerst vermitteln, wobei Sie auch hier mit lebenspraktischen Beispielen aus dem Familienalltag dieser Familie arbeiten können.

Wie die Mittlwegskills in der Skillsgruppe vermittelt werden, ist im interaktiven Skillsmanual (von Auer & Bohus, 2017, S. 292 ff.) ausführlich erläutert. Es gibt drei übergeordnete Themenblöcke: Dialektik, Validierung und Lernprinzipien. In den Arbeitsblättern zur Dialektik soll die Familie lernen, dass unterschiedliche Standpunkte in einer Familie normal sind, und wie sie extreme Positionen ausbalancieren können, um ein besseres

Miteinander zu erreichen. Dialektisches Denken und Handeln soll hier erlernt werden. Die dialektischen Zwickmühlen veranschaulichen typische Dilemmata, in die Jugendliche und Eltern häufig geraten. Unterschiedliche Standpunkte können anhand der Gegenüberstellung von Extrempolen verdeutlicht werden. Die drei aufgeführten Zwickmühlen lauten: zu locker versus zu streng; verharmlosen versus dramatisieren und zu eng festhalten versus Unabhängigkeit erzwingen. Weiterhin sollen alle Familienmitglieder erfahren, was Validierung ist und üben, wie sie sich validierend verhalten können. Auch Selbstvalidierung ist hier ein Thema. Die Informationen zu den Lernprinzipien sollen der Familie ermöglichen, zu verstehen, wie Verhalten gefördert oder verringert werden kann. Somit soll die Selbststeuerung der Jugendlichen und die Erziehungskompetenzen der Eltern verbessert werden.

Mittelweg-skills im Familien-gespräch

Wenn Sie die Materialien im Familiengespräch nutzen, sollten Sie auswählen, welche der Bereiche in dieser Familie von Bedeutung sind und womit Sie anfangen. Es bietet sich an, die Arbeitsblätter zu den Themen Dialektik und Validierung (von Auer & Bohus, 2017, S. 314 ff. und S. 331 ff.) zunächst allgemein zu bearbeiten. Nehmen Sie dann Situationen aus dem Alltag der Familie, um z. B. zu erarbeiten, wie eine dialektische Sichtweise zu dieser Situation sein könnte. Nutzen Sie hierzu auch die „dialektischen Zwickmühlen" (von Auer & Bohus, 2017, S. 324 ff.).

Beispiel: Arbeit mit der dialektischen Zwickmühle (zu streng – zu locker)

Die Familie gerät immer wieder in einen Konflikt. Die Eltern fordern, dass die Tochter die Spülmaschine ausräumt, wenn sie aus der Schule nach Hause kommt. Die Tochter möchte erst eine Pause machen. Es stellt sich jedoch heraus, dass dies dazu führt, dass die Mutter dann die Spülmaschine ausräumt, wenn sie von der Arbeit kommt, weil sie die Sachen dann benötigt. Dabei ärgert sie sich sehr über die Tochter.

Zeichnen Sie eine Linie mit den Polen „sehr streng" und „sehr locker" auf ein Blatt. Erarbeiten Sie mit der Familie, welche Haltung zu dem jeweiligen Pol passt. So könnten die Eltern z. B. formulieren: „Die Spülmaschine muss sofort nach der Schule als Erstes ausgeräumt werden" (zu streng). Die Tochter könnte formulieren: „Es ist doch ganz egal, wann ich die Spülmaschine ausräume" (zu locker). Versuchen Sie, die beiden „Parteien" dazu zu bewegen, sich in die Sichtweise der jeweils anderen Seite zu versetzen. Erarbeiten Sie sowohl mit der Tochter als auch mit den Eltern, wie sie sich mehr in die Mitte der Linie bewegen könnten. Was benötigen die Eltern von der Tochter und umgekehrt? Versuchen Sie, einen Kompromiss zu erarbeiten.

Validierung

Besprechen Sie im nächsten Schritt die Arbeitsblätter zur *Validierung*. Betrachten Sie mit der Familie Situationen, in denen sich einzelne Familienmitglieder eine Validierung gewünscht hätten. Überlegen Sie gemeinsam mit der Familie, wie eine solche Validierung hätte lauten können. Lassen

Sie die einzelnen Familienmitglieder als Hausaufgabe notieren, wann sie jemanden validiert haben, wann sie selbst validiert wurden oder auch, wann sie es schwierig fanden, jemanden zu validieren. Besprechen Sie die Situationen gemeinsam nach. Machen Sie Rollenspiele, in denen die Familienmitglieder sich gegenseitig validieren. Lassen Sie die Mitglieder dabei auch die Rollen tauschen. Ein Elternteil spielt z. B. die Tochter, die Tochter spielt den Elternteil. Dienen Sie im Rollenspiel als Modell und validieren Sie ein anderes Familienmitglied. Dies ist sinnvoll, weil es den Familienmitgliedern oft noch schwerfällt, angemessen zu validieren. Außerdem erfahren die Familienmitglieder dadurch, wie es sich anfühlt, validiert zu werden.

Lernprinzipien

Besprechen Sie im folgenden Schritt die Arbeitsblätter zu den *Lernprinzipien* (von Auer & Bohus, 2017, S. 336 ff.), und widmen Sie sich dann typischen Situationen in dieser Familie, in denen möglicherweise dysfunktionales Verhalten verstärkt oder funktionales Verhalten zu wenig verstärkt wird. Erarbeiten Sie mit den einzelnen Familienmitgliedern, welches Verhalten sie gern bei sich oder beim anderen verstärken würden, und wie dies konkret umsetzbar ist. Sprechen Sie über die Nachteile von Bestrafungen. Versuchen Sie alle dazu anzuleiten, Verhaltensveränderungen mehr über Verstärkung, Verhaltensformung oder Löschung und weniger über Bestrafung zu erreichen.

Dieses Thema wird auch bei der Vermittlung der Familyskills erneut aufgegriffen und unter Leitlinie 28 etwas ausführlicher erläutert.

2.3.13 Familyskills

L28 **Leitlinie 28: Familyskills**

- *Eltern von emotional-instabilen Jugendlichen benötigen selbst Skills im Umgang mit ihren Emotionen. Helfen Sie den Eltern, sich zu stabilisieren.* Machen Sie sich klar, dass Eltern von emotional-instabilen Kindern selbst mit starken Gefühlen konfrontiert sind. Normalisieren Sie dies. Vermitteln Sie den Eltern, wie hilfreich es ist, gute Strategien zu lernen, um mit den eigenen Gefühlen umgehen zu können. Erläutern Sie, dass es darum geht, dass es den Eltern zunächst selbst besser geht, sie für ihre eigene Stabilität sorgen. Erklären Sie den Eltern, dass es ihnen hilft, ihre Gefühle wahrzunehmen, ernstzunehmen und ein gutes Emotionsmanagement zu erlernen.
- *Ziel ist, den Teufelskreis von hoher Erregung, unangemessenem Gefühlsausdruck und Invalidierung zu durchbrechen (transaktionales Modell).* Besprechen Sie mit den Eltern, dass die Kinder genauso wie die Eltern lernen sollen, ihre Anspannung zu regulieren. Dies ist die Voraussetzung dafür, seine Gefühle angemessen auszudrücken, was wiederum die Voraussetzung dafür ist, von der anderen Person validiert zu werden. Holen Sie sich ein Commitment dafür ein, durch den Einsatz von Skills am Ausbruch aus dem Teufelskreis zu arbeiten. Erläutern und üben Sie mit den Eltern die notwendigen Skills. Hier spielen insbesondere Achtsamkeit, Emotionsmanagement, angemessener Gefühlsausdruck und Validierung eine Rolle.

- *Erarbeiten Sie speziell für diese Familie den funktionalen Einsatz von Verstärkung, Löschung oder Bestrafung.* Erfassen Sie, welche Verstärkerbedingungen in dieser Familie dysfunktionales Verhalten begünstigen und ob funktionales Verhalten möglicherweise zu wenig verstärkt wird. Erläutern Sie der Familie die Auswirkung ihrer Verhaltensweisen auf die des Kindes. Helfen Sie der Familie konkret, ihr Verhalten so zu verändern, dass funktionales Verhalten ausreichend verstärkt wird und dysfunktionales Verhalten möglichst wenig Verstärkung erhält. Ermitteln Sie, ob in der Familie bestraft wird und welche Auswirkung das hat. Helfen Sie den Eltern, die Auswirkung von Bestrafung zu verstehen und mit Bestrafung vorsichtig umzugehen.
- *Vermitteln Sie, je nach Bedarf, die unterschiedlichen Familyskills: Achtsamkeit und Achtsamkeit in der Beziehung, Emotionsmanagement, angemessener Gefühlsausdruck, Wiederaufbau der Beziehung, Validierung, Akzeptanz und Nähe.* Wenn Sie die Möglichkeit haben, alle Familyskills zu vermitteln, ist dies natürlich ideal. Sollte dies nicht der Fall sein, eruieren Sie, welche der Skills diese Familie besonders benötigt. Legen Sie, je nach den Interaktionsproblemen in dieser Familie, Schwerpunkte. Erläutern Sie auf jeden Fall das transaktionale Modell, um ein Verständnis der Zusammenhänge zwischen emotionaler Erregung, unangemessenem Gefühlsausdruck und Invalidierung zu erzeugen. In der Regel benötigen alle Familien die Skills Achtsamkeit und Achtsamkeit in der Beziehung, angemessener Gefühlsausdruck und Validierung.

Alan Fruzzetti ist DBT-Therapeut und Familientherapeut. Er hat die Prinzipien der DBT auf die Arbeit mit der Familie übertragen und spezielle Skills für Angehörige von emotional-instabilen Personen entwickelt (Fruzzetti, 2006; Fruzzetti, Shenk & Hoffman, 2005; Fruzzetti & Shenk, 2008; Fruzzetti & Worrall, 2010; Fruzzetti & Payne, 2015; Trasselli, von Auer & Gunia, 2022). Er begegnet damit der Tatsache, dass Eltern von emotional-instabilen Jugendlichen mehr Strategien in der eigenen Gefühlsregulation benötigen. Sie sind durch ihr Kind mit starken Gefühlen konfrontiert und haben oft selbst Probleme in der Gefühlsregulation. Die Familyskills zielen primär darauf ab, dass es den Eltern besser geht. Hier gilt das Prinzip: „Setzen Sie sich die Sauerstoffmaske zuerst auf und helfen Sie dann erst Ihrem Kind." Der Auftrag an die Eltern ist, gut für sich selbst zu sorgen und Experten im Umgang mit den eigenen Gefühlen zu werden. Natürlich profitieren dann auch die Kinder davon.

Verschiedene Formate

Sie können verschieden Formate wählen, in denen Sie Familyskills vermitteln. Haben Sie die Möglichkeit, eine *Elterngruppe* anzubieten, hat dies den Vorteil, dass Sie die Zeit effektiv nutzen, und die Eltern sich gegenseitig validieren und voneinander lernen. Auch hier gilt jedoch – wie auch in der Skillsgruppe für die Jugendlichen –, dass es jemanden geben muss, der den Einsatz der Familyskills mit den Eltern auf die spezielle Situation in dieser Familie überträgt und die Prozesse in der Familie versteht. Existiert keine Möglichkeit, den Eltern in der Gruppe Familyskills zu vermitteln, so müssen Sie sowohl die theoretischen Grundlagen als auch die Umsetzung in den Alltag in den Familiengesprächen erarbeiten. Wählen Sie die Familyskills aus, die Sie für diese Familie wichtig finden. Nutzen Sie auch den Elternratgeber dieser Serie (von Auer & Kaess, 2022). Im Weiteren wird das *Vorgehen in Familiengesprächen* erläutert. Sie können anfangs nur mit den Eltern oder von Beginn an mit der gesamten Familie arbeiten. Gibt es in der Familie viele Konflikte, bietet es sich an, die Familyskills zunächst den Eltern allein zu vermitteln. Die Arbeit wird dann nicht durch die aktuellen Spannungen behindert, und die Jugendlichen lernen auch in der Skillsgruppe einen Teil der Skills. Wenn es später um die Umsetzung in speziellen Situationen in dieser Familie geht, ist es notwendig, dass alle Beteiligten an einen Tisch kommen.

Hilfreiche Materialien

Der „Ratgeber Borderline-Persönlichkeitsstörung" (von Auer & Kaess, 2022) zeigt Eltern und anderen Bezugspersonen konkrete Strategien im Umgang mit den Jugendlichen und der eigenen emotionale Belastung auf.

Funktionaler Einsatz von Verstärkung, Löschung und Bestrafung

Bei der Besprechung von Verhaltensanalysen mit den Jugendlichen werden Sie vermutlich bereits Informationen darüber erhalten haben, ob die Eltern durch ihr Verhalten dysfunktionales Verhalten verstärken. Haben die Eltern bereits das Modul „Den Mittelweg finden" durchlaufen, können Sie auf dieses Wissen aufbauen (von Auer & Bohus, 2017). Falls nicht, sollten Sie das Arbeitsmaterial aus dem genannten Modul zum Thema „Lernprinzipien" nutzen, um den Eltern Basiswissen zu den Themen Verstärkung, Löschung und Bestrafung zu vermitteln. Erarbeiten Sie dann mit den Eltern, mit welchem Verhalten sie dysfunktionales Verhalten verstärken und auf welche Weise sie stattdessen funktionales Verhalten verstärken und dysfunktionales Verhalten löschen könnten. Erfragen Sie, ob die Eltern mit Bestrafung arbeiten und welchen Effekt das hat. Kann Bestrafung reduziert und stattdessen die Verstärkung gewünschten Verhaltens aufgebaut werden? Wenn es unumgänglich ist, Bestrafung einzusetzen, wie kann diese dann zeitnah, konsequent und logisch erfolgen, möglichst ohne die Beziehung zu stark zu belasten?

Sowohl die Eltern als auch der Jugendliche, sollten die Prinzipien verstanden haben und ein Commitment zu der Veränderung geben. Der Jugendliche sollte wissen, dass die Eltern sich ab jetzt anders verhalten werden und warum sie dies tun.

Beispiel: Veränderung von Verstärkerbedingungen in der Familie

Ein Vater lebt allein mit seiner 17-jährigen Tochter. Der Vater ist berufstätig und daher häufig nicht zu Hause. Wenn er nach Hause kommt, ist er meist müde und sagt der Tochter, dass er Ruhe braucht. Die Tochter wünscht sich jedoch Zuwendung durch den Vater und Zeit mit ihm. Verletzt die Tochter sich am Abend selbst, reagiert der Vater sehr besorgt, verbindet die Wunden und fährt mit der Tochter ins Krankenhaus. Aufgrund der langen Wartezeiten verbringen die beiden dort viel Zeit miteinander und die Tochter hat die alleinige Aufmerksamkeit des Vaters.

Die Therapeutin validiert zunächst beide Seiten. Natürlich ist es verständlich, dass die Tochter sich Zeit mit dem Vater wünscht, und natürlich ist es verständlich, dass der Vater sich nach der Arbeit Zeit für sich wünscht. Es ist auch nachvollziehbar, dass der Vater sich um die Tochter kümmert, wenn diese sich selbst verletzt hat. Sie erläutert dann die verstärkende Wirkung des Verhaltens vom Vater auf das selbstschädigende Verhalten der Tochter. Die Konsequenz der Selbstverletzung ist unter anderem, Zeit mit dem Vater zu haben. Sie sollte auch besprechen, welches die Auslöser und andere Konsequenzen der Selbstverletzung sind, damit der Vater versteht, dass die Tochter sich nicht „extra" verletzt, um die Zuwendung des Vaters zu erhalten. Vermutlich gibt es andere zugrunde liegende Prozesse. Dennoch ist die Zuwendung des Vaters eine Verstärkung des Verhaltens. Die Therapeutin erarbeitet im nächsten Schritt, wie die Verstärkung verschoben werden kann. Sie bespricht mit Vater und Tochter, dass der Vater nach seiner Heimkehr eine halbe Stunde für sich hat, danach beide jedoch zusammen etwas essen und sich dabei unterhalten. Vermutlich ist dies für den Vater weniger zeitaufwendig und emotional belastend, als in die Klinik zu fahren, wenn die Wunden der Tochter genäht werden müssen. Parallel dazu vereinbart sie mit beiden, dass die Tochter die Wunden selbst verbindet, wenn sie sich verletzt hat. Der Vater begleitet sie zwar ins Krankenhaus, spricht jedoch nur wenig mit ihr und zieht sich während der Wartezeit mit einem Buch zurück. Die Tochter schreibt während der Wartezeit ihre Verhaltensanalyse.

Vermitteln Sie im weiteren Verlauf, je nach den speziellen Kommunikationsmustern in dieser Familie, die unterschiedlichen Familyskills.

Die Familyskills

1. Achtsamkeit und Beziehungsachtsamkeit
2. Emotionsmanagement
3. Angemessener Gefühlsausdruck
4. Wiederaufbau der Beziehung
5. Validierung
6. Problemmanagement
7. Akzeptanz und Nähe

1. Achtsamkeit und Beziehungsachtsamkeit

Achtsamkeit und Beziehungsachtsamkeit

Vermutlich haben die Eltern bereits in der Skillsgruppe der Jugendlichen oder in einem anderen Kontext gelernt, was *Achtsamkeit* ist. Ist dies noch nicht erfolgt, so nutzen Sie das Arbeitsmaterial aus dem Skillsmanual (von Auer & Bohus, 2017, S. 66 ff.), oder lassen Sie die Jugendlichen erläutern, was Achtsamkeit ist, wenn diese dabei sind.

Was ich tue ⟷ Was du tust

Fragen Sie die Eltern, was *Beziehungsachtsamkeit* sein könnte. Erläutern Sie, dass es darum geht, sich klarzumachen, dass wir in einer Beziehung miteinander verbunden sind. Ziel ist, mir der Beziehung, der Situation der anderen Person und der Auswirkung meines Verhaltens auf die Beziehung bewusst zu werden. Beziehungsachtsamkeit bedeutet, im Hier und Jetzt zu sein und möglichst nicht zu bewerten bzw. zu merken, wenn ich bewerte, und zu versuchen, mich von meinen Bewertungen zu lösen. Gleichzeitig bin ich mir meiner Ziele für die Interaktion und auch für die Beziehung bewusst. Möchte ich jetzt den Machtkampf gewinnen oder geht es langfristig darum, eine gute und vertrauensvolle Beziehung zum anderen zu haben?

Beziehungsachtsamkeit bedeutet ebenfalls, mir der Situation z. B. meines Kindes bewusst zu sein und dementsprechend zu handeln. Wenn ich z. B. ein schwieriges Thema anspreche, sollte ich keinen Zeitpunkt wählen, zu dem mein Kind hungrig, müde oder gestresst ist.

Beziehungsachtsamkeit bedeutet auch, achtsam dafür zu sein, wie es mir selbst geht und ob ich aktuell in der Lage bin, reguliert in eine Interaktion zu gehen. Sollte ich dazu nicht in der Lage sein, benötige ich Skills aus anderen Bereichen (z. B. Emotionsmanagement).

2. Emotionsmanagement

Emotionsmanagement: Erst denken, dann handeln

Auch die Eltern sollen lernen, ihre Gefühle besser zu regulieren. Hierfür werden Skills aus den Bereichen der Achtsamkeit, Beziehungsachtsamkeit, Stresstoleranz und Emotionsregulation (ER) vermittelt.

Emotionale Anfälligkeit gering halten

Die Eltern sollen lernen, ihre emotionale Anfälligkeit möglichst gering zu halten. Dies können sie tun, indem sie sich regelmäßig und ausgewogen ernähren, ausreichend schlafen, sich bewegen, positive Aktivitäten aufbauen, sich um ihre Gesundheit kümmern etc. Dieser Skill heißt im Skillsmanual für die Jugendlichen *ABC-Gesund* (vgl. auch von Auer & Bohus, 2017, S. 196 ff.).

Klopause, statt impulsiv zu handeln

Die Eltern benötigen *Achtsamkeit,* um zu merken, dass sie gerade nicht reguliert sind und daher den Einsatz weiterer Skills benötigen. Ist die Anspannung hoch und besteht der Impuls, anzugreifen, müssen sie zunächst *entgegengesetzt zu ihrem Gefühl handeln.* Dies ist ein Skill aus dem Bereich der Emotionsregulation. Dies könnte in dieser Situation bedeuten, nicht anzugreifen und stattdessen die Situation zu verlassen. Als nächstes benötigen sie vermutlich *Stresstoleranzskills,* um die Anspannung zu reduzieren. Sie könnten sich z. B. ins Bad zurückziehen („Klopause") und dort kaltes Wasser auf Gesicht und Hände laufen lassen. Sie könnten auch joggen oder spazieren gehen. Sie sollen lernen, erst in die Interaktion zu gehen, wenn sie sich selbst reguliert haben.

Die Eltern lernen das *achtsame Wahrnehmen und Beschreiben der eigenen Gefühle* und *Selbstvalidierung.* Es kann auch mit *Gefühlsprotokollen* gearbeitet werden (vgl. von Auer & Bohus, 2017, S. 143 ff.). Speziell können Sie hier auch Gefühlsprotokolle zu einer zwischenmenschlichen Situation nutzen, wie in den Materialien aufgeführt. Auch sonst können die Eltern, genau wie die Kinder, alle *Emotionsregulationsskills* einsetzen.

Hilfreiche Materialien

Arbeitsblatt „Gefühlsprotokoll zu einer zwischenmenschlichen Situation“ (vgl. M08 auf Seite 153 in Kapitel 4).

Beziehungsachtsamkeit als Basis

Beziehungsachtsamkeit ist auch hier die Basis für den Einsatz aller anderen Skills. Nur wenn ich mich auch in einer schwierigen Situation daran erinnere, welches mein langfristiges Ziel für die Beziehung ist und welchen Einfluss mein Verhalten auf mein Kind hat, werde ich die Entscheidung treffen, meinem Impuls nicht spontan nachzugeben, sondern mich zunächst zu regulieren. Zusätzlich mache ich mir bewusst, wie es meinem Kind gerade geht und entscheide, wann der passende Zeitpunkt ist, ein bestimmtes Thema anzusprechen.

Zum Emotionsmanagement für die Eltern gehört auch der Umgang mit Ärger. Hier schlägt Fruzzetti zwei verschiedene Strategien vor:

Emotionsmanagement: Ärger loslassen, Bewertungen loslassen

- Fruzzetti geht davon aus, dass Ärger in Beziehungen häufig durch Bewertungen entsteht und in der Regel das *sekundäre Gefühl* ist. Das *primäre Gefühl* ist möglicherweise Angst, Trauer, Enttäuschung, Hilflosigkeit und vieles andere. Da diese Gefühle jedoch schwer auszuhalten sind, werden sie häufig von Bewertungen gefolgt oder begleitet, die zu Ärger führen. Ärger ist für uns leichter auszuhalten, weil er uns einen klaren Handlungsimpuls gibt. So könnte das primäre Gefühl möglicherweise Angst um das Kind sein. Die Bewertungen könnten lauten: „Die will doch gar nicht anders. Die macht das doch extra ...“. Diese Bewertungen führen zu Ärger, der leichter auszuhalten ist als die Angst. Fruzzetti leitet die Eltern an, Ärger als Signal dafür zu sehen, dass meist noch weitere Gefühle da sind, um die sich die Eltern kümmern müssen. Es geht nicht darum, keinen Ärger mehr zu empfinden, sondern die primären Gefühle auch zu erkennen, um mit diesen umzugehen (vgl. auch den nächsten Abschnitt zum angemessenen Gefühlsausdruck).

Emotionsmanagement: Rekonditionierung

- Fruzzetti geht davon aus, dass Ärger *konditioniert* werden kann, wenn wir ihn in bestimmten Situationen immer wieder erleben. Habe ich seit längerer Zeit sehr häufig Konflikte mit meinem Sohn, kann es sein, dass ich mich schon ärgere, wenn ich höre, wie mein Sohn das Haus betritt. Um diese gelernte Assoziation zu verändern, sollen die Eltern sich bewusst Zeit nehmen, in der sie sich mit den positiven Aspekten der Beziehung befassen und den eigenen (hoffentlich noch vorhandenen) positiven Gefühle für ihr Kind Raum geben. Dies können sie täglich an einem bestimmten Ort für einige Minuten tun. Sie können aber auch eine *Erinnerungskiste* oder ein *Erinnerungsalbum* für positive gemeinsame Momente anlegen und sich täglich einige Minuten damit beschäftigen. Diese Hilfestellungen sollen die Eltern auch dann nutzen, wenn eine schwierige Interaktion bevorsteht.

Emotionsmanagement: Reaktivität verringern

Zusammenfassend empfiehlt Fruzzetti zur *Verringerung der eigenen Reaktivität* folgende Schritte:

- Lassen Sie Bewertungen los.
- Nutzen Sie Ärger als Signal, Skills einzusetzen, statt anzugreifen oder sich zu verteidigen.
- Bleiben Sie achtsam für die Beziehung und Ihre Ziele in der Beziehung.
- Seien Sie sich bezüglich Ihres Timings bewusst.
- Verringern Sie Ihre Anfälligkeit.

3. Angemessener Gefühlsausdruck

Angemessener Gefühlsausdruck

Ein *angemessener Gefühlsausdruck* beinhaltet den Ausdruck des primären Gefühls und eine beschreibende und nicht bewertende Kommunikation. Ist die emotionale Erregung hoch, ist es besonders schwierig, sein Gefühl angemessen auszudrücken. Wenn ich meine Gefühle nicht angemessen ausdrücke, ist jedoch die Wahrscheinlichkeit groß, dass ich eine invalidierende Reaktion erhalte. Es entsteht ein Teufelskreis. Dieser Teufelskreis wird im transaktionalen Modell (Fruzzetti, 2006; Fruzzetti & Worrall, 2010; Fruzzetti & Payne, 2015) beschrieben. Abbildung 1 zeigt eine verkürzte Form des Modells, mit der sich gut mit den Eltern arbeiten lässt.

Dieser Kreislauf soll die Eltern von Schuldgefühlen entlasten und den transaktionalen Einfluss verdeutlichen. Bin ich emotional erregt, drücke ich mein Gefühl oft nicht angemessen aus. Das Gegenüber fühlt sich dann selbst meist angegriffen, seine Erregung steigt ebenfalls und es wird meine zugrunde liegenden Bedürfnisse nicht erkennen und damit auch nicht validieren. Damit steigt bei mir die Anspannung weiter und es entsteht ein Teufelskreis. Dies gilt für die Kinder genauso wie für die Eltern. Beide Seiten können ihre Gefühle unangemessen ausdrücken oder den anderen invalidieren. Erläutern Sie das Modell an einem Beispiel.

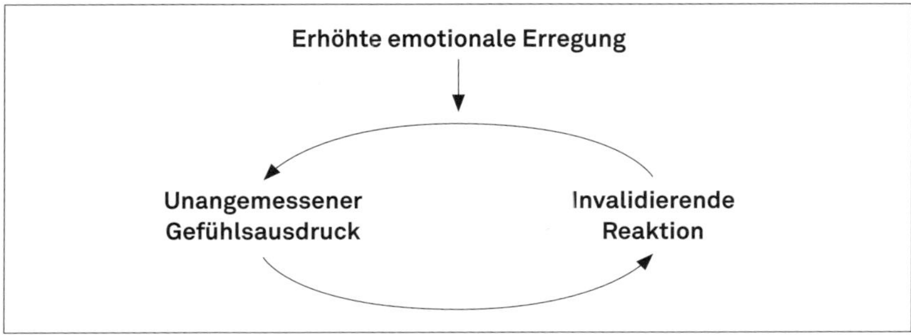

Abbildung 1: Kurzform des transaktionalen Modells (nach Fruzzetti, 2006)

Beispiel: Erläuterung des transaktionalen Modells

Sarah geht es schlecht. Sie hatte einen schwierigen Schultag und wünscht sich eigentlich Trost und jemanden, der da ist und zuhört. Das primäre Gefühl ist Traurigkeit. Sie bewertet jedoch ihr eigenes Gefühl und sich als Person: „Ich bin ja auch selbst schuld, ist doch klar, dass alle mich doof finden." Die sekundären Gefühle sind nun eventuell Scham und Ärger über sich selbst. In diesen Gefühlen gefangen und mit einer erhöhten emotionalen Erregung reagiert sie auf die Nachfrage der Mutter: „Was ist los Sarah?", mit einem unangemessenen Gefühlsausdruck: „Lass mich doch in Ruhe", sagt sie in ärgerlichem, abweisendem Ton.

Die Mutter fühlt sich angegriffen, abgewiesen und ungerecht behandelt und antwortet ebenfalls in gereiztem Tonfall: „Dann mach doch was du willst!" Auch hier ist das primäre Gefühl vermutlich ein anderes. Es könnte Enttäuschung, Verletzung und auch Traurigkeit sein. Die Mutter äußert jedoch auch ihr sekundäres Gefühl, den Ärger. Nun sind die beiden in einem Kreislauf, in dem keine das primäre Gefühl der anderen validiert. Um das primäre Gefühl validieren zu können, wären beide darauf angewiesen, dass die andere ihr primäres Gefühl äußert.

Es gibt zwei Möglichkeiten, aus diesem Kreislauf auszubrechen: (1) Eine der beiden Personen schafft es, ihr primäres Gefühl zu äußern, und es gelingt der anderen Person, dieses dann auch zu validieren. (2) Eine der beiden Personen erkennt das primäre Gefühl der anderen Person, auch wenn dieses nicht geäußert wurde, und validiert dieses. Dies hilft der anderen Person, ihr primäres Gefühl dann auch auszudrücken. Die zweite Lösung muss in der Regel von den Eltern initiiert werden (vgl. Abbildung 2).

Beispiel: Erläuterung des transaktionalen Modells – die Lösung

Die Mutter spürt, dass hinter dem Ärger der Tochter Traurigkeit steckt, überhört den gereizten Tonfall und sagt: „Okay, ich lass dich jetzt erst einmal in Ruhe. Ich würde aber gern nachher nochmal nach dir schauen. Ich mache mir Sorgen um dich" *[Angemessener Gefühlsausdruck]*. „Vielleicht kannst du mir dann ja erzählen, was passiert ist. Scheint ja ein blöder Tag gewesen zu sein" *[Validierung]*.

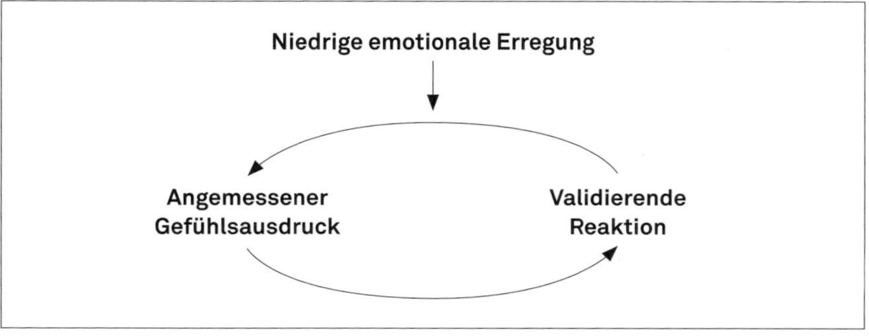

Abbildung 2: Ausbruch aus dem Teufelskreis (nach Fruzzetti, 2006)

Etwas später geht die Mutter mit einem Tee zum Zimmer von Sarah, klopft und sagt: „Ich habe hier einen Tee für dich. Kann ich reinkommen?“ *[Validierende Handlung]*. Vermutlich wird die Tochter, die sich ja genau das eigentlich wünscht, dann doch Ja sagen. Die Mutter geht hinein, stellt den Tee in die Nähe der Tochter, setzt sich dazu und sagt in freundlichem, mitfühlendem Ton: „Das scheint ja wirklich ein blöder Schultag gewesen zu sein. Magst du mir erzählen, was passiert ist?“ *[Validierung]*. Die Wahrscheinlichkeit, dass die Tochter ihrer Mutter erzählt, was passiert ist, ist nun deutlich höher. Wenn die Mutter mehr über die Situation weiß, kann sie die Gefühle der Tochter dann noch differenzierter validieren, was vermutlich dazu führt, dass die Tochter auch noch mehr von sich Preis gibt.

Erklären Sie der Familie den Zusammenhang zwischen einem unangemessenen Gefühlsausdruck und einer Invalidierung und dem angemessenen Gefühlsausdruck und der zumindest sehr viel höheren Wahrscheinlichkeit einer Validierung. Nutzen Sie dazu das angeführte oder ein anderes Beispiel. Erläutern Sie, dass Sie Eltern und Kindern dabei helfen wollen, zu üben, ihre Gefühle angemessen auszudrücken und den anderen zu validieren.

Zu einem angemessenen Gefühlsausdruck gehört auch, die eigenen Worte mit der eigenen Stimme, Gestik, Mimik und der Körperhaltung in Einklang zu bringen. Zusammenfassend sind die Schritte zum angemessenen Gefühlsausdruck im Folgenden aufgeführt:

Schritte zum angemessenen Gefühlsausdruck

1. Ist die Erregung zu hoch, dann tue etwas, um dich zu regulieren. Nimm dir z.B. eine Klopause, atme durch und lass dir kaltes Wasser über die Arme laufen.
2. Erinnere dich dann daran, was dein Ziel ist: Auch wenn ich die schwierige Situation ansprechen muss, wünsche ich mir eine gute Beziehung zu meinem Kind, und ich will es nicht verletzen.
3. Frage dich: Warum ärgere ich mich? Was sind meine Bewertungen? Was liegt noch unter dem Ärger? Was ist mein primäres Gefühl?
4. Validiere dich für dein primäres Gefühl: Du darfst so fühlen.
5. Frage dich: Bin ich in der Lage, meinem Kind gegenüber jetzt mein primäres Gefühl angemessen auszudrücken, ohne dass der Ärger durchkommt?
6. Frage dich: Ist dafür jetzt ein guter Zeitpunkt?
7. Wenn ja, drücke dein primäres Gefühl angemessen aus.

4. Wiederaufbau der Beziehung

Wiederaufbau der Beziehung

Fruzzetti beschreibt, dass es in hoch emotionalen Familien häufig sofort Konflikte gibt, wenn Familienmitglieder aufeinandertreffen. Daher wird oft vermieden, gemeinsam Zeit zu verbringen. Beim Wiederaufbau der Beziehung rät er den Angehörigen, verschiedene Stufen zu durchlaufen.

- *Stufe 1: In Abwesenheit der anderen Person.* Denken Sie mehrfach am Tag an kleine positive Situationen mit der anderen Person. Denken Sie z.B. daran, dass Ihre Tochter Sie gestern angelächelt hat.

- *Stufe 2: Die andere Person ist in der Nähe aber nicht in Kontakt mit mir.* Wenn die andere Person da ist, kann ich mir dies bewusst machen, ohne in Interaktion zu gehen. Auch hier geht es um den Versuch, positiven Gefühlen Raum zu geben. Denken Sie z.B.: „Da ist noch jemand im Haus. Ich bin nicht allein. Mein Sohn duscht gerade, telefoniert mit einer Freundin ..." Gehen Sie zum Kinderzimmer, öffnen Sie leicht die Tür und sehen Sie Ihrem Kind beim Schlafen zu.
- *Stufe 3: In Interaktion mit der anderen Person.* Nehmen Sie positive Momente achtsam wahr. Versuchen Sie in Konflikten, weniger zu bewerten, mehr zu beschreiben und sich von Bewertungen aus früheren Konflikten zu lösen.
- *Stufe 4: Aufbau positiver gemeinsamer Zeit.* Planen Sie in der Familie Dinge, die alle als angenehm empfinden, und tun Sie diese gemeinsam. Hierbei gilt, dass Sie nicht über konfliktbehaftete Themen sprechen.

Weiterhin sollen die Familienmitglieder üben, den anderen Personen kleine Aufmerksamkeiten zukommen zu lassen und ihre Aufmerksamkeit darauf zu lenken, was die anderen Familienmitglieder für sie tun. So kann man z.B. eine nette SMS schicken oder einen Tee für die andere Person kochen.

Es geht hier insgesamt um eine Aufmerksamkeitslenkung weg von den negativen Interaktionen hin zu positiven Aspekten der Beziehung und einen bewussten Aufbau gemeinsamer positiver Zeit.

5. Validierung und Selbstvalidierung

Validierung

Die Eltern haben den Begriff der *Validierung* bereits bei der Erläuterung des biopsychosozialen Modells kennengelernt. Haben sie am Modul „Den Mittelweg finden" teilgenommen, sind sie schon gut über Validierung informiert und haben auch schon praktische Übungen dazu gemacht. Ist dies nicht erfolgt, nutzen Sie die Materialien aus dem entsprechenden Modul, um Validierung zu vermitteln (von Auer & Bohus, 2017, S. 331 ff.).

Selbstvalidierung

Ergänzen Sie das Thema Validierung durch das Thema *Selbstvalidierung.* Erläutern Sie, dass die Fähigkeit, sich selbst zu validieren, Voraussetzung dafür ist, eine andere Person zu validieren. Will ich mich selbst validieren, muss ich zunächst wahrnehmen und auch annehmen, was ich fühle. Ich muss meine Gefühle nicht mögen aber akzeptieren, dass ich diese habe. Ich kann lernen, meine Gefühle achtsam und möglichst ohne Bewertung wahrzunehmen und mir zu erlauben, so zu fühlen. Das heißt nicht, dass ich auch meinem Handlungsimpuls folgen muss. Ein achtsames Wahrnehmen meiner Gefühle und eine Selbstvalidierung sind die Voraussetzung dafür, einen bewussten Umgang mit meinen Gefühlen zu erlernen. Sich selbst zu validieren, bedeutet auch, meine Grenzen zu erkennen und zu diesen zu stehen. Es bedeutet ebenfalls, sich von dem „ich sollte" und „ich müsste" zu lösen.

Für Eltern ist dies oft eine völlig neue Sichtweise. Sie denken, sie müssten immer für ihre Kinder da sein und ihre eigenen Bedürfnisse völlig in den Hintergrund stellen. Oft beschreiben die Eltern es als große Erkenntnis, dass sie sich selbst validieren dürfen oder sogar müssen, um langfristig auch regulierter mit ihrem Kind umzugehen. Gelingt es den Eltern, ihre (primären) Gefühle zu validieren, wirkt dies oft Schuldgefühlen entgegen.

Besprechen Sie mit den Eltern, in welchen Bereichen es ihnen besonders schwerfällt, sich selbst zu validieren, und nutzen Sie, falls Sie eine Gruppe mit Eltern anleiten, die große Wirksamkeit der gegenseitigen Validierung der Eltern untereinander.

6. Problemmanagement

Schritte zur Problemlösung

Erläutern und üben Sie mit den Eltern Problemmanagement in den Schritten eines Problemlösetrainings, ähnlich wie bei D'Zurilla und Goldfried (1971) vorgeschlagen. Hier eine Kombination aus den Schritten von D'Zurilla und Goldfried und Ergänzungen durch Fruzzetti (2006):

Schritte zur Problemlösung

1. Problemdefinition
2. Problemanalyse (Kontext und Konsequenzen)
3. Ziel festlegen
4. Brainstorming
5. Sich festlegen (Commitment)
6. Follow-up-Analysen
7. „Fine-tuning" und Erneuerung des Commitments
8. Aufrechterhaltung präventiv sichern

Helfen Sie der Familie dabei, Probleme mithilfe dieses Schemas zu lösen. Zunächst muss ein Problem genau definiert sein. Wichtig ist, dass die Beteiligten hierbei das Verhalten der anderen Person beschreiben und die Person auf keinen Fall abwerten. Um nach Lösungsmöglichkeiten für das Problem zu suchen, muss das Problem genau verstanden und analysiert werden. Es muss herausgearbeitet werden, welche Bedingungen das Problem auslösen oder es aufrechterhalten, in welchem Kontext das Problem steht. Um der Familie dabei zu helfen, dies zu verstehen, können Sie doppelte Kettenanalysen (siehe unten) nutzen. Im nächsten Schritt sollte das Ziel so konkret wie möglich festgelegt werden. Das heißt, es muss messbar sein und in einen zeitlichen Rahmen gesetzt werden. Beim Brainstorming werden alle Lösungsvorschläge gesammelt, auch wenn sie abstrus oder nicht praktikabel erscheinen. Die Lösungsvorschläge werden an dieser Stelle nicht bewertet. Erst im nächsten Schritt sortieren die Beteiligten die Lösungsvorschläge nach Vor- und Nachteilen und Praktikabilität. Danach legen sie sich auf die Durchführung eines oder mehrerer Lösungsvorschläge fest. Alle geben ihr Commitment dazu, die gewählte Lösung zu verfolgen. Es wird festgelegt, zu welchem Zeitpunkt der Erfolg der Maßnahme überprüft wird. Zu diesem Zeitpunkt wird erörtert, ob die Umsetzung der Lösung geklappt hat und ob eventuell Veränderungen im Vorgehen festgelegt werden müssen. Hierzu wird wieder ein Commitment aller Beteiligten benötigt. Falls der Lösungsweg funktioniert hat, legen sich alle Beteiligten erneut darauf fest, das Vorgehen weiterzuführen. Dies kann auch vertraglich festgehalten werden. Beim Bearbeiten der einzelnen Schritte sollten auch die anderen Familyskills zur Anwendung kommen. Es soll beschrieben und nicht bewertet werden, Gefühle sollten über einen angemessenen Gefühlsausdruck gezeigt werden und die anderen Personen sollen so oft wie möglich validiert werden. Alle sollten achtsam mit sich selbst, den anderen und der Beziehung umgehen.

Doppelte Kettenanalyse

Eine zusätzliche Möglichkeit, Probleme bzw. Konflikte innerhalb einer Familie besser zu verstehen, bietet die *doppelte Kettenanalyse* (Fruzzetti, 2006, S. 148). Hier wird die Interaktion zweier Menschen anhand von zwei sich teilweise überschneidenden Ketten analysiert. Es gibt Kettenglieder, die jeweils die Gedanken, Gefühle oder Körperreaktionen einer Person zeigen und gemeinsame Kettenglieder, in denen das für alle Beteiligten offen sichtbare Verhalten festgehalten wird. Eine gut praktikable Möglichkeit, die Inhalte der Ketten zu sammeln, stellt die Spaltentechnik dar (vgl. Fruzzetti, 2006, S. 146 ff.). In einer Spalte werden Gedanken, Gefühle und Körperreaktionen von Person A und in der anderen Spalte Gedanken, Gefühle und Körperreaktionen von Person B festgehalten. In die mittlere Spalte werden die offen sichtbaren Verhaltensweisen, die Gestik, Mimik und Gesprochenes eingetragen. Zum besseren Verständnis haben wir bei den Materialien ein Beispiel für das Vorgehen aufgeführt. Diese Methode ermöglicht zu verstehen, was innerhalb beider Personen abgelaufen ist. Damit wird auch das offene Verhalten besser nachvollziehbar. Diese Methode hilft beiden Personen, sich besser in die jeweils andere Person einzufühlen und mehr Verständnis füreinander zu entwickeln. Aus diesen Informationen können dann Lösungsstrategien für künftige Interaktionen erarbeitet werden.

Hilfreiche Materialien

Arbeitsblatt „Doppelte Kettenanalyse: Beispiel für das Vorgehen anhand der Spaltentechnik" (vgl. M09 auf Seite 154 in Kapitel 4).

7. Akzeptanz und Nähe

Wenn sich nichts verändert, investiere in Akzeptanz

Wenn alle Versuche, bestimmte Dinge zu verändern, gescheitert sind, schlägt Fruzzetti vor, die Energie in Akzeptanz zu investieren, um so wieder Nähe herzustellen (Fruzzetti, 2006, S. 149 ff.). Mein Kind (oder natürlich auch mein Partner) zeigt ein Verhalten, welches mich stört, ich aber nicht ändern kann. Widerspricht dieses Verhalten nicht meinen eigenen Werten, so lohnt es sich, in Akzeptanz zu investieren. Gelingt mir das, geht es mir besser, und die Beziehung profitiert davon. Zunächst kann dies jedoch mit dem Auftritt schmerzhafter primärer Gefühle verbunden sein (Trauer, Enttäuschung, Sorge). Mit diesen Gefühlen muss ich angemessen umgehen. Ich muss mich selbst validieren und versuchen, meine Aufmerksamkeit auf andere Dinge zu richten oder andere Situationen oder Personen zu finden, die mir das geben, was ich suche. Ich kann auch etwas Tröstliches tun, wenn möglich mit der anderen Person zusammen. Eventuell kann es mir helfen, das Verhalten der anderen Person aus ihrer Lebensgeschichte oder vor dem Hintergrund der aktuellen Situation zu verstehen.

Die Idee ist, sich nicht an Dingen festzuhalten, die ich nicht ändern kann. Denn dadurch verschwende ich viel Energie und belaste die Beziehung zu meinem Kind, zum Partner oder zur Partnerin. Stattdessen versuche ich, diese Verhaltensweisen zu akzeptieren und gleichzeitig für mich zu sorgen, weil ich an dieser Stelle nicht bekomme, was ich mir eigentlich wünsche. Dabei übernehme ich Verantwortung für mich und erwarte dies nicht von meinem Kind, Partner oder meiner Partnerin. Hierdurch wird Nähe wieder möglich.

Beispiel: Akzeptanz fördern

Eine Mutter lebt allein, die Tochter lebt beim Vater. Die Mutter fühlt sich oft einsam und wünscht sich mehr Kontakt zu ihrer Tochter. Die Tochter bereitet sich gerade auf ihr Abitur vor und hat einen Freund, sodass sie wenig Zeit hat. Die Mutter macht der Tochter Vorwürfe und schreibt ärgerliche SMS, wenn die Tochter sich eine Weile nicht meldet. In einem gemeinsamen Gespräch validiert der Therapeut beide Seiten:

Th.: „Frau Schmidt, ich kann Sie gut verstehen. Sie lieben Ihre Tochter und sind gern mit ihr zusammen. Natürlich wünschen Sie sich, Ihre Tochter regelmäßig zu sehen und Zeit mit ihr zu verbringen. Gleichzeitig kann ich auch dich, Luise, gut verstehen. Du bist gerade im Schulstress und hast wenig Zeit für dich und für deine Freunde. Du möchtest natürlich gern auch Zeit mit deinem Freund und deinen Freunden verbringen und brauchst auch Zeit für dich. Kannst du deiner Mutter erklären, was in dir gerade vorgeht, was deine Bedürfnisse sind und um was es dir mit deiner Mutter geht?“ *[Anleitung zum angemessenen Gefühlsausdruck]*

Luise: „Ich will dich auch sehen, Mama. Aber ich habe im Moment kaum noch Zeit für irgendwas, weil ich dauernd lernen muss. Das Abi ist mir halt auch wichtig. Aber dann bleibt kaum noch Zeit übrig, und dann will ich auch Dennis und Susi mal sehen. Ich weiß, dass du denkst, ich gehe dir aus dem Weg. Aber das stimmt nicht. Es ist nur so, dass ich insgesamt so wenig Zeit habe.“

Th.: „Kommt das bei Ihnen an, Frau Schmidt? Glauben Sie, was Ihre Tochter da sagt?“ *[Einladung zur Validierung und angemessenem Gefühlsausdruck]*

Mutter: „Ja, das glaub ich schon. Eigentlich weiß ich ja auch, dass es gar nicht um mich geht. Es ist trotzdem manchmal schwer für mich.“

Th.: „Ja, das glaube ich Ihnen. Sie wünschen sich ja mehr Zeit mit Ihrer Tochter. Was glauben Sie, wie sich Ihre Tochter fühlt, wenn Sie Ihr manchmal eine SMS schreiben, die für Luise eher vorwurfsvoll klingt?“ *[Einladung zur Validierung]*

Mutter: „Das ist wahrscheinlich nicht so toll für sie.“

Luise: „Weißt du, Mama, wenn du das machst, dann fühle ich mich ganz schlecht und schuldig. Dann werde ich aber auch wütend auf dich, weil ich das Gefühl habe, du siehst gar nicht, wie es mir gerade geht. Und dann ziehe ich mich eher mehr zurück und melde mich gar nicht mehr. Das will ich eigentlich gar nicht, aber dann komm ich da auch nicht mehr raus.“

Die Mutter kann das nachvollziehen. Mit der Mutter wird in Abwesenheit der Tochter besprochen, was sie selbst für sich tun kann, um sich weniger einsam zu fühlen. Sie beschließt, wieder in den Chor zu gehen und sich selbst mit Freundinnen zu treffen. In den folgenden Wochen übt die Mutter sich darin, zu akzeptieren, dass die Tochter weniger Zeit für sie hat als früher, und versucht, ihre Traurigkeit darüber zu validieren und sich um eigene positive Aktivitäten zu bemühen. *[Akzeptanz, Selbstvalidierung und Emotionsregulation]*

Die Tochter meldet ihr daraufhin im nächsten Familiengespräch zurück, dass sie sich sehr entlastet fühlt. Auch wenn die Tochter weiterhin nicht so viel Zeit mit der Mutter verbringt, wie diese sich wünschen würde, beschreiben beide, dass die Kontakte unbelastet seien, und die Zeit, die sie miteinander hätten, schöner geworden sei. Die Nähe konnte durch diese Intervention wieder hergestellt werden.

2.3.14 Einbezug der Lehrkräfte

L29 **Leitlinie 29: Einbezug der Lehrkräfte**

Informieren Sie die Lehrkräfte über die Problematik und treffen Sie Absprachen zum Vorgehen im Unterricht. Bitten Sie die Jugendliche und die Eltern um die Schweigepflichtentbindung den Lehrkräften gegenüber. Optimal ist ein gemeinsames persönliches Gespräch mit der Jugendlichen und dem Lehrer. Lassen Sie die Jugendliche selbst erklären, dass sie in bestimmten Situationen in Anspannung gerät und welche Skills sie dann einsetzt. Oberstes Ziel dabei ist, dass die Jugendliche so viel wie möglich am Unterricht teilnehmen kann. Vermitteln Sie, dass die Jugendliche selbst die Verantwortung dafür hat, sich zu regulieren, der Lehrer kann ihr den entsprechenden Raum dafür zur Verfügung stellen. Besprechen Sie gemeinsam, welche Informationen die Klasse erhalten soll und durch wen.

Lehrkräfte sollten informiert sein, die Verantwortung liegt beim Jugendlichen

Laden Sie die zuständige Lehrkraft zu einem persönlichen Gespräch gemeinsam mit dem Patienten ein. Wenn ein persönliches Gespräch nicht möglich ist, führen Sie ein gemeinsames Telefonat. Der Erfahrung nach sind Lehrkräfte froh, wenn sie informiert werden und Anregungen erhalten, wie sie mit schwierigen Situationen umgehen können.

Die Lehrerin soll erfahren, dass der Jugendliche in bestimmten Situationen in Anspannung geraten kann. Der Schüler trägt die Verantwortung dafür, sich zu regulieren. Dies ist nicht die Aufgabe der Lehrerin. Es ist jedoch wichtig, dass die Lehrerin weiß, dass der Jugendlichen in diesem Fall Skills einsetzt, und dies auch erlaubt. Lassen Sie den Schüler selbst erklären, wann er in Anspannung gerät, woran er das merkt und was er dann tut. Bei hoher Anspannung sollte der Schüler Stresstoleranzskills einsetzen, die es ihm ermöglichen, weiter am Unterricht teilzunehmen. So könnte besprochen werden, dass der Schüler einen Igelball nutzen darf oder ein saures Bonbon lutscht. Natürlich können es keine Skills sein, die den Unterricht stören. Nur wenn der Schüler es gar nicht schafft, sich im Unterricht relativ unauffällig zu regulieren, kann es notwendig werden, dass er den Unterricht *kurz* verlässt. Dann könnte er z. B. auf die Toilette gehen und etwas kaltes Wasser über die Arme laufen lassen oder einmal über den Schulhof rennen. Der Einsatz aller Stresstoleranzskills soll jedoch zum Ziel haben, dass der Schüler möglichst schnell wieder am Unterricht teilnehmen kann. Danach muss der Schüler vermutlich auch Emotionsregulationsskills anwenden. Da dies jedoch eher innerlich passiert, wird es von Außen kaum bemerkbar sein. Die Absprachen sollten nicht dazu führen, dass dysfunktionales Verhalten der Schüler verstärkt wird. Der Schüler sollte also nicht besonders viel Aufmerksamkeit bekommen, wenn er in Anspannung gerät oder den Raum verlässt, um sich zu regulieren.

Möglicherweise ist es weiterhin sinnvoll, mit dem Lehrer und der Schülerin abzusprechen, welche Informationen die Klasse bekommen soll und welche nicht. Wenn die Klasse über bestimmte Dinge informiert werden soll (z. B. über einen Klinikaufenthalt), muss geplant werden, wer die Klasse informiert, und in welchem Rahmen die Informationsvermittlung erfolgt. Da es hier zwischen verschiedenen Klassen große Unterschiede gibt, hängt es von der Einschätzung des Lehrers und der Schülerin ab, in welchem Umfang Informationen weitergegeben werden sollen. Wichtig ist, das Prozedere gemeinsam zu planen. Bieten Sie dem Lehrer an, bei aufkommenden Fragen ein weiteres gemeinsames Gespräch oder Telefonat zu planen.

2.3.15 Pharmakotherapie der BPS im Jugendalter

In Bezug auf eine medikamentöse Behandlung der BPS ist bei Jugendlichen zu beachten, dass diese, zumindest im Hinblick auf die BPS, immer

„off-label“ erfolgt. Dies bedeutet, dass es kein spezifisch für die Behandlung der BPS zugelassenes Medikament gibt. Vielmehr muss das spezifische Medikament im Sinne eines individuellen Heilversuchs „ausprobiert“ werden. Aufgrund des experimentellen Charakters dieses Behandlungsansatzes müssen Jugendliche, Eltern oder andere Sorgeberechtigte mündlich und schriftlich informiert werden und ihr schriftliches Einverständnis zur Behandlung geben.

Hinzu kommt, dass Patienten, vor allem Jugendliche, mit BPS oft zu einer geringen Compliance zur Psychopharmakotherapie neigen, was sich in unregelmäßiger Medikamenteneinnahme, Überdosierungsneigungen oder in der Kombination mit anderen, nicht verordneten Medikamenten zeigt. Umso wichtiger ist es, Eltern oder andere Betreuungs- und Bezugspersonen durch umfangreiche Informationsmaterialien und Aufklärung für die medikamentöse Behandlung zu gewinnen, damit diese zur allgemeinen Compliance des Jugendlichen beitragen.

L30 Leitlinie 30: Pharmakotherapie der BPS im Jugendalter

- Die pharmakologische Therapie sollte in der Behandlung der BPS im Jugendalter nur im Rahmen eines Gesamtbehandlungsplans erfolgen (keine Monotherapie, in der Regel nicht Therapie der ersten Wahl).
- Der Einsatz von Psychopharmaka bei der Behandlung der BPS im Kindes- und Jugendalter kann für drei unterschiedliche Anwendungsbereiche erwogen werden:
  - unspezifische, symptomatische Entlastung in Krisensituationen,
  - Behandlung komorbider Störungen entsprechend den jeweiligen Leitlinien,
  - Reduktion Borderline-typischer Symptome bei schweren und therapieresistenten Verläufen.
- Die regelmäßige Einnahme („Compliance“) der verschriebenen Medikamente muss ggf. auch unter Einbezug des Umfeldes sichergestellt werden.

Entlastung in Krisensituationen

Im Rahmen einer BPS kommt es häufig zu krisenhaft zugespitzten Krankheitsverläufen. Hierzu gehören z. B. die akute Suizidalität, aggressive Impulsdurchbrüche oder schwere Anspannungs- und Erregungszustände. Solche Situationen sollen im Rahmen eines Krisenplans berücksichtigt werden und können eine zeitlich begrenzte Medikamentengabe (nach Ausschöpfung geeigneter nicht pharmakologischer Maßnahmen) rechtfertigen. Besonders häufig werden hier sedierende, niedrigpotente Neuroleptika, wie z. B. Pipamperon oder Chlorprothixen, als Bedarfs- oder Dauermedikation eingesetzt. In Ausnahmefällen, bei besonders schweren Anspannungs- oder auch Angstzuständen, die ein stationäres Akutsetting erforderlich machen, können Präparate aus dem Bereich der Benzodiazepine (z. B. Lorazepam) eingesetzt werden. Aufgrund der schnellen Toleranzentwicklung sowie des hohen Missbrauchspotenzials, sollte die Nutzung dieser Substanzgruppe jedoch äußerst zurückhaltend sein. Eine

Behandlung mit Benzodiazepinen sollte zeitlich immer streng limitiert bleiben. Im ambulanten Setting oder in einer geplanten therapeutischen stationären Behandlung sollten Benzodiazepine nicht eingesetzt werden. Grundsätzlich sollten bei der medikamentösen Behandlung von akuten Krisen immer die möglichen Interaktionen mit der psychotherapeutischen Behandlung bedacht werden. Die Psychotherapie der BPS setzt stark auf die „selbstwirksame" Bewältigung von Krisen. Die Patientinnen sollen lernen, Krisen auszuhalten und zu überstehen bzw. im Therapieverlauf sogar krisenhafte Zustände selbstständig zu beenden oder gar nicht erst entstehen zu lassen. Eine pharmakologische Behandlung kann hier das Commitment für den therapeutischen Prozess sowie die Erwartungen an die eigene Selbstwirksamkeit deutlich negativ beeinflussen. Daher sollte die Medikation immer als letzte Option in einen Krisenplan eingebaut werden, und die Einhaltung der vorhergehenden Schritte des Krisenplans muss hohe Priorität haben.

Behandlung komorbider Erkrankungen

Die medikamentöse Behandlung komorbider Erkrankungen sollte nach gängigen Therapierichtlinien der jeweiligen Störungsbilder vorgenommen werden. Wesentliche komorbide Störungen, bei denen nach Leitlinien eine pharmakologische Therapie indiziert sein kann, sind depressive Störungen, Angststörungen oder ADHS. Bei den depressiven oder Angststörungen könnte z. B. die Gabe von selektiven Serotonin-Wiederaufnahmehemmern (SSRI), bei ADHS die Gabe von Methylphenidat indiziert sein.

Zusammenfassend lässt sich sagen, dass bei komorbiden Störungen oder krisenhaften Zuspitzungen eine medikamentöse Behandlung bei Patienten mit BPS angemessen ist. Besonders die medikamentöse Behandlung von schweren depressiven Syndromen, Angsterkrankungen oder einer ADHS sollte Patienten mit BPS nicht vorbehalten werden, weil alle Symptome als Bestandteil der BPS gewertet werden. Die medikamentöse Behandlung von Borderline-typischen Symptomen muss jedoch eher zurückhalten anhand eines Risiko-Nutzen-Verhältnisses auf Einzelfallbasis abgewogen werden. Auf die Gabe von Antidepressiva sollte bei fehlender komorbider Störung, die eine Indikation hierfür mit sich bringen würde, eher verzichtet werden. Mögliche Einsatzgebiete von symptomatischer Pharmakotherapie bei BPS sind:

- *Affektive Dysregulation* (atypische Antipsychotika, Mood-Stabilizer). Unsere Erfahrungen zeigen, dass aufgrund des günstigen Nebenwirkungsprofils Aripiprazol in der Praxis gut eingesetzt werden kann, bei starker Unruhe und Schlafstörungen ist Quetiapin eine mögliche Alternative. Der Einsatz von Mood-Stabilizern ist bei Jugendlichen mit BPS wenig erprobt, am ehesten kann Carbamazepin versucht werden.
- *Impulsivität* (atypische Antipsychotika, Mood-Stabilizer). Ebenfalls bestehen hier Erfahrungen im Bereich der gut verträglichen atypischen Antipsychotika (Aripiprazol, Quetiapin). Bei schwerer Impulsivität kann auch Risperidon versucht werden.

- *Kognitiv-perzeptuelle Symptome* (Atypische Antipsychotika). Ebenfalls am ehesten Aripiprazol oder Quetiapin.

Insgesamt ist bei der symptomatischen Pharmakotherapie der BPS zu bedenken, dass die auftretenden Symptome kongruent zum Störungsbild sehr stark wechselnd sein können und sich oft auch in einer sehr heterogenen und wenig vorhersagbaren Symptomatik äußern. Aufgrund dieser Umstände erscheint das Ansprechen auf die medikamentöse Behandlung ebenfalls vom Einzelfall abhängig. Um etwaigen Enttäuschungen oder übersteigerten Hoffnungen entgegenzuwirken, müssen sowohl die Jugendliche als auch die Eltern in alle Entscheidungen in Bezug auf den Therapieplan einbezogen werden.

3 Verfahren zur Diagnostik und Therapie

3.1 Verfahren zur Diagnostik

Im Folgenden werden Screeninginstrumente zur Erfassung der BPS-Kriterien und Verfahren zur Erfassung von Selbstverletzung und Suizidalität, Impulisivität, der Emotionsregulation sowie von dissoziativem Erleben vorgestellt. Zudem wird das strukturierte Assessment der kategorialen BPS beschrieben.

3.1.1 Screeninginstrumente zur Erfassung der BPS-Kriterien

Insgesamt gibt es bisher kaum spezifisch entwickelte und validierte Screeninginstrumente für das Kindes- und Jugendalter. Eine Ausnahme ist die Borderline Personality Feature Scale for Children (BPFSC; Crick et al., 2005), die spezifisch für junge Patienten entwickelt wurde. Die anderen vorgestellten Instrumente werden jedoch häufig im Jugendalter angewendet und können bei Jugendlichen als valide betrachtet werden.

Der Borderline Personality Feature Scale for Children (BPFSC; Crick et al., 2005) ist ein Selbstbeurteilungsfragebogen mit 24 Items, die auf einer 5-stufigen Likert-Skala (1 = „stimme gar nicht zu" bis 5 = „absolut wahr") erfasst werden. Der Fragebogen ist ab einem Alter von neun Jahren einsetzbar. Es gibt auch eine Version für die Eltern (Chang, Sharp & Ha, 2011). Beide Versionen des Instruments haben eine gute Reliabilität (Cronbachs Alpha .89 bzw. .91). Auch gibt es eine elf Item lange Kurzversion des BPFSC-11, welche eine zur Originalversion vergleichbare Validität aufweist (Sharp, Steinberg, Temple & Newlin, 2014). Inzwischen gibt es eine deutsche Version der gekürzten Skala (Goth, Schrobildgen, Birkhölzer, Schlüter-Müller & Schmeck, 2018).

Die Borderline Symptom Liste (BSL; Bohus et al., 2001, 2009) erfragt mithilfe von 95 Items auf einer 5-stufigen Likert-Skala (0 = „überhaupt nicht", 4 = „sehr stark") die Skalen Selbstwahrnehmung, Affektregulation, Autoaggression, Dysphorie, soziale Isolation, Intrusionen und Feindseligkeit. Die BSL kann durch Zusatzskalen ergänzt werden. Die interne Konsistenz liegt nach Cronbachs Alpha bei .97. Die Durchführungszeit beträgt 20 Minuten.

Der deutsche Borderline Personality Questionnaire (BPQ; Henze et al., 2013) ist ein reliables und valides Selbstbeurteilungsinstrument und umfasst 80 Items, die die neun Kriterien der BPS mit jeweils 7 bis 9 Items beschreiben. Er wird dichotomisiert beantwortet („trifft nicht zu" – „trifft zu"). In einer englischen Validierungsstudie bei Jugendlichen und jungen Erwachsenen schnitt der BPQ im Vergleich zu anderen Screeninginstrumenten hinsichtlich der Validität und Reliabilität am besten ab (Chanen et al., 2008a). Die deutsche Validierung (Henze et al., 2013) ergab ebenfalls zufriedenstellende Werte. Die Durchführungszeit liegt bei etwa 10 Minuten.

Der Screeningfragebogen der deutschen Version des SKID-II (Strukturiertes Klinisches Interview für DSM-IV, Achse II: Persönlichkeitsstörungen; Fydrich et al., 1997) wurde ebenfalls für das Jugendalter validiert (Chanen et al., 2008a) und in der Forschung sehr häufig angewendet. Inzwischen existiert die neue Version für das DSM-5, der SCID-5-PD (Beesdo-Baum et al., 2019). Die Durchführungszeit ist mit wenigen Minuten sehr kurz.

3.1.2 Strukturiertes Assessment der kategorialen BPS

Um die Diagnose einer BPS vergeben zu können, muss die Untersucherin unterscheiden, ob die berichteten Symptome Persönlichkeitstraits oder -states sind. Das erste sind die Person kennzeichnende Persönlichkeitseigenschaften, das zweite ist ein aktueller Zustand, der über verschiedene Situationen variiert (Kaess et al., 2014). Nur wenn es sich um Persönlichkeitstraits handelt, ist die Diagnose einer Persönlichkeitsstörung angebracht. Das Vorgehen bei der Diagnostik der BPS im Jugendalter folgt im Grunde dem Vorgehen für Erwachsene. Teilweise müssen die Kriterien aus dem Erwachsenalter in das Jugendalter übertragen werden, und einige der Formulierungen in den gängigen Diagnose-Interviews können nicht für alle Jugendlichen als adäquat betrachtet werden (vgl. Schmeck & Schlüter-Müller, 2009).

Auch sollte unterschieden werden, ob eine dimensionale oder eine kategoriale Diagnostik vorgenommen wird. Bei der kategorialen Diagnostik sollten die semistrukturierten Interviews zur Diagnosestellung nach DSM-5 oder ICD-10 genutzt werden, welche als der Goldstandard zur Diagnosestellung gelten. Auch Instrumente zur Erfassung der BPS-Kriterien nach der inzwischen revidierten DSM-IV können weiterhin genutzt werden, da die Kriterien der BPS zwischen der 4. und 5. Auflage des DSM unverändert geblieben sind. Bei den wichtigsten Instrumenten handelt es sich um die deutsche Version des SKID-II (Strukturiertes Klinisches Interview für DSM-IV, Achse II: Persönlichkeitsstörungen; Fydrich et al., 1997) oder die deutsche Version des neueren SCID-5-PD (Structured Clinical Interview for DSM-5 Personality Disorders; Beesdo-Baum et al., 2019) sowie die deutsche Version des IPDE (International Personality Disorder Examination, ICD-10; Loranger & Mombour, 1996). Diese Interviews werden mit den Jugendlichen allein durchgeführt, es sind jedoch keine jugendspezifischen Interviews. Unseres Wissens gibt es bislang kein deutschsprachiges, jugendspezifisches Interview zur Diagnosestellung der BPS nach ICD-10 oder DSM-5. International wurde bereits vor einigen Jahren das CI-BPD (Childhood Interview for Borderline Personality Disorder; Zanarini, 2003) entwickelt. Dieses Interview wurde bis heute in der internationalen Forschung hinreichend getestet und ist sehr gut für den Einsatz in jüngeren Populationen (sogar bei Kindern) geeignet. Eine deutsche Version wurde in Heidelberg inzwischen zu Forschungszwecken erstellt und eingesetzt (Fleck et al., 2021), die Möglichkeit des klinischen Einsatzes und der Dissemination wird derzeit geprüft. Daher muss derzeit im deutschsprachigen Raum noch auf die unten beschriebenen Instrumente aus dem Erwachsenenbereich zurückgegriffen werden.

Das SKID-II ist ein zweistufiges Verfahren, bei dem die Patientinnen zunächst einen 117 Item langen Fragebogen ausfüllen sollen, von denen 14 Items Kernsymptome der BPS abfragen. In einem zweiten Schritt wird dann das semistrukturierte Interview durchgeführt, wobei aus zeitökonomischen Gründen nur noch die im Fragebogen positiv beantworteten Fragen gestellt werden. Die Gesamtdurchführungszeit für das SKID-II liegt bei mindestens 45 Minuten. Führt man nur den Borderline-Teil des Interviews durch, können routinierte Kliniker diesen innerhalb von ca. 15 Minuten abfragen.

Das IPDE beginnt zunächst mit einem freien Teil, in dem die Lebensgeschichte der Patienten erfragt wird. Danach folgen Fragen zum Verhalten und zu anderen Bereichen. Die Gesamtdurchführungszeit für das IPDE liegt bei mindestens 90 Minuten und kann in Einzelfällen auch bis zu vier Stunden dauern. Erhebt man nur die Borderline-spezifischen Fragen, verkürzt sich die Dauer des Interviews auf etwa 30 Minuten.

Zu den Informationen aus dem klinischen Interview und dem dabei entstandenen klinischen Eindruck sollten stets auch Informationen von Dritten (Bezugspersonen, Vorbehandler) miteinbezogen werden, um eine zuverlässige Diagnose stellen zu können. Vorbefunde und Informationen zur Lebensgeschichte sind ebenfalls grundlegende Informationen, die bei der Diagnosestellung nicht vernachlässigt werden sollten. Die Aufgabe der Klinikerin ist das Zusammenfügen zu einem Gesamtbild und einer passenden Diagnose. In der Anamnese sollte daher erfragt werden, ob die Entwicklung des Jugendlichen altersentsprechend war oder ob es vielleicht schon in der frühen Kindheit zu Problemen kam. Auch die Frage, wie viele Kontakte es bisher zum Gesundheits- und Helfersystem gab und wie viele verschiedene Diagnosen zu verschiedenen Zeitpunkten gestellt wurden, können wichtige Hinweise geben. Zusätzlich ist es hilfreich, das familiäre Zusammenleben sowie entsprechende Probleme im familiären Rahmen näher zu explorieren.

Neben dem SKID-II und dem IPDE gibt es zahlreiche weitere Interviews zur Erfassung und Diagnostik von Persönlichkeitsstörungen, deren Verbreitung und empirische Evaluation jedoch als geringer einzustufen ist. Ein psychoanalytisch basiertes Interview, das die Persönlichkeitsstruktur erfasst, ist beispielswiese das nicht strukturierte Personality Assessment Interview (PAI) in seiner modifizierten Version für Kinder und Jugendliche (Buchheim, Cierpka, Kächele & Jimenez, 1987; Kernberg, Weiner & Bardenstein, 2000). Das PAI erfragt Objekt- und Selbstrepräsentanz, Kognition, Affekte, die Fähigkeit zur Reflexion sowie die Empathiefähigkeit und erfasst dadurch verschiedene Persönlichkeitsdimensionen.

Auch der Borderline Personality Disorder Severity Index-IV ist ein Interview zur Erfassung der DSM-IV-Borderline-Symptome für Jugendliche und deren Eltern (BPD-SI-IV-ado/p; Schuppert, Nauta & Giesen-Bloo, 2007). Die Jugendlichenversion besteht aus 72 Items, die die neun DSM-IV-Kriterien repräsentieren und vom Interviewer jeweils auf einer 11-stufigen Likert-Skala bewertet werden. Es soll beurteilt werden, wie oft das Verhalten von 0 („nie“) bis 10 („täglich“) in den letzten drei Monaten vorkam. Die einzige Ausnahme bilden die Fragen zur Identität. Diese werden auf einer 5-stufigen Likert-Skala nach ihrer Intensität von 0 („kam nicht vor“) bis 4 („weiß nicht, wer sie/er ist“) eingestuft. Es wird ein Summenwert, der zwischen 0 und 90 liegt, gebildet. Die Durchführung der Jugendlichenversion dauert etwa eineinhalb Stunden. Die Elternversion besteht aus 52 Items, die für sechs der neun Borderline-Kriterien des DSM-IV stehen und nach dem gleichen Prinzip wie die Jugendlichenversion bewertet werden. Die Durchführung der Erwachsenenversion dauert eine Stunde (Schuppert et al., 2012). Es existiert eine deutsche Version des BPD SI-IV (Kröger et al., 2013).

3.1.3 Selbstverletzung und Suizidalität

Das Self-Injurious Thoughts and Behaviors Interview: German (SITBI-G; Fischer et al., 2014) existiert sowohl in einer Kurzform als auch in einer Langform und gilt als valides und reliables Instrument. Die Langform ist ein strukturiertes Interview, welches aus insgesamt 169 Items besteht, die thematisch in sechs Module zusammengefasst sind: Suizidgedanken, Suizidplanung, Suizidale Gesten, Suizidversuche, Gedanken an selbstverletzendes Verhalten und Selbstverletzendes Verhalten. Die Beantwortung der Interviewfragen erfolgt anhand einer vierstufigen Skala (0 = „kaum/gering" bis 4 = „sehr viel/schwerwiegend"). Jedes der insgesamt sechs Module wird durch eine Screeningfrage eingeleitet, die das Vorliegen der jeweiligen Gedanken bzw. des jeweiligen Verhaltens abfragt. Die Durchführung des gesamten Interviews dauert zwischen 5 und 30 Minuten.

Die deutsche Fassung des Self-Harm Behavior Questionnaire (SHBQ; Fliege et al., 2006) erfasst 65 Fragen zu selbstverletzendem Verhalten, Suizidgedanken, suizidalen Gesten und Suizidversuchen, die dichotomisiert beantwortet werden. Der SHBQ konnte als reliables und valides Instrument nachgewiesen werden (Fliege et al., 2006; Gutierrez, Osman, Barrios & Kopper, 2001; Muehlenkamp, Cowles & Gutierrez, 2010). Die Durchführungsdauer beträgt etwa 20 Minuten.

Das Modifizierte Ottawa/Ulm Selbstverletzungs-Inventar (MOUSI; Fegert & Plener, 2005) ist ein Selbstbeurteilungsfragebogen zur Erfassung der Häufigkeit, des Alters zu Beginn der Selbstverletzung, zu den Ursachen, Methoden, Funktionen, Konsequenzen und der Therapie des selbstverletzenden Verhaltens sowie den Gedanken an derartige Verhaltensweisen. Dieses Instrument kann im Jugendbereich gut eingesetzt werden.

Das Functional Assessment of Self-Mutilation (FASM; Nock & Prinstein, 2004, 2005) ist ebenfalls ein Selbstbeurteilungsverfahren zur Erfassung selbstverletzenden Verhaltens mithilfe von 42 Items (Nitkowski & Petermann, 2009). Es erfragt die verschiedenen Funktionen und die Frequenz des selbstverletzenden Verhaltens sowie Gedanken zu Todeswünschen, Suizidgedanken, Suizidplänen und Suizidversuchen. Das FASM konnte als reliables und valides Instrument belegt werden (Nock & Prinstein, 2004, 2005). Die Durchführungszeit beträgt etwa 5 Minuten.

3.1.4 Impulsivität

Die Barrett Impulsiveness Scale (BIS-II; Preuss et al., 2003, 2008) erfasst mithilfe von 30 Items sieben Faktoren der Impulsivität. Es gilt als valides Instrument (Cronbachs Alpha .83 bei klinischen Stichproben).

Die Impulsivitätsskala (IS-27; Kröger, Holdstein, Lombe, Schweiger & Kosfelder, 2007) ist ein reliables (.92) und valides Instrument zur Erfassung von Impulsivität bei Personen mit einer BPS und erfasst diese mit insgesamt 27 Items, die auf einer 5-stufigen

Skala („gar nicht“ bis „mehrmals täglich“) eingeschätzt werden sollen. Die Durchführungsdauer liegt bei etwa 15 Minuten.

3.1.5 Emotionsregulation

Der Fragebogen zur Erhebung der Emotionsregulation bei Kindern und Jugendlichen (FEEL-KJ; Grob & Smolenski, 2005) erfasst Emotionsregulationsstrategien für die Emotionen Angst, Trauer und Wut. Es werden sowohl adaptive Strategien (Problemorientiertes Handeln, Zerstreuung, Stimmung anheben, Akzeptieren, Vergessen, Umbewerten und Kognitives Problemlösen) als auch maladaptive Strategien (Aufgeben, Aggressives Verhalten, Rückzug, Selbstabwertung und Perseveration) erfasst. Die Bearbeitungsdauer ist altersabhängig und beträgt zwischen 10 und 30 Minuten.

Die Difficulties in Emotion Regulation Scale (DERS; Gratz & Roemer, 2004) ist ein reliabler (.86) Selbstratingfragebogen mit 36 Items, welcher die emotionale Dysregulation misst. Das Antwortformat ist eine 5-stufige Likert-Skala (1 = „fast nie“ bis 4 = „fast immer“).

3.1.6 Dissoziatives Erleben

Das Heidelberger Dissoziations-Inventar (HDI; Armstrong, Putnam, Carlson, Libero & Smith, 1997; Brunner, Resch, Parzer & Koch, 1999), welches sowohl in einer Erwachsenen- als auch in einer Jugendlichenform vorliegt, ist die deutsche Version der Dissociative Experiences Scale-II (DES-II; Carlson & Putnam, 1993) und der Adolescent Dissociative Experiences Scale (A-DES; Armstrong et al., 1997). Es besteht aus einem Selbsteinschätzungsfragebogen und einem strukturierten klinischen Interview, mit dessen Hilfe es die dissoziative Symptomatik sowohl dimensional als auch kategorial erfasst. In der Version für Jugendliche (SDE-J) umfasst der Fragebogen 30 Items, die das dissoziative Erleben im Alltag erfragen und auf einer 11-stufigen Skala (0 = „nie“, 10 = „immer“) beantwortet werden. Der SDE-J gliedert sich in vier Subskalen: Dissoziative Amnesien, Absorption und imaginative Involviertheit, passive Beeinflussung sowie Depersonalisation/Derealisation. Es kann ein Rohwert gebildet werden, welcher in einer Normtabelle in einen T-Wert umwandelbar ist. Die insgesamt 77 Fragen des Interviews erfassen zehn dissoziative Störungsbereiche: (1) Dissoziative Amnesie, (2) Dissoziative Fuge, (3) Dissoziativen Stupor, (4) Trance- und Besessenheitszustände, (5) Dissoziative Bewegungsstörungen, (6) Dissoziative Krampfanfälle, (7) Dissoziative Sensibilitäts- und Empfindungsstörungen, (8) Ganser-Syndrom, (9) Dissoziative Identitätsstörung sowie (10) Depersonalisations- und Derealisationsstörungen. Das Interview ermöglicht sowohl die Diagnosestellung als auch eine Einschätzung des Schweregrads. Der SDE-J gilt als reliables (.91) und aufgrund seiner Nähe zu den ICD-10- und DSM-IV-Kriterien als valides Instrument. Die Durchführungszeit für den Fragebogen beträgt etwa 15 Minuten, die für das klinische Interview etwa 45 bis 60 Minuten.

3.2 Verfahren zur Therapie

Die oben beschriebenen Leitlinien zur Therapie der BPS im Jugendalter beziehen sich hinsichtlich der psychotherapeutischen Vorgehensweisen und Empfehlungen in weiten Teilen auf die Dialektisch-Behaviorale Therapie von Jugendlichen (DBT-A). Es existieren aber inzwischen eine ganze Reihe weiterer störungsspezifischer Ansätze, die für die psychotherapeutische Behandlung der BPS im Jugendalter geeignet und für den deutschsprachigen Raum beschrieben sind. Wenngleich inzwischen ein gewisser internationaler Konsens erreicht wurde, dass all diese Verfahren auch wesentliche Merkmale, die für die Behandlung einer BPS von zentraler Bedeutung sind, gemeinsam haben, so möchten wir Ihnen einige weitere Formen der störungsspezifischen Therapie der BPS im Jugendalter nachfolgend kurz vorstellen. Eine Detailbeschreibung dieser Verfahren finden Sie im Buch „Borderline-Persönlichkeitsstörungen im Jugendalter – Früherkennung und Frühintervention“ (Kaess & Brunner, 2016). Bei weiterem Interesse an diesen Verfahren sei auf die jeweiligen deutschsprachigen Manuale sowie Trainings zu diesen Therapieansätzen verwiesen, die über die jeweiligen Autoren erfragbar sind.

3.2.1 Mentalisierungsbasierte Therapie für Jugendliche (MBT-A)

Neben der DBT stellt die sogenannte Mentalisierungsbasierte Therapie (MBT) nach Bateman und Fonagy (2004) derzeit die am weitesten verbreitete störungsspezifische Form der Psychotherapie für Menschen mit BPS dar. Die MBT und auch ihre adaptierte Jugendversion, die MBT-A (Mentalisation-Based Therapy for Adolescents), verfügen über hinreichende Wirksamkeitsnachweise (vgl. Kapitel 1.7). Ausgehend von psychoanalytischen und bindungstheoretischen Grundannahmen wird der zentrale Fokus in der MBT-A auf die Mentalisierung gelegt, also auf die „Fähigkeit, das eigene Verhalten und das Verhalten anderer Menschen durch Zuschreibung mentaler Zustände zu verstehen“ (Schmeck & Schlüter-Müller, 2009, S. 90). Nach Bateman und Fonagy ist diese Fähigkeit bei jüngeren Kindern und auch insbesondere bei Patienten mit BPS nicht vollständig ausgebildet (Bateman & Fonagy, 2004). Der Fokus der Behandlung richtet sich auf gegenwärtige Prozesse, die vom Therapeuten im Sinne von Übertragung und Gegenübertragung ähnlich der übertragungsfokussierten Therapie analysiert werden. Die Therapie kann als Einzel- oder Gruppentherapie konzipiert sein und lässt sich gut mit anderen Behandlungskonzepten kombinieren. Die MBT-A besteht sowohl aus Einzel- als auch Familiensitzungen, die Therapiedauer ist auf ca. ein Jahr angelegt (Taubner, Volkert, Gablonski & Rossouw, 2017).

3.2.2 Adolescent Identity Treatment (AIT)

Ein weiterer psychodynamischer Ansatz zur Behandlung der BPS ist die übertragungsfokussierte psychodynamische Therapie (Transference Focused Psychotherapy; TFP;

Clarkin, Yeomans & Kernberg, 1999), in der Modifikation für Jugendliche als Adolescent Identity Treatment (AIT; Foelsch et al., 2014). Das Verfahren der TFP beruht auf den Grundlagen der psychoanalytischen Objektbeziehungstheorie und konzentriert sich auf die Analyse von Übertragungs- und Gegenübertragungsprozessen bei Borderline-Patienten. Es wird hierbei davon ausgegangen, dass „aktuelle Symptome des Patienten als unbewusste Wiederholungen von pathologischen internalisierten Objektbeziehungen der Vergangenheit zu verstehen sind“ (Schmeck & Schlüter-Müller, 2009, S. 82; Clarkin et al., 1999), die sich in der Gegenwart in Form von pathologischen Verhaltensweisen manifestieren.

Die aus der TFP abgeleitete Jugendversion AIT legt einen besonderen Fokus auf den Aspekt der Identitätsstörung bei Jugendlichen mit BPS. Zu den Behandlungstechniken gehören die Klärung, Konfrontation und Deutung, wobei letztlich die Integration des Selbstkonzeptes, der dissoziierten, abgespaltenen Affekte sowie eine Verbesserung der Empathiefähigkeit für sich und andere angestrebt werden sollen (Schlüter-Müller & Schmeck, 2016). Zentraler Unterschied zur TFP ist die in der Behandlung von Jugendlichen im Gegensatz zu Erwachsenen besonders bedeutsame Einbeziehung der Eltern, Schule, Peergroups etc. Im Gegensatz zu klassischen psychoanalytischen Behandlungen weist das psychodynamische Verfahren AIT Besonderheiten auf wie Therapievereinbarungen, Bedeutung der Affekte im „Hier und Jetzt“, die bevorzugte Anwendung der Technik der Klärung (und weniger der Deutung) und die Kombination mit behavioralen, psychoedukativen und pädagogischen Elementen sowie eine intensive Elternarbeit (Schlüter-Müller & Schmeck, 2016). Die AIT besteht aus Einzelsitzungen (kombiniert mit Familiensitzungen) über etwa ein Jahr. Die Wirksamkeit der AIT konnte kürzlich in einer Studie im Sinne einer „Nicht-Unterlegenheit“ gegenüber der DBT-A belegt werden (Schmeck et al., im Druck).

3.2.3 Schematherapie für Kinder und Jugendliche

Young, Klosko und Weishaar entwickelten auf der Grundlage der kognitiven Verhaltenstherapie für Persönlichkeitsstörungen nach Beck in Kombination mit emotionsfokussierten und psychodynamischen Elementen die Schemafokussierte Therapie (SFT; Young et al., 2005). Es wird davon ausgegangen, dass während der Persönlichkeitsentwicklung bestimmte Überzeugungen, Denkinhalte, Gefühle, Körperempfindungen und Erinnerungen innerhalb verschiedener Schemata subsumiert werden. Treten in der kindlichen Entwicklung schwerwiegende, negative Lebensbedingungen (z. B. Traumatisierung oder Vernachlässigung) auf, entstehen nach Young et al. „frühe maladaptive Schemata“, wie z. B. Unzulänglichkeit/Scham, Misstrauen/Missbrauch, Erfolglosigkeit/Versagen. Diese Schemata haben wiederum großen Einfluss auf die eigene Person (intrapersonell) sowie deren Interaktion mit anderen Menschen (interpersonell). Ziel der SFT ist, diese negativen Selbstüberzeugungen zu identifizieren und zu korrigieren. Die Therapie ist ursprünglich für das ambulante Setting konzipiert, wird aber inzwischen auch im stationären Rahmen umgesetzt. Die Struktur der SFT unterteilt sich in die Stufen Bindung, emotionale Regulation, Veränderung der Schemamodi und

Autonomieentwicklung. Für die Anwendung bei Erwachsenen liegen störungsspezifische Manuale zur SFT sowie Wirksamkeitsnachweise vor (Giesen-Bloo et al., 2006). Die SFT im Jugendalter wurde bisher nicht störungsspezifisch für die Behandlung der BPS evaluiert.

4 Materialien

Übersicht	
M01	Behandlungsvertrag für die stationäre DBT-A-Behandlung
M02	Behandlungsvertrag für die ambulante DBT-A-Behandlung
M03	Verhaltensanalyse
M04	Gefühlsprotokoll – Kurzform
M05	Diary-Card/Wochenprotokoll
M06	Biopsychosoziales Modell
M07	Eine Mitgefühlsübung (… genau wie ich)
M08	Gefühlsprotokoll zu einer zwischenmenschlichen Situation
M09	Doppelte Kettenanalyse: Beispiel für das Vorgehen anhand der Spaltentechnik

M01 Behandlungsvertrag für die stationäre DBT-A-Behandlung[3]

Wir gehen davon aus, dass du auf unsere Station kommst, um bestimmte Verhaltensweisen, die mit deiner Problematik in Zusammenhang stehen, zu ändern. Um eine wirksame Therapie durchführen zu können, ist es nötig, folgende Vereinbarungen zu treffen.

Ich sichere zu,

1. während meiner Behandlungszeit keinen Suizidversuch zu unternehmen und auch Verhaltensweisen, die in nicht suizidaler Absicht erfolgen, aber mein Leben gefährden, zu unterlassen. Ich werde mich melden, wenn ich, um diese Zusage einzuhalten, mehr Unterstützung benötige.
2. auf jede Form von Gewalt (gegen andere Personen oder gegen Gegenstände) zu verzichten.
3. mit Mitpatientinnen und Mitpatienten keine Gespräche über suizidale Handlungen, Absichten oder selbstverletzendes Verhalten zu führen und mich sofort an das therapeutische Team zu wenden, wenn ich von solchen Gedanken oder Handlungen anderer erfahre.
4. während der stationären Behandlung keinen Alkohol, keine Drogen und keine nicht verschriebenen Medikamente zu konsumieren oder in die Klinik mitzubringen.
5. Gegenstände an Mitarbeiterinnen oder Mitarbeiter abzugeben, mit denen ich mich selbst verletze oder die für mich oder andere gefährlich werden könnten.
6. mit Mitpatientinnen und Mitpatienten keine Gespräche über traumatische oder andere belastende Erlebnisse zu führen.
7. abwertende Äußerungen anderen Personen gegenüber zu unterlassen.
8. mich an die Ausgangsregelungen zu halten und nicht unerlaubt die Klinik zu verlassen.
9. keine sexuelle Beziehung zu Mitpatientinnen oder Mitpatienten einzugehen.
10. jedes Verhalten, das meine eigene oder die Therapie anderer gefährdet, zu unterlassen.

Mir ist bekannt, dass

1. auf die Ausübung von Gewalt eine sofortige Therapiepause oder ein Therapieabbruch erfolgt.
2. ein unauffälliger Drogentest bei Aufnahme Voraussetzung für die Behandlung ist.
3. auf den Konsum von Alkohol, Drogen oder nicht verschriebenen Medikamenten eine dreitägige Ausgangssperre folgt. Bei mehrfachem Konsum erfolgt eine Therapiepause.
4. wiederholtes Nicht-Einhalten der anderen Regeln ebenfalls zur Therapiepause oder zum Therapieabbruch führen kann.
5. eine Suizidankündigung ohne Absprachefähigkeit zur Verlegung auf die Notaufnahmestation führt. Bei Distanzierung von Suizidalität ist ein Wiedereinstieg in das Behandlungsprogramm möglich.
6. ein Suizidversuch zur Verlegung auf die Notaufnahmestation und zu einem Therapieabbruch führt.

3 In Anlehnung an den Vertrag zum Skillstraining aus von Auer und Bohus (2017, S. 56 f.).

Ich will mein selbstschädigendes Verhalten und anderes Verhalten, welches die Behandlung erforderlich macht, reduzieren bzw. beenden.

Um diese Ziele zu erreichen, werde ich mein Bestes geben und verpflichte mich, die Angebote der DBT-A regelmäßig und aktiv wahrzunehmen.

Die *allgemeinen Stationsregeln* habe ich gelesen und verpflichte mich, diese einzuhalten.

Als therapeutisches und pädagogisches Team verpflichten wir uns,

1. unser Bestes zu geben, dich in deiner Therapie zu unterstützen.
2. mit unseren persönlichen Grenzen offen umzugehen, um deine Therapie nicht zu gefährden.

____

Ort und Datum

____________________	____________________	____________________
Therapeutin/Therapeut	Bezugsperson der Station	Patientin/Patient

Ich habe den Behandlungsvertrag meiner Tochter/meines Sohnes zur Kenntnis genommen und verpflichte mich, sie/ihn in der Therapie bestmöglich zu unterstützen.

____

Eltern(teil)/private Bezugsperson

M02 Behandlungsvertrag für die ambulante DBT-A-Behandlung

Um eine wirksame Therapie durchführen zu können, ist es nötig, folgende Vereinbarungen zu treffen.

Ich sichere zu,

1. während meiner Behandlungszeit keinen Suizidversuch zu unternehmen und auch Verhaltensweisen, die in nicht suizidaler Absicht erfolgen, aber mein Leben gefährden, zu unterlassen. Ich werde mich telefonisch melden, wenn ich, um diese Zusage einzuhalten, mehr Unterstützung benötige. Ist meine Therapeutin bzw. mein Therapeut telefonisch nicht erreichbar, so sorge ich dafür, in der für mich zuständigen Klinik aufgenommen zu werden, falls ich nicht sicher bin, ob ich meine Zusage halten kann.
2. während der Behandlung keine nicht verschriebenen Medikamente zu konsumieren.
3. Verhalten, das meine Therapie gefährdet, zu unterlassen.

Mir ist bekannt, dass

- ein Suizidversuch oder andere lebensgefährliche Verhaltensweisen zu einer Therapiepause führen.

Ich will mein selbstschädigendes Verhalten und anderes Verhalten, welches die Behandlung erforderlich macht, reduzieren bzw. beenden.

Um diese Ziele zu erreichen, werde ich mein Bestes geben und verpflichte mich, die Angebote der Therapie regelmäßig und aktiv wahrzunehmen.

Als Therapeutin/Therapeut verpflichte ich mich,

1. mein Bestes zu geben, dich in deiner Therapie zu unterstützen.
2. mit meinen persönlichen Grenzen offen umzugehen, um deine Therapie nicht zu gefährden.

____

Ort und Datum

____________________	____________________	____________________
Therapeutin/Therapeut	Eltern(teil)/Bezugsperson	Patientin/Patient

M03 Verhaltensanalyse[4]

1. Problemverhalten

Beschreibe bitte dein Problemverhalten im Detail. Was genau hast du getan? Wo warst du da? Wer außer dir war beteiligt? Was geschah mit Gegenständen, die du zur Tat verwendet hast? Beschreibe dein Problemverhalten so genau, dass eine Schauspielerin in einem Theaterstück oder Film es nachspielen könnte.

2. Vorausgehende Bedingungen

Welches Ereignis ging dem Beginn des Problemverhaltens voraus? Was hast du getan, gedacht, gefühlt oder dir vorgestellt, bevor das Problemverhalten begann? Welche Körperempfindungen hast du wahrgenommen? Wann begann das Problemverhalten? Was von dem Vorhergegangenen war deiner Meinung nach am wichtigsten?

3. Anfälligkeitsfaktoren

Welche Faktoren machten dich anfällig für das Problemverhalten? Berücksichtige folgende Aspekte: Gestörtes Essen oder Schlafen, Verletzungen, körperliche Erkrankung, Gebrauch von Alkohol oder Drogen, Missbrauch von Medikamenten, stressreiche Ereignisse in deiner Umgebung, intensive Gefühle, eigenes vorausgehendes Verhalten, das du belastend fandest.

4. Konsequenzen

Finde heraus, welche Folgen dein Problemverhalten hatte. Dies umfasst deine eigenen Gefühle, Gedanken, Körperempfindungen und dein Verhalten. Wie war dies direkt nach dem Problemverhalten und wie später? Wie haben andere Personen unmittelbar und mit Verzögerung reagiert? Welche Wirkung hatte dein Verhalten auf deine Umgebung? Welche Folgen hatte dein Verhalten für dich selbst und für andere Personen?

5. Lösungsanalyse

Gehe noch einmal deine Verhaltensanalyse durch. Finde Punkte, an denen du dein Problemverhalten möglicherweise hättest umgehen können. Welche Skills könntest du nächstes Mal nutzen? Was hat dieses Mal verhindert, dass du diese Skills genutzt hast? Welche Folgen von deinem Problemverhalten würden dir helfen, das Verhalten zukünftig unter Kontrolle zu bringen?

6. Präventionsstrategien

Wie hättest du deine Anfälligkeit für das Problemverhalten verringern können? Was könntest du in Zukunft tun, um deine Anfälligkeit zu verringern?

7. Wiedergutmachung

Falls du andere Menschen mit deinem Verhalten belastet hast: Wie kannst du das wieder gut machen oder dich entschuldigen?

4 in Anlehnung an Fleischhaker, Sixt und Schulz (2010, S. 31f.)

M04 Gefühlsprotokoll – Kurzform [5]

1. Aktuelle Anspannung und Stärke des Gefühls einschätzen

Aktuelle Anspannung (0–100 %): ___________

→ wenn > 70 %, dann STOPP! Und Stresstoleranzskills anwenden.

Stärke des Gefühls (0–100 %): ___________

2. Welches Ereignis ist dem Gefühl vorausgegangen?

Was ist genau passiert? ___________

____

____

3. Das Gefühl kommt nicht allein!

Wenn du ein bestimmtes Gefühl hast, dann spielen deine Wahrnehmung, die Gedanken, die Körperreaktionen und der Handlungsimpuls alle zusammen eine wichtige Rolle. Wie ist das bei dir in dieser Situation?

Wahrnehmung: Auf was achtest du am meisten?

____

Gedanken: Welche Erinnerungen, Gedanken und Bewertungen gehen dir durch den Kopf?

____

____

Körperreaktion: (a) Wie sind deine Körperhaltung, dein Gesichtsausdruck, deine Gesten? (b) Welche körperlichen Veränderungen bemerkst du (Atmung, Herz usw.)?

____

____

Handlungsdrang: (a) Was würdest du am liebsten tun? (b) Was würdest du gerne sagen?

____

____

Ich habe folgendes Gefühl: ___________

---

5 aus von Auer und Bohus (2017, S. 148). Der Abdruck erfolgt mit Genehmigung von Schattauer © J.G. Cotta'sche Buchhandlung Nachfolger GmbH, Stuttgart.

M05 Diary-Card/Wochenprotokoll[6]

Name: ____________ Woche vom ____________ bis ____________ Medikamente: ____________

	Montag	Dienstag	Mittwoch	Donnerstag	Freitag	Samstag	Sonntag
Angenehme Ereignisse (Was ist passiert?)							
Unangenehme Ereignisse (Was ist passiert?)							

Angenehmstes Ereignis der Woche: ____________ **Unangenehmstes Ereignis der Woche:** ____________

		Mo	Die	Mi	Do	Fr	Sa	So
	Not/Elend (0=„gar nicht“ – 5=„sehr hoch“)							
	Selbstmitgefühl (0=„gar nicht“ – 5=„sehr hoch“)							
	Suizidgedanken (0=„keine“ – 5=„außer Kontrolle“)							
	Erholsamkeit des Schlafens (0=„gar nicht“ – 5=„ausgezeichnet“)							
	Dissoziative Symptome (0=„keine“ – 5=„sehr stark“)							
	Vertrauen in die Therapie (0=„gar nicht“ – 5=„sehr stark“)							
Neue Wege I: ____________	**Dran gedacht?** („ja“ oder „nein“)							
	Ausprobiert? (0=„gar nicht“ – 5=„häufig“)							
Neue Wege II: ____________	**Dran gedacht?** („ja“ oder „nein“)							
	Ausprobiert? (0=„gar nicht“ – 5=„häufig“)							
	Skills angewendet? (0=„gar nicht“ – 5=„häufig“)							
	Sport gemacht? (0=„gar nicht“ – 5=„intensiv“ – 6=„zu viel“)							
	Angenehme Aktivitäten aufgesucht? (0=„gar nicht“ – 5=„viele“)							
	Therapie-Aufgaben erledigt? („ja“ oder „nein“)							
Problemverhalten I: ____________	**Drang?** (0=„gar kein“ – 5=„sehr stark“)							
	Handlung? („ja“ oder „nein“)							
Problemverhalten II: ____________	**Drang?** (0=„gar kein“ – 5=„sehr stark“)							
	Handlung? („ja“ oder „nein“)							
Problemverhalten II: ____________	**Drang?** (0=„gar kein“ – 5=„sehr stark“)							
	Handlung? („ja“ oder „nein“)							

6 aus Bohus (2019, S. 120)

M06 Biopsychosoziales Modell[7]

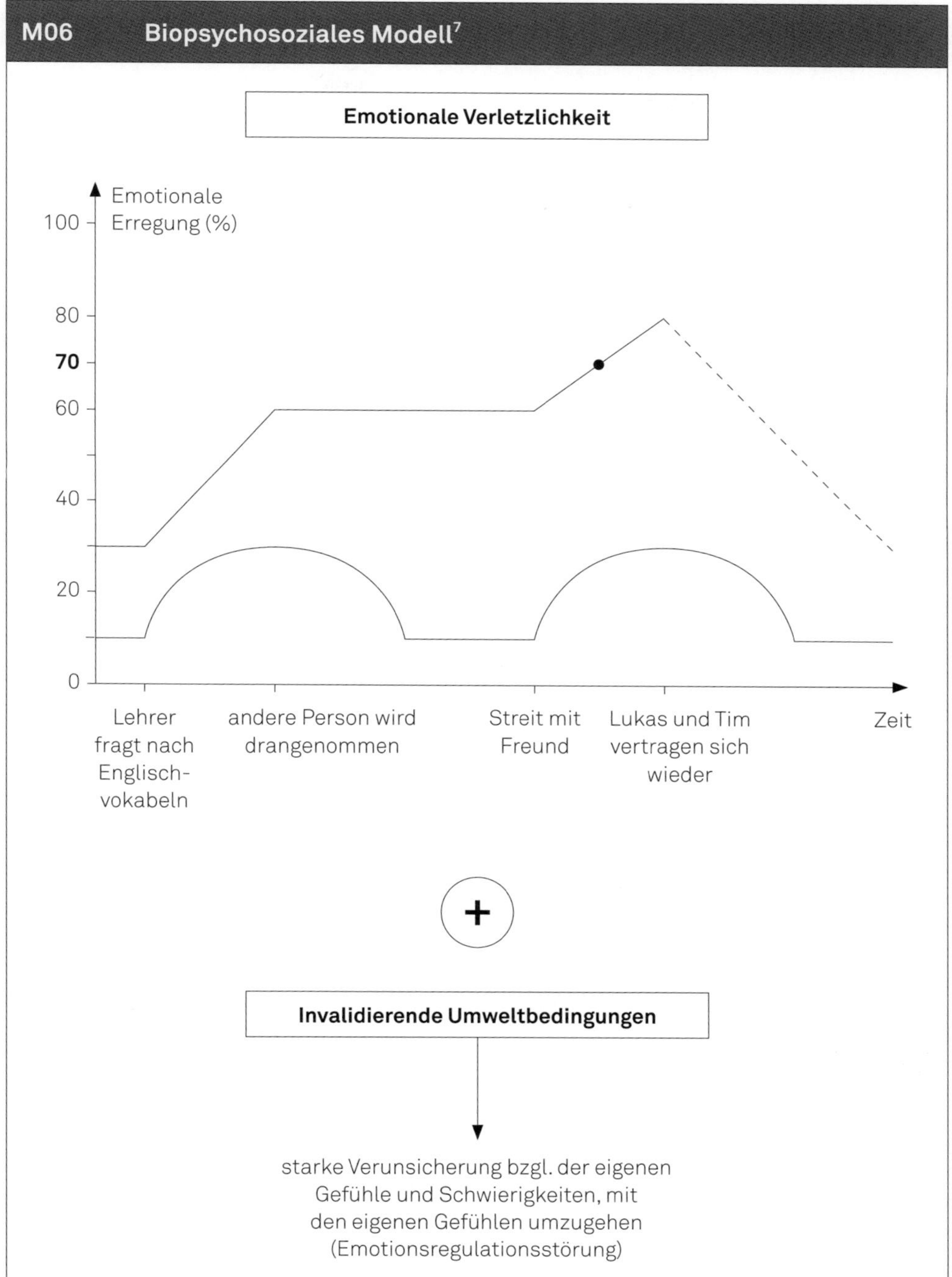

7 aus von Auer und Bohus (2017, S. 39). Der Abdruck erfolgt mit Genehmigung von Schattauer © J.G. Cotta'sche Buchhandlung Nachfolger GmbH, Stuttgart.

M07 Eine Mitgefühlsübung (… genau wie ich)[8]

Bitten Sie die Teilnehmerinnen und Teilnehmer, sich umzusehen und sich eine Person aus der Gruppe auszusuchen, ohne dass sie dies jemandem mitteilen – und diese Person wird es auch nie erfahren.

Beginnen Sie dann die Übung:
- Nehmt ein paar ruhige Atemzüge, um in diesem Moment anzukommen.
- Bringt dann das Bild der Person vor euer geistiges Auge.
- Und nun macht euch einige Dinge über diese Person klar:
  - Diese Person ist ein menschliches Wesen – genau wie ich.
  - Diese Person hat einen Körper und einen Geist – genau wie ich.
  - Diese Person hat Gefühle und Gedanken – genau wie ich.
  - Diese Person war in ihrem Leben schon einmal traurig, enttäuscht, wütend, verletzt oder verwirrt – genau wie ich.
  - Diese Person möchte glücklich und gesund sein – genau wie ich.
  - Diese Person möchte sicher sein und geliebt werden – genau wie ich.
- Sendet dieser Person nun ein paar gute Wünsche:
  - Ich wünsche dieser Person, dass sie genug Stärke, Ressourcen und Unterstützung hat, um durch schwierige Zeiten in ihrem Leben zu kommen.
  - Ich wünsche dieser Person, dass sie von Leid und Schmerz frei sein möge.
  - Ich wünsche dieser Person, dass sie ausgeglichen und gelassen sein kann.
  - Ich wünsche dieser Person, dass sie glücklich ist, denn sie ist ein ganz normales menschliches Wesen – genau wie ich.
- Nehmt noch einige tiefe Atemzüge und nehmt wahr, wie ihr euch jetzt fühlt.
- Öffnet sanft die Augen.

Mögliche Fragen für die Jugendlichen bzw. Teammitglieder:
- Wie ist es, zu bemerken, dass andere hier im Raum ähnlich fühlen wie ich? (gemeinsames Menschsein, jeder kämpft)
- Wie wäre es, diese Übung täglich zu machen (in deiner Klasse bzw. in deinem Team) – jeden Tag mit einer anderen Person?
- Würde das Dinge verändern? Wie?

8 in Anlehnung an Bluth (2017, S. 77ff.)

M08 Gefühlsprotokoll zu einer zwischenmenschlichen Situation[9]

Bitte schreiben Sie in dieser Woche ein Ereignis mit Ihrem Kind, Ihrer Partnerin oder Ihrem Partner auf, das Ärger bei Ihnen ausgelöst hat:

___

___

___

Wie stark war Ihr Ärger (auf einer Skala von 0 bis 100 Prozent)?

___

Wie hat Ihr Ärger die Situation beeinflusst?

___

___

Was haben Sie genau gedacht? Welche Bewertungen hatten Sie zur Situation und zur anderen Person?

___

___

Wenn Sie versuchen, sich von Ihren Bewertungen zu lösen oder freundlichere Bewertungen zu finden, auf welche Gefühle stoßen Sie dann? Was war vermutlich Ihr primäres Gefühl?

___

___

Betrachten Sie Ihr primäres Gefühl genau. Nehmen Sie wahr, was passiert, wenn Sie sich auf Ihr primäres Gefühl konzentrieren. Wie ist Ihre Körperreaktion, was sind Ihre Gedanken, welchen Handlungsimpuls haben Sie?

___

___

___

Ist Ihr primäres Gefühl für Sie nachvollziehbar? Warum ist Ihr primäres Gefühl nachvollziehbar? Würden sich andere Menschen in dieser Situation genauso oder ähnlich fühlen?

___

___

9 aus Trasselli, von Auer und Gunia: DBT-Familienskills.

M09 Doppelte Kettenanalyse: Beispiel für das Vorgehen anhand der Spaltentechnik [10]

Konfliktsituation: Die Geburtstagsfeier des Vaters, der 50 Jahre alt wurde, ist gerade vorbei. Der Sohn (Paul) hatte versprochen, zu kommen. Er kam aber nicht, weil er sich um einen Freund gekümmert hat, dessen Freundin die Beziehung beendet hatte. Der Freund ist psychisch belastet und leidet immer wieder unter Suizidgedanken. Paul hatte Sorge, dass sein Freund sich etwas antun könnte. Der Vater ist schon im Bett. Die Mutter ist noch wach und räumt auf. Der Sohn will sich in die Wohnung schleichen, trifft dabei aber auf die Mutter, und es kommt zu einem Konflikt, in dem nicht deutlich wird, warum der Sohn zu spät gekommen ist. Später dröseln die beiden die Situation in der Therapie mithilfe des Therapeuten auf.

Person A: Paul *Verdeckte Kettenglieder*	 *Offene Kettenglieder*	**Person B: Mutter** *Verdeckte Kettenglieder*
Bevor die beiden aufeinandertreffen: Gedanken: Die sind bestimmt enttäuscht. Wie blöd von mir, dass ich nicht angerufen habe. Jetzt bekomme ich Ärger. Schuldgefühle, Angst, Anspannung		Bevor die beiden aufeinandertreffen: Gedanken: Hoffentlich ist ihm nichts passiert. Nie hält er sich an die Absprachen. Dem sind wir doch völlig egal. Angst um den Sohn, Wut, Enttäuschung, Anspannung
	Mutter sieht Sohn, als er an der Tür vorbeigeht. Sie sagt in ärgerlichem und aufgebrachtem Ton: „Ah, da ist der Herr ja. Wo willst du denn hin? Das ist ja typisch."	
Gedanke: „Das war ja klar. Jetzt bin ich mal wieder allein schuld. Die könnte ja auch mal fragen, was los war, bevor sie gleich schimpft." Verletzung, Wut, Anspannung steigt weiter		
	Paul sagt in gereiztem Ton und mit erhöhter Lautstärke: „Ach ja, typisch. Na klar. Ich bin immer an allem schuld. Lass mich doch in Ruhe!"	
		Gedanke: „Das ist ja unmöglich. Dem ist wirklich alles egal. Der hat ja gar keinen Respekt vor mir." Wut, Verletzung, Anspannung steigt
	...	

10 aus Trasselli, von Auer und Gunia: DBT-Familienskills. © 2022 Hogrefe Verlag, Göttingen

5 Fallbeispiel: Lena

Angaben zur spontan berichteten und erfragten Symptomatik

Die Kindsmutter (KM) der Jugendlichen berichtet, ihre Tochter verletze sich seit ungefähr zwei Jahren selbst, musste auch schon deswegen chirurgisch versorgt werden. Sie habe wenig Selbstbewusstsein und könne mit Stress schlecht umgehen. Lena selbst berichtet in Abwesenheit der Mutter, sich ein- bis viermal pro Woche mit Rasierklingen an Armen, Beinen oder Bauch zu verletzen und manchmal auch Nagellack auf die Wunden zu tun. Sie habe häufig Suizidgedanken, habe auch einmal Tabletten gesammelt, dann aber doch nicht genommen. Sie konsumiere am Wochenende Cannabis, in der Woche nur dann, wenn es ihr schlecht gehe. Sie leide unter starken Stimmungsschwankungen und habe oft ein Gefühl innerer Leere, zurzeit täglich. Sie habe außerdem Wutanfälle, könne sich dann gar nicht kontrollieren und schlage gegen Wände, mache Sachen kaputt und schreie. Manchmal habe sie das Gefühl, nicht sie selbst zu sein, mehrfach hätten andere gesagt, sie habe auf Ansprache nicht reagiert. Sie habe meist chaotische Beziehungen und starke Verlustängste. Sie könne sich selbst nicht einschätzen, Ziele verfolge sie nicht konsequent und ihre Art, sich zu sehen, hänge stark von ihrer Stimmung ab. Sie sei oft angespannt, schreckhaft, habe Schlafstörungen und Alpträume.

Lebensgeschichtliche Entwicklung der Jugendlichen

Die Jugendliche lebe als Einzelkind bei ihren Eltern. Die KM sei Erzieherin und ganztags erwerbstätig, der Kindsvater (KV) sei Beamter im öffentlichen Dienst, ebenfalls ganztags erwerbstätig. Die Meilensteine der Entwicklung habe Lena laut KM unauffällig durchlaufen, sie sei anderen ihres Alters eher voraus gewesen. Lena sei immer ein temperamentvolles Kind gewesen. Schon als Säugling sei sie schwer zu beruhigen gewesen. Sie habe immer einen starken Bewegungsdrang gehabt. Sie habe einen hohen Leistungsanspruch, dem sie oft nicht gerecht werden könne. Die KM selbst sei aufgrund von Depressionen in ambulanter psychotherapeutischer Behandlung gewesen. Die KM berichtet von massiven Konflikten zwischen dem KV und Lena, in denen der KV Lena entwerte und anschreie. Als weitere Belastung gibt Lena an, dass eine sehr gute Freundin mit 14 Jahren Suizid begangen habe. Sie habe versucht, ihrer Freundin zu helfen, sei jedoch überfordert gewesen und habe auch „einiges falsch gemacht“. Nach dem Tod der Freundin hätten andere Freundinnen sich von ihr distanziert und ihr vorgeworfen, der Freundin nicht ausreichend geholfen zu haben, sodass sie insgesamt sozial isoliert gewesen wäre.

Lena fühle sich auch heute von ihrem Vater nicht verstanden und es gäbe viel Streit.

Lena habe bereits eine Kurzzeittherapie durchgeführt, diese habe ihr jedoch nicht geholfen.

Psychischer Befund zum Zeitpunkt der Antragstellung

17-jähriges Mädchen in schlankem und gepflegtem Allgemeinzustand. Im Kontakt eher ängstlich, unsicher und beschämt. Sie wirkt angespannt, kann schlecht stillsitzen. In Abwesenheit der KM gibt sie offen und bereitwillig Antworten auf alle Fragen, hält jedoch wenig Blickkontakt und wirkt oft beschämt. Auffassungsgabe und intellektuelle Differenziertheit scheinen hoch zu sein. Die Stimmung wirkt eher gedrückt. Aufgrund der hohen Anspannung wirkt die Konzentrationsfähigkeit teilweise beeinträchtigt. Keine Hinweise auf Störungen der mnestischen Funktionen und des Ich-Erlebens. Kein Anhalt für eine produktive Symptomatik. Keine Hinweise auf akute Suizidalität. Latente Suizidalität und selbstverletzendes Verhalten vorhanden. Hinweise auf dissoziatives Erleben werden berichtet.

Somatischer Befund

Bis auf starke Narben durch schwere Selbstverletzungen keine somatischen Auffälligkeiten durch den Hausarzt diagnostiziert.

Verhaltensanalyse

Insgesamt zeigt die Jugendliche regelmäßig selbstverletzendes Verhalten (ein- bis viermal pro Woche) mit Rasierklingen. Teilweise sind die Verletzungen so tief, dass sie eigentlich chirurgisch versorgt werden müssten, die Jugendliche lässt die Wunden jedoch nicht versorgen.

Typische Kognitionen sind Selbstabwertungen. Die Jugendliche empfindet sich als schlecht, schuldig, falsch und denkt, sie hätte Bestrafung verdient. Emotionen sind Schuld und Scham, Enttäuschung, Verzweiflung, Trauer und Hass gegen sich selbst. Auf der physiologischen Ebene erlebt die Jugendliche eine hohe innere Anspannung, die dazu führt, dass sie ab einem gewissen Zeitpunkt auf allen Ebenen dysreguliert ist und nicht mehr klar denken und handeln kann. Die Selbstverletzung führt dann zu einem sofortigen Spannungsabbau und kurzfristig zur Reduktion der aversiven Gefühle und Gedanken. Später fühlt sie sich jedoch erneut schuldig und als Versagerin, was den Teufelskreis verstärkt.

Analyse einer spezifischen Situation

Situation: Es findet eine Klassenfahrt statt. Lena hatte sich entschieden, nicht mitzufahren. Heute erfährt sie, dass eine andere Schülerin für sie mitfährt.

- *Kognitionen:* „Das war eine dumme Entscheidung. Du hast gar keine Gründe, nicht mitzufahren. Anderen geht es schlechter als dir. Immer machst du alles falsch."

- *Emotionen:* Trauer, Wut gegen sich selbst.
- *Physiologisch:* Die Anspannung steigt.
- *Verhalten:* Lena geht nach Hause, zieht sich in ihr Zimmer zurück, grübelt.

Organismusvariable: Grundannahmen: „Ich bin nichts wert. Ich bin verkehrt. Ich habe verdient, schlecht behandelt zu werden." Zusätzlich: emotionale Verwundbarkeit mit Neigung, bei kleinen Auslösern in hohe Anspannung zu geraten. Geringes Selbstwirksamkeitserleben.

Reaktion:
- *Kognition:* „Ich halte es nicht mehr aus. Ich muss mich bestrafen."
- *Emotion:* Schuldgefühle, Selbsthass.
- *Physiologisch:* Extrem hohe Anspannung.
- *Verhalten:* Selbstverletzung mit Rasierklinge.

Konsequenzen:
- *C̸– kurzfristig:* Spannungsabbau, Erleichterung, Reduktion von aversiven Gefühlen.
- *C+ kurzfristig:* Kann wieder klar denken, ist wieder handlungsfähig.
- *C– mittel- und langfristig:* Schuld- und Schamgefühle. Gedanken daran, dass sie ein Versager ist. Selbsthass kommt zurück. Selbstwertgefühl sinkt. Narben.

Kontingenzen: Die kurzfristigen, sehr entlastenden und vor allem auch physiologischen Konsequenzen erfolgen zuverlässig und sehr zeitnah und haben damit einen starken aufrechterhaltenden Charakter.

Als *Entstehungsmodell* dient das biopsychosoziale Modell von Linehan. Dieses besagt, dass es sich hier um eine Person mit einer hohen emotionalen Vulnerabilität handelt, was sich in einer niedrigen Schwelle für die Auslösung der Erregung, einem steilen Anstieg der Erregungskurve und einer langsamen Rückkehr auf das Ausgangsniveau zeigt. Zu dieser emotionalen Vulnerabilität, die als Disposition gesehen werden kann aber auch durch prä-, peri- und postnatale Faktoren beeinflusst wird, kommen invalidierende Umweltbedingungen hinzu. Das heißt, die Person erfährt durch ihr Umfeld, dass ihr Ausdruck von Emotionen vom Umfeld nicht ernst genommen, bagatellisiert oder pathologisiert wird. Invalidierende Erfahrungen hat die Jugendliche durch den KV, teilweise auch durch die KM und durch Mitschüler und Freundinnen gemacht. Die Jugendliche hat somit nicht gelernt, ihre eigenen Emotionen anzunehmen und mit diesen umzugehen. Es ist eine Emotionsregulationsstörung entstanden, das Kernproblem der emotional-instabilen Persönlichkeitsstörung.

Diagnose zum Zeitpunkt der Antragstellung

Nachdem der Fragebogen aus dem SCID-5-PD (Beesdo-Baum et al., 2019) Hinweise auf das Vorliegen der Kernsymptome einer BPS gegeben hatte, wurde das Interview zur BPS durchgeführt. Es zeigte eine Auffälligkeit in acht von neun Items. Auch die Verhaltensbeobachtungen und Berichte zur Problematik unterstützen diese Informationen. Da es sich hier um ein überdauerndes Muster von innerem Erleben und Verhalten in allen Bereichen (Kognitionen, Affektivität, zwischenmenschliche Beziehungen, Impulskontrolle) handelte, welches zu klinisch bedeutsamen Leiden führte, wurde die Diagnose einer emotional-instabilen Persönlichkeitsstörung (F60.31) gestellt.

Therapieziele

Auf die Patientin bezogene Ziele:
- Abbau von selbstschädigendem Verhalten (Selbstverletzungen, Cannabiskonsum) und Suizidgedanken,
- Aufbau von Fertigkeiten zur Spannungsregulation, zur Emotionsregulation, im zwischenmenschlichen Bereich,
- Verbesserung des Selbstwertes,
- Aufbau eines achtsameren und akzeptierenden Umgangs mit den eigenen Gefühlen und der eigenen Person.

Auf die Eltern bezogene Ziele:
- Aufbau eines besseren Verständnisses für die Schwierigkeiten der Tochter,
- Abbau von Invalidierungen,
- Aufbau eines validierenden, wertschätzenden Umgangs mit der Tochter,
- Verbesserung der eigenen Regulationsfähigkeit.

Prognose

Die Jugendliche ist hoch motiviert und besitzt eine hohe intellektuelle Leistungsfähigkeit. Sie kann sich jedoch kaum vorstellen, in der Lage zu sein, ihr selbstverletzendes Verhalten zu reduzieren. Auch ihr mangelndes Selbstwertgefühl, die starken Schuldgefühle und der Selbsthass, dem sie mit selbstverletzendem Verhalten begegnet, werden die Aufgabe dieses Verhaltens erschweren. Aufgrund der hohen Motivation und Reflexionsfähigkeit ist dennoch von einer eher günstigen Prognose auszugehen.

Die KM ist bemüht und motiviert. Sie wünscht sich ein besseres Verständnis für die Tochter. Der KV ist bisher nicht zu Gesprächen erschienen. Die Tochter geht davon aus, dass er nicht zur Mitarbeit bereit ist, und weiß auch noch nicht, ob sie sich gemeinsame Gespräche mit dem KV vorstellen kann. Dennoch wäre Ziel der Therapie, auch den KV für gemeinsame Gespräche zu gewinnen.

Behandlungsplan

Die Behandlung soll mit der Dialektisch-Behavioralen Therapie für Adoleszente (DBT-A), einem verhaltenstherapeutischen Verfahren, das speziell für die Behandlung von Borderline-Patienten entwickelt wurde, erfolgen. Hierbei erfolgen in der Einzeltherapie folgende Schritte:

1. Einordnung der Symptomatik in eine Hierarchie der Behandlungsziele, die der Strukturierung der Therapie dient.
2. Einführung einer Diary-Card. Dies ist ein Selbstbeobachtungsinstrument. Die Jugendliche protokolliert täglich den Auftritt von Suizidgedanken, den Drang, sich zu verletzen, ob es zur Selbstverletzung kam und den Einsatz von Skills.
3. Aufklärung über das biopsychosoziale Modell zur Entstehung der Problematik, individuell auf die Entstehungsbedingungen bei dieser Patientin angepasst.
4. Erstellen einer Verhaltensanalyse (VA) zu selbstschädigendem Verhalten mit anschließender Lösungsanalyse. Die Jugendliche erhält den Auftrag, nach jeder Selbstschädigung selbstständig eine VA zu erstellen. Zu Selbstschädigungen gehören neben dem Schneiden mit Rasierklingen auch andere schädigende Verhaltensweisen, wie z. B. Cannabiskonsum.
5. Im weiteren Verlauf und orientiert an den Erkenntnissen aus der VA werden Skills aus den Bereichen Stresstoleranz, Achtsamkeit, Emotionsregulation, zwischenmenschlicher Bereich und Selbstwert vermittelt.

Teilnahme der Jugendlichen an der wöchentlich stattfindenden Skillsgruppe (90 Minuten pro Woche): In der Skillsgruppe erhält die Jugendliche ein strukturiertes Training der eben genannten Fertigkeiten.

Elternzentrierte Interventionen:
1. Um den Eltern ein besseres Verständnis für die Symptomatik der Tochter zu ermöglichen, wird in den Familiengesprächen zu Beginn das biopsychosoziale Modell besprochen.
2. Abhängig von den jeweiligen Interaktionsproblemen der Familie werden ausgewählte Familyskills vermittelt. Zu den Familyskills gehören Achtsamkeit und Achtsamkeit in der Beziehung, Emotionsmanagement, angemessener Gefühlsausdruck, Problemlösefähigkeiten, Reaktivierung der Beziehung, Validierung, Akzeptanz und Nähe.
3. Teilnahme an ausgewählten Sitzungen der Skillsgruppe.

Behandlungsverlauf

Die Jugendliche wurde mit der Dialektisch-Behavioralen Therapie für Adoleszente (DBT-A) behandelt. Zunächst wurden die Verhaltensweisen in die Hierarchie der Therapieziele eingeordnet. Wir befanden uns zu Beginn der Therapie in Stadium I, in dem es noch zu schwer selbstschädigendem und suizidalem Verhalten kam. Da die Suizidalität aktuell nicht im Vordergrund stand, die Selbstverletzungen tief waren und von Lena bisher nicht versorgt worden waren und der Cannabiskonsum aktuell seltener vorkam, wurden die Selbstverletzungen und die Versorgung der Wunden als oberste Priorität festgelegt. Zunächst wurde ein Commitment dazu erarbeitet, dass Lena ihre Wunden versorgen ließ, falls sie sich verletzte. Es wurde eine Kurz-Verhaltensanalyse dazu erstellt, warum sie die Wunden nicht versorgen ließ, die Gefühle und Gründe wurden validiert. Es wurde dann erläutert, warum es für die Therapie unablässig war, dass Wunden versorgt werden und in Aussicht gestellt, dass die Therapie langfristig nur unter dieser Bedingung stattfinden kann. Lena gab ihr Commitment zur Wundversorgung, und es wurden Strategien besprochen, die ihr dabei halfen, die Wunden versorgen zu lassen. Bis auf eine Ausnahme hielt Lena sich im weiteren Verlauf an diese Absprache.

Wir arbeiteten mit DC, auf denen dysfunktionales Verhalten aber auch der Einsatz von Skills dokumentiert wurden. Zu selbstschädigendem Verhalten (Selbstverletzungen, Cannabiskonsum) fertigten wir zunächst gemeinsam Verhaltensanalysen an, später erarbeitete Lena diese selbstständig. Wir erarbeiteten auf der Basis des biopsychosozialen Modells von Linehan ein individuelles Störungsmodell. Wir erarbeiteten eine Skillskette, die bei Hochanspannung zum Einsatz kam. Des Weiteren erlernte die Jugendliche weitere Skills in den Bereichen Stresstoleranz, Emotionsregulation, Achtsamkeit und zwischenmenschliche Skills. Die Jugendliche zeigte sich motiviert und setzte die erarbeiteten Skills erfolgreich ein. Das selbstverletzende Verhalten konnte sie schnell komplett unterlassen. In dieser Phase eröffnete die Jugendliche, weiterhin Cannabis zu konsumieren. Somit geriet dieses Verhalten in der Hierarchie der Therapieziele an oberste Stelle und wurde durch die Anfertigung von Verhaltensanalysen und den Einsatz verschiedener Skills (auch Anti-Craving-Skills) bearbeitet. Nach einigen Wochen gelang es Lena, den Cannabiskonsum einzustellen, was durch ein Drogenscreening belegt wurde. Hiernach war die Jugendliche glaubhaft von jeglichem Drogenkonsum distanziert. Somit traten wir in Stadium II der Therapie ein. Lena zeigte sich im Kontakt mit Gleichaltrigen unsicher und war sich auch über die Wirkung des eigenen Verhaltens nicht bewusst. Wir widmeten die nächste Therapiephase der Erarbeitung von zwischenmenschlichen Skills. Lena lernte, angemessen auf Gleichaltrige zuzugehen und Kontakte auch zu halten. Des Weiteren lernte sie über Emotionsregulationsskills, ihre Gefühle achtsamer wahrzunehmen, und sie fasste immer mehr Mut, ihre Gefühle zu zeigen. Dennoch waren ein geringer Selbstwert, ein selbstabwertender Umgang mit sich und dem eigenen Körper und ein massives Leistungsstreben weiterhin vorhanden. Mithilfe des Selbstwertmoduls wurde am Aufbau eines akzeptierenden Umgangs mit sich selbst gearbeitet (fairer Blick, Frust ausbalancieren, Insel-Skill, Grundannahmen verändern). Des Weiteren wurden Elemente aus der CFT eingesetzt, um einen mitfühlenden und freundlichen Umgang mit sich selbst zu fördern. Diese Elemente sollen auch dazu führen, ein besseres Verhältnis zum eigenen Körper aufzubauen (z. B. liebevoller Bodyscan).

Mit der Zeit gelang es Lena, freundlicher mit sich umzugehen und sich und ihren Körper mehr zu akzeptieren. Der Leistungsanspruch blieb hoch, es gelang ihr jedoch, auch in Situationen, in denen sie ihren Leistungsansprüchen nicht gerecht wurde, mitfühlender mit sich umzugehen und sich selbst zu validieren.

Auch aus Lenas Sicht wäre diese Entwicklung ohne eine Veränderung der Haltung der Eltern nicht möglich gewesen. Anfangs zeigten die Eltern sich skeptisch und vorwurfsvoll der Tochter oder auch der Therapeutin gegenüber. Insbesondere der KV betonte, dass ja nicht er, sondern seine Tochter das Problem habe, und er nicht verstehe, warum er zu Familiengesprächen kommen solle. Über Psychoedukation, Validierung, Commitmentarbeit und eine dialektische Haltung gelang es, den KV zur Teilnahme an den Gesprächen zu motivieren und langfristig eine tragfähige und vertrauensvolle Beziehung zu den Eltern aufzubauen. Die Eltern kamen regelmäßig zu den Familiengesprächen und nahmen auch an der Skillsgruppe und der Elterngruppe teil. Da die Spannung zwischen Tochter und Eltern anfangs so hoch war, dass gemeinsame Gespräche regelmäßig in eskalierenden Konflikten mündeten, wurden zunächst nur Familiengespräche ohne die Tochter geführt. Den Eltern wurde das biopsychosoziale Modell nach Linehan vermittelt, und sie äußerten, sich durch ein besseres Verständnis für die Problematik ihrer Tochter weniger persönlich angegriffen zu fühlen und sich dadurch auch in ihren Reaktionen besser regulieren zu können. Zur besseren Regulationsfähigkeit der Eltern trug auch die Vermittlung der verschiedenen Familyskills bei (z. B. Emotionsmanagement, Achtsamkeit, Selbstvalidierung). Auch diese wurden zunächst nur mit den Eltern besprochen und eingeübt. Ohne eine ausführliche Validierung des Leids der Eltern wäre eine Bereitschaft zur Veränderung vermutlich nicht so schnell entstanden. Die veränderten Interaktionsstrategien (wie z. B. der angemessene Gefühlsausdruck und Validierung) wurden im Rollenspiel mit den Eltern geübt. Die Beziehung zwischen den Eltern und der Tochter veränderte sich deutlich. So konnten dann gemeinsame Familiengespräche stattfinden, in denen Konfliktsituationen analysiert und Lösungsstrategien mithilfe der Familyskills erarbeitet wurden. Gleichzeitig wurden alle Familienmitglieder in den Gesprächen begrenzt, wenn sie sich dysfunktional verhielten und darin trainiert, Familyskills einzusetzen, ihre Gefühle also angemessen auszudrücken, zu beschreiben, statt zu bewerten, und sich gegenseitig zu validieren. Die KM berichtete zum Ende der Therapie, am meisten davon profitiert zu haben, ihre eigenen Gefühle anzuerkennen und sich selbst für diese zu validieren und sich Mitgefühl dafür zu geben. Der KV betonte, achtsamer bezüglich der Beziehung zu seiner Tochter zu sein und nicht jeden Konflikt immer gleich auskämpfen zu müssen.

Am Ende der zweijährigen Behandlung erfüllte Lena die Kriterien für die Diagnose einer BPS nicht mehr. Sie konnte einen guten Schulabschluss erreichen und studiert heute.

6 Literatur

Afifi, T.O., Mather, A., Boman, J., Fleisher, W., Enns, M.W., MacMillan, H. et al. (2011). Childhood adversity and personality disorders: Results from a nationally representative population-based study. *Journal of Psychiatric Research, 45*(6), 814–822. https://doi.org/10.1016/j.jpsychires.2010.11.008

Allemani, C., Weir, H.K., Carreira, H., Harewood, R., Spika, D., Wang, X.-S. et al. (2014). Global surveillance of cancer survival 1995–2009: Analysis of individual data for 25 676 887 patients from 279 population-based registries in 67 countries (CONCORD-2). *The Lancet, 385*(9972), 977–1010. https://doi.org/10.1016/S0140-6736(14)62038-9

American Psychiatric Association (2013). *Diagnostic and statistical manual of mental disorders (DSM-5®).* Washington, DC: Author. https://doi.org/10.1176/appi.books.9780890425596

American Psychiatric Association (APA)/Falkai, P. et al. (2018). *Diagnostisches und Statistisches Manual Psychischer Störungen DSM-5* (2., korr. Aufl.). Göttingen: Hogrefe.

Armstrong, J.G., Putnam, F.W., Carlson, E.B., Libero, D.Z. & Smith, S.R. (1997). Development and validation of a measure of adolescent dissociation: The adolescent dissociative experiences scale. *Journal of Nervous and Mental Disease, 185*(8), 491–497. https://doi.org/10.1097/00005053-199708000-00003

Aviram, R.B., Brodsky, B.S. & Stanley, B. (2006). Borderline personality disorder, stigma, and treatment implications. *Harvard Review of Psychiatry, 14*(5), 249–256. https://doi.org/10.1080/10673220600975121

Bandelow, B., Schmahl, C., Falkai, P. & Wedekind, D. (2010). Borderline personality disorder: A dysregulation of the endogenous opioid system? *Psychological Review, 117*(2), 623–636. https://doi.org/10.1037/a0018095

Bateman, A. & Fonagy, P. (2004). *Psychotherapy for borderline personality disorder: Mentalization based treatment of BPD.* Oxford: Oxford University Press. https://doi.org/10.1093/med:psych/9780198527664.001.0001

Bayes, A., Parker, G. & Fletcher, K. (2014). Clinical differentiation of bipolar II disorder from borderline personality disorder. *Current Opinion in Psychiatry, 27*(1), 14–20. https://doi.org/10.1097/YCO.0000000000000021

Beck, E., Bo, S., Jørgensen, M.S., Gondan, M., Poulsen, S., Storebø, O.J. et al. (2020). Mentalization-based treatment in groups for adolescents with borderline personality disorder: A randomized controlled trial. *Journal of Child Psychology and Psychiatry, and Allied Disciplines, 61*(5), 594–604. https://doi.org/10.1111/jcpp.13152

Beesdo-Baum, K., Zaudig, M. & Wittchen, H.U. (2019). *SCID-5-PD: Strukturiertes Klinisches Interview für DSM-5®-Persönlichkeitsstörungen.* Göttingen: Hogrefe.

Belsky, D.W., Caspi, A., Arseneault, L., Bleidorn, W., Fonagy, P., Goodman, M. et al. (2012). Etiological features of borderline personality related characteristics in a birth cohort of 12-year-old children. *Development and Psychopathology, 24*(1), 251–265. https://doi.org/10.1017/S0954579411000812

Belsky, J. & Beaver, K.M. (2011). Cumulative-genetic plasticity, parenting and adolescent self-regulation. *Journal of Child Psychology and Psychiatry, and Allied Disciplines, 52*(5), 619–626. https://doi.org/10.1111/j.1469-7610.2010.02327.x

Bluth, K. (2017). *The self-compassion workbook for teens.* Oakland, CA: Instant Help Books.

Bohus, M. (2019). *Borderline-Störung* (2., vollständig überarbeitete Aufl.). Göttingen: Hogrefe. https://doi.org/10.1026/02853-000

Bohus, M., Kleindienst, N., Limberger, M.F., Stieglitz, R.-D., Domsalla, M., Chapman, A.L. et al. (2009). The short version of the Borderline Symptom List (BSL-23): Development and initial data on psychometric properties. *Psychopathology, 42*(1), 32–39. https://doi.org/10.1159/000173701

Bohus, M., Limberger, M.F., Frank, U., Sender, I., Gratwohl, T. & Stieglitz, R.-D. (2001). Entwicklung der Borderline-Symptom-Liste. *PPmP: Psychotherapie Psychosomatik Medizinische Psychologie, 51*(5), 201–211.

Bornovalova, M.A., Hicks, B.M., Iacono, W.G. & McGue, M. (2013). Longitudinal-twin study of borderline personality disorder traits and substance use in adolescence: Developmental change, reciprocal effects, and genetic and environmental influences. *Personality Disorders, 4*(1), 23–32. https://doi.org/10.1037/a0027178

Brown, A.S. & McGrath, J.J. (2011). The prevention of schizophrenia. *Schizophrenia Bulletin, 37*(2), 257–261. https://doi.org/10.1093/schbul/sbq122

Brunner, R., Henze, R., Parzer, P., Kramer, J., Feigl, N., Lutz, K. et al. (2010). Reduced prefrontal and orbitofrontal gray matter in female adolescents with borderline personality disorder: Is it disorder specific? *NeuroImage, 49*(1), 114–120. https://doi.org/10.1016/j.neuroimage.2009.07.070

Brunner, R., Parzer, P. & Resch, F. (2001). Dissoziative Symptome und traumatische Lebensereignisse bei Jugendlichen mit einer Borderline-Störung. *PTT – Persönlichkeitsstörungen: Theorie und Therapie, 5*(1), 4–12.

Brunner, R. & Resch, F. (2008). Zur Abgrenzung der Borderline-Persönlichkeitsstörung von schweren Adoleszenzkrisen im Jugendalter. In R. Brunner & F. Resch (Hrsg.), Borderline-Störungen und selbstverletzendes Verhalten bei Jugendlichen (S. 134–146). Göttingen: Vandenhoeck & Ruprecht.

Brunner, R., Resch, F., Parzer, P. & Koch, E. (1999). *Heidelberger Dissoziations-Inventar (HDI)*. Frankfurt am Main: Pearson Assessment.

Buchheim, A., Cierpka, M., Kächele, H. & Jimenez, P. (1987). Das „Strukturelle Interview" – ein Beitrag zur Integration von Psychopathologie und Psychodynamik im psychiatrischen Erstgespräch. *Fundamenta Psychiatrica, 1,* 154–161.

Bürger, A., Fischer-Waldschmidt, G., Hammerle, F., von Auer, K., Parzer, P. & Kaess, M. (2019). Differential Change of Borderline Personality Disorder Traits During Dialectical Behavior Therapy for Adolescents. *Journal of personality disorders, 33*(1), 119–134. https://doi.org/10.1521/pedi_2018_32_334

Carlson, E.A., Egeland, B. & Sroufe, L.A. (2009). A prospective investigation of the development of borderline personality symptoms. *Development and Psychopathology, 21*(4), 1311–1334. https://doi.org/10.1017/S0954579409990174

Carlson, E.B. & Putnam, F.W. (1993). An update on the dissociative experiences scale. *Dissociation, 6,* 16–27.

Cavelti, M. & Kaess, M. (2020). Früherkennung und -behandlung der Borderline-Persönlichkeitsstörung. *Swiss Archives of Neurology, Psychiatry and Psychotherapy, 171,* w03127. https://doi.org/10.4414/sanp.2020.03127

Cavelti, M., Thompson, K., Chanen, A. & Kaess, M. (2021). Psychotic Symptoms in Borderline Personality Disorder: Developmental aspects. *Current Opinion in Psychology, 37,* 26–31. https://doi.org/10.1016/j.copsyc.2020.07.003

Chanen, A.M. (2015). Borderline personality disorder in young people: Are we there yet? *Journal of Clinical Psychology, 71*(8), 778–791. https://doi.org/10.1002/jclp.22205

Chanen, A.M., Jackson, H.J., McCutcheon, L.K., Jovev, M., Dudgeon, P., Yuen, H.P. et al. (2008b). Early intervention for adolescents with borderline personality disorder using cognitive analytic therapy: Randomised controlled trial. *The British Journal of Psychiatry: The Journal of Mental Science, 193*(6), 477–484. https://doi.org/10.1192/bjp.bp.107.048934

Chanen, A.M., Jackson, H.J., McGorry, P.D., Allot, K.A., Clarkson, V. & Yuen, H.P. (2004). Two-year stability of personality disorder in older adolescent outpatients. *Journal of Personality Disorders, 18*(6), 526–541. https://doi.org/10.1521/pedi.18.6.526.54798

Chanen, A.M., Jovev, M., Djaja, D., McDougall, E., Yuen, H.P., Rawlings, D. et al. (2008a). Screening for borderline personality disorder in outpatient youth. *Journal of Personality Disorders, 22*(4), 353–364. https://doi.org/10.1521/pedi.2008.22.4.353

Chanen, A.M., Jovev, M. & Jackson, H.J. (2007). Adaptive functioning and psychiatric symptoms in adolescents with borderline personality disorder. *The Journal of Clinical Psychiatry, 68*(2), 297–306. https://doi.org/10.4088/JCP.v68n0217

Chanen, A.M. & Kaess, M. (2012). Developmental pathways to borderline personality disorder. *Current Psychiatry Reports, 14*(1), 45–53. https://doi.org/10.1007/s11920-011-0242-y

Chanen, A.M. & McCutcheon, L. (2008). Personality disorder in adolescence: The diagnosis that dare not speak its name. *Personality and Mental Health, 2*(1), 35–41. https://doi.org/10.1002/pmh.28

Chanen, A.M. & McCutcheon, L. (2013). Prevention and early intervention for borderline personality disorder: Current status and recent evidence. The British Journal of Psychiatry. *Supplement, 54*, s24–s29. https://doi.org/10.1192/bjp.bp.112.119180

Chanen, A., Sharp, C. & Hoffman, P. (2017). Prevention and early intervention for borderline personality disorder: A novel public health priority. *World Psychiatry, 16*(2), 215–216. https://doi.org/10.1002/wps.20429

Chang, B., Sharp, C. & Ha, C. (2011). The criterion validity of the Borderline Personality Features Scale for Children in an adolescent inpatient setting. *Journal of Personality Disorders, 25*(4), 492–503. https://doi.org/10.1521/pedi.2011.25.4.492

Clarkin, J.F., Yeomans, F. & Kernberg, O.F. (1999). *Psychotherapy of Borderline-Personality*. New York: Wiley.

Cloninger, C., Przybeck, T., Svrakic, D.M. & Wetzel R.D. (1994). *The Temperament and Character Inventory (TCI): A Guide to its development and use*. St. Louis: Center for Psychobiology of Personality. Washington University.

Coid, J., Yang, M., Tyrer, P., Roberts, A. & Ullrich, S. (2006). Prevalence and correlates of personality disorder in Great Britain. *The British Journal of Psychiatry: The Journal of Mental Science, 188,* 423–431. https://doi.org/10.1192/bjp.188.5.423

Crawford, T.N., Cohen, P., First, M.B., Skodol, A.E., Johnson, J.G. & Kasen, S. (2008). Comorbid Axis I and Axis II disorders in early adolescence: Outcomes 20 years later. *Archives of General Psychiatry, 65*(6), 641–648. https://doi.org/10.1001/archpsyc.65.6.641

Crawford, T.N., Cohen, P., Johnson, J.G., Kasen, S., First, M.B., Gordon, K. et al. (2005). Self-reported personality disorder in the children in the community sample: Convergent and prospective validity in late adolescence and adulthood. *Journal of Personality Disorders, 19*(1), 30–52. https://doi.org/10.1521/pedi.19.1.30.62179

Crick, N.R., Murray-Close, D. & Woods, K. (2005). Borderline personality features in childhood: A short-term longitudinal study. *Development and Psychopathology, 17*(4), 1051–1070. https://doi.org/10.1017/S0954579405050492

D'Zurilla, T.J. & Goldfried, M.R. (1971). Problem solving and behavior modification. *Journal of Abnormal Psychology, 78*(1), 107–126. https://doi.org/10.1037/h0031360

Dammann, G. & Walter, M. (2003). Zur Differenzialdiagnose psychotischer Symptome bei Jugendlichen und jungen Erwachsenen mit Borderlinestörungen. *Psychiatrische Praxis, 30*(06), 304–311. https://doi.org/10.1055/s-2003-42163

Deutsche Gesellschaft für Kinder- und Jugendpsychiatrie, Psychosomatik und Psychotherapie (2016). *Leitlinie Suizidalität im Kindes- und Jugendalter* (4., überarb. Version). Verfügbar unter: http://www.awmf.org/leitlinien/detail/ll/028-031.html

Deutsche Gesellschaft für Psychiatrie, Psychotherapie und Nervenheilkunde (DGPPN) (2009). *S2 Praxisleitlinien in Psychiatrie und Psychotherapie. Band 1 Behandlungsleitlinie Persönlichkeitsstörungen*. Heidelberg: Steinkopff.

Dilling, H. & Freyberger, H.J. (2010). *Taschenführer zur ICD-10-Klassifikation psychischer Störungen*. Bern: Huber.

Ditrich, I., Philipsen, A. & Matthies, S. (2021). Borderline personality disorder (BPD) and attention deficit hyperactivity disorder (ADHD) revisited – A review-update on common grounds and subtle distinctions. *Borderline Personality Disorder and Emotion Dysregulation, 8*(1), 22. https://doi.org/10.1186/s40479-021-00162-w

Drews, E., Fertuck, E.A., Koenig, J., Kaess, M. & Arntz, A. (2019). Hypothalamic-pituitary-adrenal axis functioning in borderline personality disorder: A meta-analysis. *Neuroscience and Biobehavioral Reviews, 96,* 316–334. https://doi.org/10.1016/j.neubiorev.2018.11.008

Dulz, B. & Kernberg, O.F. (2011). *Handbuch der Borderline-Störungen: mit 90 Tabellen*. Stuttgart: Schattauer.

Ebner-Priemer, U.W., Badeck, S., Beckmann, C., Wagner, A., Feige, B., Weiss, I. et al. (2005). Affective dysregulation and dissociative experience in female patients with borderline personality disorder: A startle response study. *Journal of Psychiatric Research, 39*(1), 85–92. https://doi.org/10.1016/j.jpsychires.2004.05.001

Edinger, A., Koenig, J., Bauer, S., Moessner, M., Fischer-Waldschmidt, G., Herpertz, S.C. et al. (2020). Entwicklung einer Online-Intervention für die Versorgung von sich selbstverletzenden Jugendlichen und jungen Erwachsenen. *Praxis der Kinderpsychologie und Kinderpsychiatrie, 69*(2), 141–155. https://doi.org/10.13109/prkk.2020.69.2.141

Feenstra, D.J., Hutsebaut, J., Laurenssen, E.M.P., Verheul, R., Busschbach, J.J.V. & Soeteman, D.I. (2012). The burden of disease among adolescents with personality pathology: Quality of life and costs. *Journal of Personality Disorders, 26*(4), 593–604. https://doi.org/10.1521/pedi.2012.26.4.593

Fegert, J.M. & Plener, P.L. (2005). *Modifizierter Ottawa-Ulm Selbstverletzungs-Inventar (MOUSI)*. Ulm: Universität Ulm.

Fischer, G., Ameis, N., Parzer, P., Plener, P.L., Groschwitz, R.C., Vonderlin, E. et al. (2014). The German version of the Self-Injurious Thoughts and Behaviors Interview (SITBI-G): A tool to assess nonsuicidal self-injury and suicidal behavior disorder. *BMC Psychiatry, 14,* 265. https://doi.org/10.1186/s12888-014-0265-0

Fischer, G. & Kaess, M. (2016). Früherkennung und Diagnostik der Borderline-Störung im Jugendalter. In M. Kaess & R. Brunner (Hrsg.), *Borderline-Persönlichkeitsstörungen im Jugendalter: Früherkennung und Frühintervention* (S. 36–63). Stuttgart: Kohlhammer.

Fisher, H.L., Moffitt, T.E., Houts, R.M., Belsky, D.W., Arseneault, L. & Caspi, A. (2012). Bullying victimisation and risk of self-harm in early adolescence: Longitudinal cohort study. *BMJ, 344,* e2683. https://doi.org/10.1136/bmj.e2683

Fleck, L., Fuchs, A., Moehler, E., Parzer, P., Koenig, J., Resch, F. et al. (2021). Maternal bonding impairment predicts personality disorder features in adolescence: The moderating role of child temperament and sex. *Personality Disorders: Theory, Research, and Treatment, 12*(5), 475–483. https://doi.org/10.1037/per0000433

Fleischhaker, C., Sixt, B. & Schulz, E. (2010). *DBT-A: Dialektisch-behaviorale Therapie für Jugendliche.* Berlin, Heidelberg: Springer.

Fliege, H., Kocalevent, R.-D., Walter, O.B., Beck, S., Gratz, K.L., Gutierrez, P.M. et al. (2006). Three assessment tools for deliberate self-harm and suicide behavior: evaluation and psychopathological correlates. *Journal of Psychosomatic Research, 61*(1), 113–121. https://doi.org/10.1016/j.jpsychores.2005.10.006

Foelsch, P.A., Schlüter-Müller, S., Odom, A.E., Arena, H.T., Borzutzky, H.A. & Schmeck, K. (2014). *Adolescent identity treatment – An integrative approach for personality pathology*. Heidelberg: Springer.

Fruzzetti, A.E. (2006). *The high conflict couple: A dialectical behavior therapy guide to finding peace, intimacy and validation*. Oakland. CA: New Harbinger.

Fruzzetti, A.E. & Payne, L. (2015). Couple therapy and borderline personality disorder. In A.S. Gurman, J.L. Lebow & D.K. Snyder (Eds.), *Clinical handbook of couple therapy* (pp. 606–634). New York: Guilford Press.

Fruzzetti, A.E. & Shenk, C. (2008). Fostering validating responses in families. *Social Work in Mental Health, 6*(1–2), 215–227. https://doi.org/10.1300/J200v06n01_17

Fruzzetti, A.E., Shenk, C. & Hoffman, P.D. (2005). Family interaction and the development of borderline personality disorder: A transactional model. *Development and Psychopathology, 17*(4), 1007–1030. https://doi.org/10.1017/S0954579405050479

Fruzzetti, A.E. & Worrall, J. (2010). Accurate expression and validation: A transactional model for understanding individual and relationship distress. In K.T. Sullivan & J. Davila (Eds.), *Support processes in intimate relationships* (pp. 121–150). Oxford: Oxford University Press. https://doi.org/10.1093/acprof:oso/9780195380170.003.0005

Fydrich, T., Renneberg, B., Schmitz, B. & Wittchen, H.-U. (1997). *SKID II. Strukturiertes Klinisches Interview für DSM-IV, Achse II: Persönlichkeitsstörungen.* Göttingen: Hogrefe.

Germer, C. (2015). *Der achtsame Weg zum Selbstmitgefühl. Wie man sich von destruktiven Gedanken und Gefühlen befreit*. Freiburg: Arbor Verlag.

Ghinea, D., Koenig, J., Parzer, P., Brunner, R., Carli, V., Hoven, C.W. et al. (2019). Longitudinal development of risk-taking and self-injurious behavior in association with late adolescent borderline personality disorder symptoms. *Psychiatry Research, 273,* 127–133. https://doi.org/10.1016/j.psychres.2019.01.010

Giesen-Bloo, J., van Dyck, R., Spinhoven, P., van Tilburg, W., Dirksen, C., van Asselt, T. et al. (2006). Outpatient psychotherapy for borderline personality disorder: Randomized trial of schema-focused therapy vs transference-focused psychotherapy. *Archives of General Psychiatry, 63*(6), 649–658. https://doi.org/10.1001/archpsyc.63.6.649

Gilbert, P. (2009). *The compassionate mind: A new approach to life's challenges.* London: Constable & Robinson.

Gilbert, P. (2013). *Compassion Focused Therapy*. Paderborn: Junfermann.

Goodman, M., Mascitelli, K. & Triebwasser, J. (2013). The neurobiological basis of adolescent-onset borderline personality disorder. *Journal of the Canadian Academy of Child and Adolescent Psychiatry, 22*(3), 212–219.

Goth, K., Schrobildgen, C., Birkhölzer, M., Schlüter-Müller, S. & Schmeck, K. (2018). *Deutsche Version der Borderline Personality Features Scale for Children BPFSC-11 – Kurzmanual.* Basel: Kinder- und Jugendpsychiatrische Klinik der Universitären Psychiatrischen Kliniken (UPK).

Gratz, K.L. & Roemer, L. (2004). Multidimensional assessment of emotion regulation and dysregulation: development, factor structure, and initial validation of the difficulties in emotion regulation scale. *Journal of Psychopathology and Behavioral Assessment, 26,* 41–54. https://doi.org/10.1023/B:JOBA.0000007455.08539.94

Grob, A. & Smolenski, C. (2005). *Fragebogen zur Erhebung der Emotionsregulation bei Kindern und Jugendlichen (FEEL-KJ)* (2., aktualisierte und ergänzte Aufl.). Bern: Huber.

Groschwitz, R.C., Plener, P.L., Kaess, M., Schumacher, T., Stoehr, R. & Boege, I. (2015). The situation of former adolescent self-injurers as young adults: a follow-up study. *BMC psychiatry, 15*(1), 1–9. https://doi.org/10.1186/s12888-015-0555-1

Gunderson, J.G., Stout, R.L., McGlashan, T.H., Shea, M.T., Morey, L.C., Grilo, C.M. et al. (2011). Ten-year course of borderline personality disorder: Psychopathology and function from the Collaborative Longitudinal Personality Disorders study. *Archives of General Psychiatry, 68*(8), 827–837. https://doi.org/10.1001/archgenpsychiatry.2011.37

Gunderson, J.G., Stout, R.L., Sanislow, C.A., Shea, M.T., McGlashan, T.H., Zanarini, M.C. et al. (2008). New episodes and new onsets of major depression in borderline and other personality disorders. *Journal of Affective Disorders, 111*(1), 40–45. https://doi.org/10.1016/j.jad.2008.01.026

Gutierrez, P.M., Osman, A., Barrios, F.X. & Kopper, B.A. (2001). Development and initial validation of the Self-harm Behavior Questionnaire. *Journal of Personality Assessment, 77*(3), 475–490. https://doi.org/10.1207/S15327752JPA7703_08

Ha, C., Balderas, J.C., Zanarini, M.C., Oldham, J. & Sharp, C. (2014). Psychiatric comorbidity in hospitalized adolescents with borderline personality disorder. *The Journal of Clinical Psychiatry, 75*(5), e457–464. https://doi.org/10.4088/JCP.13m08696

Hankin, B.L., Barrocas, A.L., Jenness, J., Oppenheimer, C.W., Badanes, L.S., Abela, J.R.Z. et al. (2011). Association between 5-HTTLPR and borderline personality disorder traits among youth. *Frontiers in Psychiatry, 2,* 6. https://doi.org/10.3389/fpsyt.2011.00006

Henze, R., Barth, J., Parzer, P., Bertsch, K., Schmitt, R., Lenzen, C. et al. (2013). Validierung eines Screening-Instruments zur Borderline-Persönlichkeitsstörung im Jugend- und jungen Erwachsenenalter – Gütekriterien und Zusammenhang mit dem Selbstwert der Patienten. *Fortschritte der Neurologie-Psychiatrie, 81*(6), 324–330. https://doi.org/10.1055/s-0033-1335408

Herpertz, S.C., Dietrich, T.M., Wenning, B., Krings, T., Erberich, S.G., Willmes, K. et al. (2001). Evidence of abnormal amygdala functioning in borderline personality disorder: A functional MRI study. *Biological Psychiatry, 50*(4), 292–298. https://doi.org/10.1016/S0006-3223(01)01075-7

Himelick, A. J. & Walsh, J. (2002). Nursing Home Residents with Borderline Personality Traits- Clinical social work interventions. *Journal of Gerontological Social Work, 37*(1), 49–63. https://doi.org/10.1300/J083v37n01_04

Hutsebaut, J., Videler, A. C., Verheul, R. & van Alphen, S. P. J. (2019). Managing borderline personality disorder from a life course perspective: Clinical staging and health management. *Personality Disorders: Theory, Research, and Treatment, 10*(4), 309–316. https://doi.org/10.1037/per0000341

Infurna, M. R., Brunner, R., Holz, B., Parzer, P., Giannone, F., Reichl, C. et al. (2016). The specific role of childhood abuse, parental bonding, and family functioning in female adolescents with borderline personality disorder. *Journal of Personality Disorders, 30*(2), 177–192. https://doi.org/10.1521/pedi_2015_29_186

James, A. C., Taylor, A., Winmill, L. & Alfoadari, K. (2008). A preliminary community study of dialectical behaviour therapy (DBT) with adolescent females demonstrating persistent, deliberate self-harm (DSH). *Child and Adolescent Mental Health, 13*(3), 148–152. https://doi.org/10.1111/j.1475-3588.2007.00470.x

Johnson, J. G., Cohen, P., Brown, J., Smailes, E. M. & Bernstein, D. P. (1999). Childhood maltreatment increases risk for personality disorders during early adulthood. *Archives of General Psychiatry, 56*(7), 600–606. https://doi.org/10.1001/archpsyc.56.7.600

Johnson, J. G., Cohen, P., Kasen, S., Skodol, A. E. & Oldham, J. M. (2008). Cumulative prevalence of personality disorders between adolescence and adulthood. *Acta Psychiatrica Scandinavica, 118*(5), 410–413. https://doi.org/10.1111/j.1600-0447.2008.01231.x

Kaess, M. & Brunner, R. (2016). *Borderline-Persönlichkeitsstörungen im Jugendalter: Früherkennung und Frühintervention*. Stuttgart: Kohlhammer.

Kaess, M., Brunner, R. & Chanen, A. (2014). Borderline Personality Disorder in Adolescence. *PEDIATRICS, 134*(4), 782–793. https://doi.org/10.1542/peds.2013-3677

Kaess, M., Edinger, A., Fischer-Waldschmidt, G., Parzer, P., Brunner, R. & Resch, F. (2020a). Effectiveness of a brief psychotherapeutic intervention compared with treatment as usual for adolescent nonsuicidal self-injury: A single-centre, randomised controlled trial. *European Child & Adolescent Psychiatry, 29*(6), 881–891. https://doi.org/10.1007/s00787-019-01399-1

Kaess, M., Fischer-Waldschmidt, G., Resch, F. & Koenig, J. (2017a). Health related quality of life and psychopathological distress in risk taking and self-harming adolescents with full-syndrome, subthreshold and without borderline personality disorder: Rethinking the clinical cut-off? *Borderline Personality Disorder and Emotion Dysregulation, 4*, 7. https://doi.org/10.1186/s40479-017-0058-4

Kaess, M., Ghinea, D., Fischer-Waldschmidt, G. & Resch, F. (2017b). Die Ambulanz für Risikoverhalten und Selbstschädigung (AtR!Sk) – ein Pionierkonzept der ambulanten Früherkennung und Frühintervention von Borderline-Persönlichkeitsstörungen. *Praxis der Kinderpsychologie und Kinderpsychiatrie, 66*, 404–422. https://doi.org/10.13109/prkk.2017.66.6.404

Kaess, M., Herpertz, S. C., Plener, P. L. & Schmahl, C. (2020b). Borderline-Persönlichkeitsstörungen. *Zeitschrift Für Kinder- und Jugendpsychiatrie und Psychotherapie, 48*(6), 1–5. https://doi.org/10.1024/1422-4917/a000700

Kaess, M., Hille, M., Parzer, P., Maser-Gluth, C., Resch, F. & Brunner, R. (2012). Alterations in the neuroendocrinological stress response to acute psychosocial stress in adolescents engaging in nonsuicidal self-injury. *Psychoneuroendocrinology, 37*(1), 157–161. https://doi.org/10.1016/j.psyneuen.2011.05.009

Kaess, M. & Resch, F. (2015). Prävention psychischer Störungen in der Adoleszenz und im jungen Erwachsenenalter. In W. Rössler & V. Ajdacic-Gross (Hrsg.), *Prävention psychischer Störungen: Konzepte und Umsetzungen* (S. 88–98). Stuttgart: Kohlhammer.

Kaess, M., Resch, F., Parzer, P., von Ceumern-Lindenstjerna, I.-A., Henze, R. & Brunner, R. (2013b). Temperamental patterns in female adolescents with borderline personality disorder. *The Journal of Nervous and Mental Disease, 201*(2), 109–115. https://doi.org/10.1097/NMD.0b013e31827f6480

Kaess, M., von Ceumern-Lindenstjerna, I.-A., Parzer, P., Chanen, A., Mundt, C., Resch, F. et al. (2013a). Axis I and II comorbidity and psychosocial functioning in female adolescents with borderline personality disorder. *Psychopathology, 46*(1), 55–62. https://doi.org/10.1159/000338715

Kaess, M., Whittle, S., O'Brien-Simpson, L., Allen, N.B. & Simmons, J.G. (2018). Childhood maltreatment, early pituitary volume and adolescent hypothalamic-pituitary-adrenal axis – prospective evidence for a maltreatment-related attenuation. *Psychoneuroendocrinology, 98,* 39–45. https://doi.org/10.1016/j.psyneuen.2018.08.004

Kendler, K.S., Aggen, S.H., Czajkowski, N., Røysamb, E., Tambs, K., Torgersen, S. et al. (2008). The structure of genetic and environmental risk factors for DSM-IV personality disorders. *Archives of General Psychiatry, 65*(12), 1438–1446. https://doi.org/10.1001/archpsyc.65.12.1438

Kernberg, P.F., Weiner, A.S. & Bardenstein, K.K. (2000). *Personality disorders in children and adolescents.* New York: Basic Books.

Kessler, R.C., Berglund, P., Demler, O., Jin, R., Merikangas, K.R. & Walters, E.E. (2005). Lifetime prevalence and age-of-onset distributions of DSM-IV disorders in the National Comorbidity Survey replication. *Archives of General Psychiatry, 62*(6), 593–602. https://doi.org/10.1001/archpsyc.62.6.593

Klonsky, E.D. (2008). What is emptiness? Clarifying the 7th criterion for borderline personality disorder. *Journal of Personality Disorders, 22*(4), 418–426. https://doi.org/10.1521/pedi.2008.22.4.418

Koenig, J., Brunner, R., Parzer, P., Resch, F. & Kaess, M. (2018). The physiological orienting response in female adolescents with borderline personality disorder. *Progress in Neuro-Psychopharmacology & Biological Psychiatry, 86,* 287–293. https://doi.org/10.1016/j.pnpbp.2018.04.012

Koenig, J., Höper, S., van der Venne, P., Mürner-Lavanchy, I., Resch, F., Kaess, M. (2021). Resting state prefrontal cortex oxygenation in adolescent non-suicidal self-injury – A near-infrared spectroscopy study. *NeuroImage Clinical, 31,* 102704. https://doi.org/10.1016/j.nicl.2021.102704

Koenig, J., Kemp, A.H., Feeling, N.R., Thayer, J.F. & Kaess, M. (2016a). Resting state vagal tone in borderline personality disorder: A meta-analysis. *Progress in Neuro-Psychopharmacology & Biological Psychiatry, 64,* 18–26. https://doi.org/10.1016/j.pnpbp.2015.07.002

Koenig, J., Thayer, J.F. & Kaess, M. (2016b). A meta-analysis on pain sensitivity in self-injury. *Psychological Medicine, 46*(8), 1597–1612. https://doi.org/10.1017/S0033291716000301

Krause-Utz, A., Winter, D., Niedtfeld, I. & Schmahl, C. (2014). The latest neuroimaging findings in borderline personality disorder. *Current Psychiatry Reports, 16*(3), 438. https://doi.org/10.1007/s11920-014-0438-z

Kröger, C., Holdstein, D., Lombe, A., Schweiger, U. & Kosfelder, J. (2007). Konstruktion eines störungsspezifischen Instruments zur Erfassung der Impulsivität der Borderline-Persönlichkeitsstörung. *Zeitschrift für Klinische Psychologie und Psychotherapie, 36,* 290–297. https://doi.org/10.1026/1616-3443.36.4.290

Kröger, C., Vonau, M., Kliem, S., Roepke, S., Kosfelder, J. & Arntz, A. (2013). Psychometric properties of the German version of the borderline personality disorder severity index-version IV. *Psychopathology, 46*(6), 396–403. https://doi.org/10.1159/000345404

Leary, M.R., Tate, E.B., Adams, C.E., Batts Allen, A. & Hancock, J. (2007). Self-compassion and reactions to unpleasant self-relevant events: The implications of treating oneself kindly. *Journal of Personality and Social Psychology, 92*(5), 887–904. https://doi.org/10.1037/0022-3514.92.5.887

Lereya, S.T., Winsper, C., Heron, J., Lewis, G., Gunnell, D., Fisher, H.L. et al. (2013). Being bullied during childhood and the prospective pathways to self-harm in late adolescence. *Journal of the American Academy of Child & Adolescent Psychiatry, 52*(6), 608–618.e2. https://doi.org/10.1016/j.jaac.2013.03.012

Linehan, M.M. (1993). *Cognitive behavioral treatment of borderline personality disorder.* New York: Guilford Press.

Linehan, M.M. (1996a). *Dialektisch-Behaviorale Therapie der Borderline-Persönlichkeitsstörung.* München: CIP-Medien.

Linehan, M.M. (1996b). *Dialektisch-Behaviorale Therapie der Borderline-Persönlichkeitsstörung. Trainingsmanual.* München: CIP-Medien.

Linehan, M.M. (2015). *DBT® Skills Training Manual* (2nd. Ed.). New York: Guilford Press.

Loranger, A.W. & Mombour, W. (1996). *International Personality Disorder Examination/ICD-10 Modul - Deutschsprachige Ausgabe (IPDE)*. Bern: Huber.

Ludäscher, P., Bohus, M., Lieb, K., Philipsen, A., Jochims, A. & Schmahl, C. (2007). Elevated pain thresholds correlate with dissociation and aversive arousal in patients with borderline personality disorder. *Psychiatry Research, 149*(1–3), 291–296. https://doi.org/10.1016/j.psychres.2005.04.009

Ludäscher, P., Greffrath, W., Schmahl, C., Kleindienst, N., Kraus, A., Baumgärtner, U. et al. (2009). A cross-sectional investigation of discontinuation of self-injury and normalizing pain perception in patients with borderline personality disorder. *Acta Psychiatrica Scandinavica, 120,* 62–70. https://doi.org/10.1111/j.1600-0447.2008.01335.x

Ludäscher, P., von Kalckreuth, C., Parzer, P., Kaess, M., Resch, F., Bohus, M. et al. (2014). Pain perception in female adolescents with borderline personality disorder. *European Child & Adolescent Psychiatry, 24*(3), 351–357. https://doi.org/10.1007/s00787-014-0585-0

Maier-Hein, K.H., Brunner, R., Lutz, K., Henze, R., Parzer, P., Feigl, N. et al. (2013). Disorder-specific white matter alterations in adolescent borderline personality disorder. *Biological Psychiatry, 75*(1), 81–88. https://doi.org/10.1016/j.biopsych.2013.03.031

McCauley, E., Berk, M.S., Asarnow, J.R., Adrian, M., Cohen, J., Korslund, K. et al. (2018). Efficacy of dialectical behavior therapy for adolescents at high risk for suicide: A randomized clinical trial. *JAMA Psychiatry, 75*(8), 777–785. https://doi.org/10.1001/jamapsychiatry.2018.1109

Mehlum, L., Ramberg, M., Tørmoen, A., Haga, E., Diep, L., Stanley, B. et al. (2016). Dialectical behavior therapy compared with enhanced usual care for adolescents with repeated suicidal and self-harming behavior: Outcomes over a one-year follow-up. *Journal of the American Academy of Child and Adolescent Psychiatry, 55*(4), 295–300. https://doi.org/10.1016/j.jaac.2016.01.005

Mehlum, L., Ramleth, R.-K., Tørmoen, A.J., Haga, E., Diep, L.M., Stanley, B.H. et al. (2019). Long term effectiveness of dialectical behavior therapy versus enhanced usual care for adolescents with self-harming and suicidal behavior. *Journal of Child Psychology and Psychiatry, and Allied Disciplines, 60*(10), 1112–1122. https://doi.org/10.1111/jcpp.13077

Mehlum, L., Tørmoen, A.J., Ramberg, M., Haga, E., Diep, L.M., Laberg, S. et al. (2014). Dialectical behavior therapy for adolescents with repeated suicidal and self-harming behavior: A randomized trial. *Journal of the American Academy of Child and Adolescent Psychiatry, 53*(10), 1082–1091. https://doi.org/10.1016/j.jaac.2014.07.003

Miller, A.L., Rathus, J.H. & Linehan, M.M. (2007). *Dialectical behavior therapy with suicidal adolescents*. New York: Guilford Press.

Muehlenkamp, J.J., Cowles, M.L. & Gutierrez, P.M. (2010). Validity of the self-harm behavior questionnaire with diverse adolescents. *Journal of Psychopathology and Behavioral Assessment, 32*(2), 236–245. https://doi.org/10.1007/s10862-009-9131-7

Nakar, O., Brunner, R., Schilling, O., Chanen, A., Fischer, G., Parzer, P. et al. (2016). Developmental trajectories of self-injurious behavior, suicidal behavior and substance misuse and their association with adolescent borderline personality pathology. *Journal of Affective Disorders, 197,* 231–238. https://doi.org/10.1016/j.jad.2016.03.029

Nater, U.M., Bohus, M., Abbruzzese, E., Ditzen, B., Gaab, J., Kleindienst, N. et al. (2010). Increased psychological and attenuated cortisol and alpha-amylase responses to acute psychosocial stress in female patients with borderline personality disorder. *Psychoneuroendocrinology, 35*(10), 1565–1572. https://doi.org/10.1016/j.psyneuen.2010.06.002

Neff, K. (2009). Self-Compassion. In M.R. Leary & R.H. Hoyle (Eds.), *Handbook of Individual Differences in Social Behavior* (pp. 561–573). New York: Guilford Press.

Neff, K. (2015). *Selbstmitgefühl Schritt für Schritt* (2. Aufl.). Freiburg: Arbor-Verlag.

Neff, K.D., Rude, S.S. & Kirkpatrick, K.L. (2007). An examination of self-compassion in relation to positive psychological functioning and personality traits. *Journal of Research in Personality, 41*(4), 908–916. https://doi.org/10.1016/j.jrp.2006.08.002

New, A.S., Carpenter, D.M., Perez-Rodriguez, M.M., Ripoll, L.H., Avedon, J., Patil, U. et al. (2013). Developmental differences in diffusion tensor imaging parameters in borderline personality disorder. *Journal of Psychiatric Research, 47*(8), 1101–1109. https://doi.org/10.1016/j.jpsychires.2013.03.021

Newnham, E.A. & Janca, A. (2014). Childhood adversity and borderline personality disorder: A focus on adolescence. *Current Opinion in Psychiatry, 27*(1), 68–72. https://doi.org/10.1097/YCO.0000000000000028

Nitkowski, D. & Petermann, F. (2009). Instrumente zur klinischen Diagnostik von selbstverletzendem Verhalten. *Zeitschrift für Psychiatrie, Psychologie und Psychotherapie, 57*(3), 215–226. https://doi.org/10.1024/1661-4747.57.3.215

Nock, M.K. & Prinstein, M.J. (2004). A functional approach to the assessment of self- mutilative behavior. *Journal of Consulting and Clinical Psychology, 72*(5), 885–890. https://doi.org/10.1037/0022-006X.72.5.885

Nock, M.K. & Prinstein, M.J. (2005). Clinical features and behavioral functions of adolescent self-mutilation. *Journal of Abnormal Psychology, 114*(1), 140–146. https://doi.org/10.1037/0021-843X.114.1.140

Paris, J. & Zweig-Frank, H. (2001). A 27-year follow-up of patients with borderline personality disorder. *Comprehensive Psychiatry, 42*(6), 482–487. https://doi.org/10.1053/comp.2001.26271

Pompili, M., Girardi, P., Ruberto, A. & Tatarelli, R. (2005). Suicide in borderline personality disorder: A meta-analysis. *Nordic Journal of Psychiatry, 59*(5), 319–324. https://doi.org/10.1080/08039480500320025

Porter, C., Palmier-Claus, J., Branitsky, A., Mansell, W., Warwick, H. & Varese, F. (2020). Childhood adversity and borderline personality disorder: A meta-analysis. *Acta Psychiatrica Scandinavica, 141*(1), 6–20. https://doi.org/10.1111/acps.13118

Preuss, U.W., Rujescu, D., Giegling, I., Koller, G., Bottlender, M., Engel, R.R. et al. (2003). Evaluation der deutschen Version der Barratt-Impulsiveness Scale (BIS 5). *Fortschritte der Neurologie, 71*(10), 527–534. https://doi.org/10.1055/s-2003-42872

Preuss, U.W., Rujescu, D., Giegling, I., Watzke, S., Koller, G., Zetzsche, T. et al. (2008). Psychometrische Evaluation der deutschsprachigen Version der Barratt-Impulsiveness-Skala. *Der Nervenarzt, 79*(3), 305–319. https://doi.org/10.1007/s00115-007-2360-7

Rathus, J.H. & Miller, A.L. (2015). *DBT® Skills Manual for Adolencents.* New York: Guilford Press.

Rausch, J., Gäbel, A., Nagy, K., Kleindienst, N., Herpertz, S.C. & Bertsch, K. (2015). Increased testosterone levels and cortisol awakening responses in patients with borderline personality disorder: Gender and trait aggressiveness matter. *Psychoneuroendocrinology, 55,* 116–127. https://doi.org/10.1016/j.psyneuen.2015.02.002

Reichl, C., Heyer, A., Brunner, R., Parzer, P., Völker, J.M., Resch, F. et al. (2016). Hypothalamic-pituitary-adrenal axis, childhood adversity and adolescent nonsuicidal self-injury. *Psychoneuroendocrinology, 74,* 203–211. https://doi.org/10.1016/j.psyneuen.2016.09.011

Renaud, S., Corbalan, F. & Beaulieu, S. (2012). Differential diagnosis of bipolar affective disorder type II and borderline personality disorder: Analysis of the affective dimension. *Comprehensive Psychiatry, 53*(7), 952–961. https://doi.org/10.1016/j.comppsych.2012.03.004

Roberts, B.W., Walton, K.E. & Viechtbauer, W. (2006). Patterns of mean-level change in personality traits across the life course: A meta-analysis of longitudinal studies. *Psychological Bulletin, 132*(1), 1–25. https://doi.org/10.1037/0033-2909.132.1.1

Rossouw, T.I. & Fonagy, P. (2012). Mentalization-based treatment for self-harm in adolescents: A randomized controlled trial. *Journal of the American Academy of Child and Adolescent Psychiatry, 51*(12), 1304–1313.e3. https://doi.org/10.1016/j.jaac.2012.09.018

Ruggero, C.J., Zimmerman, M., Chelminski, I. & Young, D. (2010). Borderline personality disorder and the misdiagnosis of bipolar disorder. *Journal of Psychiatric Research, 44*(6), 405–408. https://doi.org/10.1016/j.jpsychires.2009.09.011

Rüsch, N., Hölzer, A., Hermann, C., Schramm, E., Jacob, G., Bohus, M. et al. (2006). Self-stigma in women with borderline personality disorder and women with social phobia. *The Journal of Nervous and Mental Disease, 194,* 766–773. https://doi.org/10.1097/01.nmd.0000239898.48701.dc

Sansone, R.A. & Wiederman, M.W. (2014). Sex and age differences in symptoms in borderline personality symptomatology. *International Journal of Psychiatry in Clinical Practice, 18*(2), 145–149. https://doi.org/10.3109/13651501.2013.865755

Sayrs, J. & Linehan, M.M. (2019). *DBT® Teams: Development and Practice.* New York: Guilford Press.

Schlüter-Müller, S. & Schmeck, K. (2016). Behandlung von Jugendlichen mit Identitätsstörungen (AIT) – ein integratives Therapiekonzept für Persönlichkeitsstörungen. In M. Kaess & R. Brunner (Hrsg.), *Borderline-Persönlichkeitsstörungen im Jugendalter – Früherkennung und Frühintervention.* Stuttgart: Kohlhammer. https://doi.org/10.13109/prkk.2017.66.6.392

Schmahl, C., Bohus, M., Esposito, F., Treede, R.-D., Di Salle, F., Greffrath, W. et al. (2006). Neural correlates of antinociception in borderline personality disorder. *Archives of General Psychiatry, 63*(6), 659–667. https://doi.org/10.1001/archpsyc.63.6.659

Schmahl, C. & Bohus, M. (2009). Psychopathologie und Therapie der Borderline-Persönlichkeitsstörung. *Deutsches Ärzteblatt CME Kompakt, 1*(1), 20a–g.

Schmeck, K. & Schlüter-Müller, S. (2009). *Persönlichkeitsstörungen im Jugendalter.* Heidelberg: Springer. https://doi.org/10.1007/978-3-540-34528-2

Schmeck, K., Weise, S., Schlüter-Müller, S., Krause, M., Fürer, L., Schenk, N. et al. (im Druck). Improvement of Psychosocial and Personality Functioning in Adolescent Patients with Borderline Personality Disorder – Non-Inferiority of Adolescent Identity Treatment (AIT) compared to Dialectic Behavior Therapy for Adolescents (DBT-A). *Personality Disorders: Theory, Research and Treatment.*

Schuppert, H.M., Nauta, M.H. & Giesen- Bloo, J. (2007). *Borderline personality disorder severity index—IV—adolescent and parent version.* Groningen: Unpublished manual.

Schuppert, H.M., Timmerman, M.E., Bloo, J., van Gemert, T.G., Wiersema, H.M., Minderaa, R.B. et al. (2012). Emotion regulation training for adolescents with borderline personality disorder traits: A randomized controlled trial. *Journal of the American Academy of Child and Adolescent Psychiatry, 51*(12), 1314–1323.e2.

Seiffert, N., Cavelti, M. & Kaess, M. (2020). Klinische Stadienmodelle in der Früherkennung und -behandlung der Borderline-Persönlichkeitsstörung. *Psychotherapeut, 65*(5), 351–356. https://doi.org/10.1007/s00278-020-00448-4

Sharp, C., Steinberg, L., Temple, J. & Newlin, E. (2014). An 11-item measure to assess borderline traits in adolescents: Refinement of the BPFSC using IRT. *Personality Disorders, 5*(1), 70–78. https://doi.org/10.1037/per0000057

Shiner, R.L., Masten, A.S. & Roberts, J.M. (2003). Childhood personality foreshadows adult personality and life outcomes two decades later. *Journal of Personality, 71*(6), 1145–1170. https://doi.org/10.1111/1467-6494.7106010

Skodol, A.E., Grilo, C.M., Keyes, K.M., Geier, T., Grant, B.F. & Hasin, D.S. (2011). Relationship of personality disorders to the course of major depressive disorder in a nationally representative sample. *The American Journal of Psychiatry, 168*(3), 257–264. https://doi.org/10.1176/appi.ajp.2010.10050695

Skodol, A.E., Siever, L.J., Livesley, W.J., Gunderson, J.G., Pfohl, B. & Widiger, T.A. (2002). The borderline diagnosis II: Biology, genetics, and clinical course. *Biological Psychiatry, 51*(12), 951–963. https://doi.org/10.1016/S0006-3223(02)01325-2

Stoffers, J.M., Völlm, B.A., Rücker, G., Timmer, A., Huband, N. & Lieb, K. (2010). Pharmacological interventions for borderline personality disorder. *Cochrane Database of Systematic Reviews,* CD005653. https://doi.org/10.1002/14651858.CD005653.pub2

Stoffers-Winterling, J.M., Storebø, O.J., Völlm, B.A., Mattivi, J.T., Nielsen, S.S., Kielsholm, M.L. et al. (2018). Pharmacological interventions for people with borderline personality disorder. *The Cochrane Database of Systematic Reviews,* CD012956. https://doi.org/10.1002/14651858.CD012956

Stoffers-Winterling, J. M., Völlm, B. A., Rücker, G., Timmer, A., Huband, N. & Lieb, K. (2012). Psychological therapies for people with borderline personality disorder. *The Cochrane Database of Systematic Reviews, 2012*(8) CD005652. https://doi.org/10.1002/14651858.CD005652.pub2

Tackett, J., Balsis, S., Oltmanns, T. & Krueger, R. (2009). A unifying perspective on personality pathology across the life span: Developmental considerations for the fifth edition of the Diagnostic and Statistical Manual of Mental Disorders. *Development and Psychopathology, 21*(3), 687–713. https://doi.org/10.1017/S095457940900039X

Taubner, S., Volkert, J., Gablonski, T.-C. & Rossouw, T. (2017). Mentalisierungsbasierte Therapie bei Adoleszenten mit Borderline-Persönlichkeitsstörung – Konzept und Wirksamkeit. *Praxis der Kinderpsychologie und Kinderpsychiatrie, 66*(6), 423–434. https://doi.org/10.13109/prkk.2017.66.6.423

Taylor, L., Oldershaw, A., Richards, C., Davidson, K., Schmidt, U. & Simic, M. (2011). Development and pilot evaluation of a manualized cognitive-behavioural treatment package for adolescent self-harm. *Behavioural and Cognitive Psychotherapy, 39,* 619–625. https://doi.org/10.1017/S1352465811000075

Tebbett-Mock, A. A., Saito, E., McGee, M., Woloszyn, P. & Venuti, M. (2020). Efficacy of dialectical behavior therapy versus treatment as usual for acute-care inpatient adolescents. *Journal of the American Academy of Child and Adolescent Psychiatry, 59*(1), 149–156. https://doi.org/10.1016/j.jaac.2019.01.020

Torgersen, S., Kringlen, E. & Cramer, V. (2001). The prevalence of personality disorders in a community sample. *Archives of General Psychiatry, 58*(6), 590–596. https://doi.org/10.1001/archpsyc.58.6.590

Trasselli, C., von Auer, A. K. & Gunia, H. (2022). *DBT-Familienskills. Ein Praxisleitfaden.* Göttingen: Hogrefe.

Trull, T. J., Jahng, S., Tomko, R. L., Wood, P. K. & Sher, K. J. (2010). Revised NESARC personality disorder diagnoses: gender, prevalence, and comorbidity with substance dependence disorders. *Journal of Personality Disorders, 24*(4), 412–426. https://doi.org/10.1521/pedi.2010.24.4.412

van der Venne, P., Balint, A., Drews, E., Parzer, P., Resch, F., Koenig, J. et al. (2021). Pain sensitivity and plasma beta-endorphin in adolescent non-suicidal self-injury. *Journal of Affective Disorders, 278,* 199–208. https://doi.org/10.1016/j.jad.2020.09.036

Vita, A., De Peri, L. & Sacchetti, E. (2011). Antipsychotics, antidepressants, anticonvulsants, and placebo on the symptom dimensions of borderline personality disorder: A meta-analysis of randomized controlled and open-label trials. *Journal of Clinical Psychopharmacology, 31*(5), 613–624. https://doi.org/10.1097/JCP.0b013e31822c1636

von Auer, A. K. & Bohus, M. (2017). *Interaktives Skillstraining für Jugendliche mit Problemen der Gefühlsregulation (DBT-A). Das Therapeutenmanual.* Stuttgart: Schattauer.

von Auer, A. K. & Kaess, M. (2022). *Ratgeber Borderline-Persönlichkeitsstörung. Informationen für Eltern und weitere Bezugspersonen* (Ratgeber Kinder- und Jugendpsychotherapie). Göttingen: Hogrefe.

von Auer, A. K., Kleindienst, N., Ludewig, S., Soyka, O., Bohus, M. & Ludäscher, P. (2015). Zehn Jahre Erfahrung mit der Dialektisch-Behavioralen Therapie für Adoleszente (DBT-A) unter stationären Bedingungen – die Station Wellenreiter. *Zeitschrift für Kinder- und Jugendpsychiatrie und Psychotherapie, 43*(5), 301–315. https://doi.org/10.1024/1422-4917/a000371

Wertz, J., Caspi, A., Ambler, A., Arseneault, L., Belsky, D. W., Danese, A. et al. (2020). Borderline symptoms at age 12 signal risk for poor outcomes during the transition to adulthood: Findings from a genetically sensitive longitudinal cohort study. *Journal of the American Academy of Child & Adolescent Psychiatry, 59*(10), 1165–1177.e2. https://doi.org/10.1016/j.jaac.2019.07.005

Wewetzer, G. & Bohus, M. (2016). *Borderline-Störung im Jugendalter: Ein Ratgeber für Jugendliche und Eltern.* Göttingen: Hogrefe. https://doi.org/10.1026/02563-000

Whitlock, J., Eckenrode, J. & Silverman, D. (2006). Self-injurious Behaviors in a College Population. *Pediatrics, 117*(6), 1939–48. https://doi.org/10.1542/peds.2005-2543

Widom, C. S., Czaja, S. J. & Paris, J. (2009). A prospective investigation of borderline personality disorder in abused and neglected children followed up into adulthood. *Journal of Personality Disorders, 23*(5), 433–446. https://doi.org/10.1521/pedi.2009.23.5.433

Wilcox, H.C., Arria, A.M., Caldeira, K.M., Vincent, K.B., Pinchevsky, G.M. & O'Grady, K.E. (2012). Longitudinal predictors of past-year non-suicidal self-injury and motives among college students. *Psychological Medicine, 42*(4), 717–726. https://doi.org/10.1017/S0033291711001814

Winograd, G., Cohen, P. & Chen, H. (2008). Adolescent borderline symptoms in the community: Prognosis for functioning over 20 years. *Journal of Child Psychology and Psychiatry, and Allied Disciplines, 49*(9), 933–941. https://doi.org/10.1111/j.1469-7610.2008.01930.x

Winsper, C., Zanarini, M. & Wolke, D. (2012). Prospective study of family adversity and maladaptive parenting in childhood and borderline personality disorder symptoms in a non-clinical population at 11 years. *Psychological Medicine, 42*(11), 2405–2420. https://doi.org/10.1017/S0033291712000542

Wolke, D., Schreier, A., Zanarini, M.C. & Winsper, C. (2012). Bullied by peers in childhood and borderline personality symptoms at 11 years of age: A prospective study. *Journal of Child Psychology and Psychiatry, and Allied Disciplines, 53*(8), 846–855. https://doi.org/10.1111/j.1469-7610.2012.02542.x

Woodberry, K.A. & Popenoe, E.J. (2008). Implementing dialectical behavior therapy with adolescents and their families in a community outpatient clinic. *Cognitive and Behavioral Practice, 15*(3), 277–286. https://doi.org/10.1016/j.cbpra.2007.08.004

Yen, S., Shea, M.T., Battle, C.L., Johnson, D.M., Zlotnick, C., Dolan-Sewell, R. et al. (2002). Traumatic exposure and posttraumatic stress disorder in borderline, schizotypal, avoidant, and obsessive-compulsive personality disorders: Findings from the collaborative longitudinal personality disorders study. *The Journal of Nervous and Mental Disease, 190*(8), 510–518. https://doi.org/10.1097/00005053-200208000-00003

Yen, S., Weinstock, L.M., Andover, M.S., Sheets, E.S., Selby, E.A. & Spirito, A. (2013). Prospective predictors of adolescent suicidality: 6-month post-hospitalization follow-up. *Psychological Medicine, 43*(5), 983–993. https://doi.org/10.1017/S0033291712001912

Young, J.E., Klosko, J.S. & Weishaar, M.E. (2005). *Schematherapie. Ein praxisorientiertes Handbuch*. Paderborn: Junfermann.

Zanarini, M.C. (2003). *The Childhood Interview for DSM-IV Borderline Personality Disorder (CI-BPD)*. Belmont, MA: McLean Hospital and Harvard Medical School.

Zanarini, M.C., Frankenburg, F.R., Reich, D.B. & Fitzmaurice, G. (2010). The 10-year course of psychosocial functioning among patients with borderline personality disorder and axis II comparison subjects. *Acta Psychiatrica Scandinavica, 122*(2), 103–109. https://doi.org/10.1111/j.1600-0447.2010.01543.x

Zanarini, M.C., Frankenburg, F.R., Reich, D.B. & Fitzmaurice, G. (2012). Attainment and stability of sustained symptomatic remission and recovery among patients with borderline personality disorder and axis II comparison subjects: A 16-year prospective follow-up study. *American Journal of Psychiatry, 169*(5), 476–483. https://doi.org/10.1176/appi.ajp.2011.11101550

Zanarini, M.C., Williams, A.A., Lewis, R.E., Reich, R.B., Vera, S.C., Marino, M.F. et al. (1997). Reported pathological childhood experiences associated with the development of borderline personality disorder. *The American Journal of Psychiatry, 154*(8), 1101–1106. https://doi.org/10.1176/ajp.154.8.1101

Zimmermann, R., Krause, M., Weise, S., Schenk, N., Fürer, L., Schrobildgen, C. et al. (2018). A design for process-outcome psychotherapy research in adolescents with borderline personality pathology. *Contemporary Clinical Trials Communications, 12,* 182–191 https://doi.org/10.1016/j.conctc.2018.10.007.